全国中医药行业高等教育"十二五"规划教材
全国高等中医药院校规划教材（第九版）

高等数学

（新世纪第三版）

（供中医学类、中药学类、药学类、制药工程等专业用）

主　编　周　喆（长春中医药大学）
副主编　王世钦（甘肃中医学院）
　　　　邵建华（上海中医药大学）
　　　　陈瑞祥（北京中医药大学）
　　　　艾国平（江西中医药大学）
　　　　黄　浩（福建中医药大学）

中国中医药出版社
·北　京·

图书在版编目（CIP）数据

高等数学/周喆主编 . —3 版 . —北京：中国中医药出版社，2012.7（2016.1 重印）

全国中医药行业高等教育"十二五"规划教材

ISBN 978 - 7 - 5132 - 0906 - 9

Ⅰ . ①高… Ⅱ . ①周… Ⅲ . ①高等数学 - 高等学校 - 教材 Ⅳ . ①013

中国版本图书馆 CIP 数据核字（2012）第 103694 号

中 国 中 医 药 出 版 社 出 版

北京市朝阳区北三环东路 28 号易亨大厦 16 层

邮政编码 100013

传真 010 64405750

河北省欣航测绘院印刷厂印刷

各地新华书店经销

*

开本 787×1092 1/16 印张 16 字数 353 千字

2012 年 7 月第 3 版 2016 年 1 月第 8 次印刷

书 号 ISBN 978 - 7 - 5132 - 0906 - 9

*

定价 25.00 元

网址 www.cptcm.com

如有印装质量问题请与本社出版部调换

版权专有 侵权必究

社长热线 010 64405720

购书热线 010 64065415 010 64065413

微信服务号 zgzyycbs

书店网址 csln. net/qksd/

官方微博 http：//e. weibo. com/cptcm

淘宝天猫网址 http：//zgzyycbs. tmall. com

全国中医药行业高等教育"十二五"规划教材
全国高等中医药院校规划教材（第九版）
专家指导委员会

名誉主任委员 王国强（国家卫生和计划生育委员会副主任
国家中医药管理局局长）

邓铁涛（广州中医药大学教授 国医大师）

主 任 委 员 王志勇（国家中医药管理局副局长）

副主任委员 王永炎（中国中医科学院名誉院长 教授 中国工程院院士）

张伯礼（中国中医科学院院长 天津中医药大学校长 教授
中国工程院院士）

洪 净（国家中医药管理局人事教育司巡视员）

委 员 （以姓氏笔画为序）

王 华（湖北中医药大学校长 教授）

王 键（安徽中医药大学校长 教授）

王之虹（长春中医药大学校长 教授）

王国辰（国家中医药管理局教材办公室主任
全国中医药高等教育学会教材建设研究会秘书长
中国中医药出版社社长）

王省良（广州中医药大学校长 教授）

车念聪（首都医科大学中医药学院院长 教授）

孔祥骊（河北中医学院院长 教授）

石学敏（天津中医药大学教授 中国工程院院士）

匡海学（黑龙江中医药大学校长 教授）

刘振民（全国中医药高等教育学会顾问 北京中医药大学教授）

孙秋华（浙江中医药大学党委书记 教授）

严世芸（上海中医药大学教授）

杨 柱（贵阳中医学院院长 教授）

杨关林（辽宁中医药大学校长 教授）

李大鹏（中国工程院院士）

李亚宁（国家中医药管理局中医师资格认证中心）

李玛琳（云南中医学院院长 教授）

李连达（中国中医科学院研究员　中国工程院院士）

李金田（甘肃中医学院院长　教授）

吴以岭（中国工程院院士）

吴咸中（天津中西医结合医院主任医师　中国工程院院士）

吴勉华（南京中医药大学校长　教授）

肖培根（中国医学科学院研究员　中国工程院院士）

陈可冀（中国中医科学院研究员　中国科学院院士）

陈立典（福建中医药大学校长　教授）

陈明人（江西中医药大学校长　教授）

范永升（浙江中医药大学校长　教授）

欧阳兵（山东中医药大学校长　教授）

周　然（山西中医学院院长　教授）

周永学（陕西中医学院院长　教授）

周仲瑛（南京中医药大学教授　国医大师）

郑玉玲（河南中医学院院长　教授）

胡之璧（上海中医药大学教授　中国工程院院士）

耿　直（新疆医科大学副校长　教授）

徐安龙（北京中医药大学校长　教授）

唐　农（广西中医药大学校长　教授）

梁繁荣（成都中医药大学校长　教授）

程莘农（中国中医科学院研究员　中国工程院院士）

谢建群（上海中医药大学常务副校长　教授）

路志正（中国中医科学院研究员　国医大师）

廖端芳（湖南中医药大学校长　教授）

颜德馨（上海铁路医院主任医师　国医大师）

秘 书 长　王　键（安徽中医药大学校长　教授）

洪　净（国家中医药管理局人事教育司巡视员）

王国辰（国家中医药管理局教材办公室主任
　　　　全国中医药高等教育学会教材建设研究会秘书长
　　　　中国中医药出版社社长）

办公室主任　周　杰（国家中医药管理局科技司　副司长）

林超岱（国家中医药管理局教材办公室副主任
　　　　中国中医药出版社副社长）

李秀明（中国中医药出版社副社长）

办公室副主任　王淑珍（全国中医药高等教育学会教材建设研究会副秘书长
　　　　　　　中国中医药出版社教材编辑部主任）

全国中医药行业高等教育"十二五"规划教材
全国高等中医药院校规划教材（第九版）

《高等数学》编委会

前　言

　　"全国中医药行业高等教育'十二五'规划教材"（以下简称："十二五"行规教材）是为贯彻落实《国家中长期教育改革和发展规划纲要（2010—2020)》《教育部关于"十二五"普通高等教育本科教材建设的若干意见》和《中医药事业发展"十二五"规划》的精神，依据行业人才培养和需求，以及全国各高等中医药院校教育教学改革新发展，在国家中医药管理局人事教育司的主持下，由国家中医药管理局教材办公室、全国中医药高等教育学会教材建设研究会，采用"政府指导，学会主办，院校联办，出版社协办"的运作机制，在总结历版中医药行业教材的成功经验，特别是新世纪全国高等中医药院校规划教材成功经验的基础上，统一规划、统一设计、全国公开招标、专家委员会严格遴选主编、各院校专家积极参与编写的行业规划教材。鉴于由中医药行业主管部门主持编写的"全国高等中医药院校教材"（六版以前称"统编教材"），进入2000年后，已陆续出版第七版、第八版行规教材，故本套"十二五"行规教材为第九版。

　　本套教材坚持以育人为本，重视发挥教材在人才培养中的基础性作用，充分展现我国中医药教育、医疗、保健、科研、产业、文化等方面取得的新成就，力争成为符合教育规律和中医药人才成长规律，并具有科学性、先进性、适用性的优秀教材。

　　本套教材具有以下主要特色：

　　1. 坚持采用"政府指导，学会主办，院校联办，出版社协办"的运作机制

　　2001年，在规划全国中医药行业高等教育"十五"规划教材时，国家中医药管理局制定了"政府指导，学会主办，院校联办，出版社协办"的运作机制。经过两版教材的实践，证明该运作机制科学、合理、高效，符合新时期教育部关于高等教育教材建设的精神，是适应新形势下高水平中医药人才培养的教材建设机制，能够有效解决中医药事业人才培养日益紧迫的需求。因此，本套教材坚持采用这个运作机制。

　　2. 整体规划，优化结构，强化特色

　　"'十二五'行规教材"，对高等中医药院校3个层次（研究生、七年制、五年制）、多个专业（全覆盖目前各中医药院校所设置专业）的必修课程进行了全面规划。在数量上较"十五"（第七版）、"十一五"（第八版）明显增加，专业门类齐全，能满足各院校教学需求。特别是在"十五""十一五"优秀教材基础上，进一步优化教材结构，强化特色，重点建设主干基础课程、专业核心课程，增加实验实践类教材，推出部分数字化教材。

　　3. 公开招标，专家评议，健全主编遴选制度

　　本套教材坚持公开招标、公平竞争、公正遴选主编的原则。国家中医药管理局教材办公室和全国中医药高等教育学会教材建设研究会，制订了主编遴选评分标准，排除各种可能影响公正的因素。经过专家评审委员会严格评议，遴选出一批教学名师、教学一线资深教师担任主编。实行主编负责制，强化主编在教材中的责任感和使命感，为教材质量提供保证。

　　4. 进一步发挥高等中医药院校在教材建设中的主体作用

　　各高等中医药院校既是教材编写的主体，又是教材的主要使用单位。"'十二五'行规教材"，得到各院校积极支持，教学名师、优秀学科带头人、一线优秀教师积极参加，凡被选中参编的教师都以高涨的热情、高度负责、严肃认真的态度完成了本套教材的编写任务。

5. 继续发挥教材在执业医师和职称考试中的标杆作用

我国实行中医、中西医结合执业医师资格考试认证准入制度，以及全国中医药行业职称考试制度。2004 年，国家中医药管理局组织全国专家，对"十五"（第七版）中医药行业规划教材，进行了严格的审议、评估和论证，认为"十五"行业规划教材，较历版教材的质量都有显著提高，与时俱进，故决定以此作为中医、中西医结合执业医师考试和职称考试的蓝本教材。"十五"（第七版）行规教材、"十一五"（第八版）行规教材，均在 2004 年以后的历年上述考试中发挥了权威标杆作用。"十二五"（第九版）行业规划教材，已经并继续在行业的各种考试中发挥标杆作用。

6. 分批进行，注重质量

为保证教材质量，"十二五"行规教材采取分批启动方式。第一批于 2011 年 4 月，启动了中医学、中药学、针灸推拿学、中西医临床医学、护理学、针刀医学 6 个本科专业 112 种规划教材，于 2012 年陆续出版，已全面进入各院校教学中。2013 年 11 月，启动了第二批"'十二五'行规教材"，包括：研究生教材、中医学专业骨伤方向教材（七年制、五年制共用）、卫生事业管理类专业教材、中西医临床医学专业基础类教材、非计算机专业用计算机教材，共 64 种。

7. 锤炼精品，改革创新

"'十二五'行规教材"着力提高教材质量，锤炼精品，在继承与发扬、传统与现代、理论与实践的结合上体现了中医药教材的特色；学科定位更准确，理论阐述更系统，概念表述更为规范，结构设计更为合理；教材的科学性、继承性、先进性、启发性、教学适应性较前八版有不同程度提高。同时紧密结合学科专业发展和教育教学改革，更新内容，丰富形式，不断完善，将各学科的新知识、新技术、新成果写入教材，形成"十二五"期间反映时代特点、与时俱进的教材体系，确保优质教材进课堂。为提高中医药高等教育教学质量和人才培养质量提供有力保障。同时，"十二五"行规教材还特别注重教材内容在传授知识的同时，传授获取知识和创造知识的方法。

综上所述，"十二五"行规教材由国家中医药管理局宏观指导，全国中医药高等教育学会教材建设研究会倾力主办，全国各高等中医药院校高水平专家联合编写，中国中医药出版社积极协办，整个运作机制协调有序，环环紧扣，为整套教材质量的提高提供了保障，打造"十二五"期间全国高等中医药教育的主流教材，使其成为提高中医药高等教育教学质量和人才培养质量最权威的教材体系。

"十二五"行规教材在继承的基础上进行了改革和创新，但在探索的过程中，难免有不足之处，敬请各教学单位、教学人员及广大学生在使用中发现问题及时提出，以便在重印或再版时予以修正，使教材质量不断提升。

国家中医药管理局教材办公室
全国中医药高等教育学会教材建设研究会
中国中医药出版社
2014 年 12 月

编写说明

数学教育的重要性源于它的教育价值。众所周知，数学首先是一种计算工具，在现代科技发展的时代精确量化处理实际问题是众多学科的一致要求，这一点已在充分影响现代社会发展的计算机技术中得到体现。同时，数学是一种高度抽象的科学语言，正是这种高度抽象，使其成为一种从量的角度对客观事物及其变化规律进行研究的有力工具。传统的力学、物理学、天文学以及化学，借助其使学科自身获得突飞猛进的发展；进入 20 世纪以后，相对论、量子力学、信息论、控制论等借助数学工具成为现代科学的里程碑，而诸如语言学、文学、史学、哲学、经济学等社会科学也纷纷向这一方向迈进。数学已经成为了所有学科现代发展的重要基础。数学的重要还在于它是一种严密的思维运动。数学教育的基本要素是使认识与结论具有严格的逻辑性，正是这种由数学化引起的思维变化，使人类的思维能力得到空前的提高，为人类文化的高度发达和科学技术的迅猛发展开辟了广阔空间。数学教育的价值还体现在它培养学生真诚、正直、坚韧和勇敢的性格特征以及严谨、踏实的工作作风上；体现在培养学生正确认识客观世界的统一性、多样性、秩序、和谐、整齐、组织、结构等审美情趣和能力上。因此，数学对于提高人才素质具有重大的教育价值和意义。高新技术是保持国家科技竞争力的关键因素，而高新技术的基础是基础研究，基础研究的基础是数学。把高等数学作为培养高层次人才的重要内容之一，已经越来越受到全社会特别是高等学校的重视。在深化教育改革、全面推进素质教育的形势下，高等数学已成为高等院校众多专业学生必修的重要基础课程。

本教材是全国中医药行业高等教育"十二五"规划教材之一，是根据《教育部关于"十二五"普通高等教育本科教材建设的若干意见》的精神，为适应我国高等中医药教育发展的需要，全面推进素质教育，培养 21 世纪高素质创新人才而编写的。本教材由全国中医药院校长期从事数学教学工作的教师编写。编写中我们既注意了数学学科本身的科学性与系统性，同时又注意了它在中医药学科里的应用，并使二者较好地结合起来。

全书共 9 章，包括一元函数微积分、多元函数微积分与微分方程的基本知识（空间解析几何的有关部分以预备知识的形式编入相应的章节中），还根据全国大学数学教育的改革发展趋势介绍了以 Mathcad 为代表的计算软件，以期在培养学生抽象思维能力、逻辑推理能力、空间想象能力的同时，进一步强化学生的实践技能，激发学生的创新意识。本书可供医药院校各专业、各层次的学生使用，也可作为医药工作者学习高等数学的参考书籍。

由于我们水平有限，编写时间仓促，不当与错漏之处在所难免，恳请读者与同行提出宝贵意见，以便改正。

《高等数学》编委会

2012 年 6 月

目　录

1 函数与极限

函数是高等数学的主要研究对象，极限是高等数学研究函数的重要工具，并且是微积分各种概念及计算方法建立和应用的基础．因此，函数和极限是高等数学中最重要的基础概念．

1.1 函数

1.1.1 常量与变量

在某一过程中，保持同一数值的量称为**常量**，可以取不同数值的量称为**变量**．

例1 圆的面积公式为 $A=\pi r^2$，其中 π 是固定不变的量，为常量；r、A 是变化的量，为变量．

在实际问题中，一个量是常量还是变量，要视情况而定．精确度要求不高时，整个地球上的重力加速度可以看成常量．要求比较精确时，整个地球上重力加速度就是变量，同一地点的重力加速度可以看成常量．若考虑地层运动引起重力加速度变化，则同一地点的重力加速度也是变量．

1.1.2 函数的概念

在例1圆面积公式中，半径 r 在 $(0,+\infty)$ 范围内变化时，面积 A 按公式确定的值进行对应．两个变量间的这种依存关系称为函数．

定义1 设有非空数集 D 与实数集 M，若存在一个对应法则 f，使得对 D 的任一 x（记作 $\forall x\in D$），通过 f，在 M 中有唯一的一个实数 y 与之对应（记作 $\exists y\in M$），则称 f 是从数集 D 到 M 的一个函数．记作

$$f:D\to M \quad 或 \quad x\mapsto y=f(x),x\in D$$

x 称为**自变量**，y 称为**因变量**．习惯上，不致混淆时也称 y 为函数．自变量的取值范围 D 称为**定义域**，因变量 y 相应的取值范围 M 称为函数的**值域**．

当 x 取数值 $x_0\in D$ 时，与 x_0 对应的 y 的数值 y_0 称为函数 $y=f(x)$ 在点 x_0 处的**函数值**，常记为 $f(x_0)$、$y(x_0)$、$y\mid_{x=x_0}$．

例2 $y>x$ 不是函数关系．

解 函数的定义要求对任一 x 值，存在唯一确定的 y 值与之对应．本例按对应法则，对任一 x 值，有无数多个 y 值与之对应，$y>x$ 不符合函数的定义，所以不是函数关系．

例 3   讨论由关系式 $x^2+y^2=1$ 确定的函数.

解   原式可解出 $y=\pm\sqrt{1-x^2}$. 由函数定义可知，它是定义在同一定义域 $D=[-1,1]$ 上的两个函数 $y=\sqrt{1-x^2}$ 和 $y=-\sqrt{1-x^2}$.

如果对应法则在整个定义域 D 上不能用一个解析式表示，而必须把 D 分为若干部分，在各部分要用不同的解析式表示，则这样的函数称为**分段函数**. 分段函数的函数值，要注意自变量所取值在什么范围.

例 4   绝对值函数

$$y=|x|=\sqrt{x^2}=\begin{cases}x & x\geqslant 0\\-x & x<0\end{cases}$$

和符号函数

$$y=\mathrm{sgn}x=\begin{cases}1 & x>0\\0 & x=0\\-1 & x<0\end{cases}$$

虽然形式上也可以写为一个式子，但是，这两个函数的对应法则都必须把 D 分为小区间表示. 因而，它们都是分段函数，图形分别如图 1-1、图 1-2 所示.

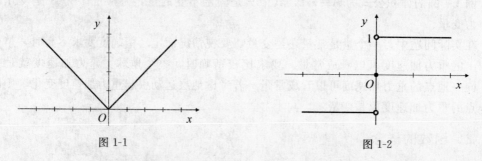

图 1-1   图 1-2

例 5   在生理学研究中，有人根据血液中胰岛素浓度 $C(t)$（单位/毫升）随时间 t（分钟）变化的数据，建立经验公式，即

$$C(t)=\begin{cases}t(10-t) & 0\leqslant t\leqslant 5\\25\mathrm{e}^{-k(t-5)} & t>5\end{cases}$$

求胰岛素浓度函数 $C(t)$ 的定义域.

解   胰岛素浓度 $C(t)$ 是时间 t 的分段函数，定义域 $D=[0,5]\cup(5,+\infty)=[0,+\infty)$.

定义域和对应法则决定了函数的构成，是函数的两要素. 两个函数只有在其定义域及对应法则都相同时，它们才是相同的.

例 6 $y=\sin^2 x+\cos^2 x$ 与 $u=1$ 是相同的函数.

解   虽然变量用的字母不同、解析式的形式不同，但它们的定义域与对应法则相同. 因此，它们是相同的函数.

例 7 $y=x$ 与 $w=|t|$ 是不同的函数.

解   虽然定义域都为 $(-\infty,+\infty)$，但它们的对应法则不同，如：自变量取值 -1，

$y=x$ 用 -1 对应，$w=|t|$ 用 1 对应. 因此，它们是不同的函数.

1.1.3　函数的表示法

函数的表示法有解析法、列表法、图形法.

解析法用数学公式或方程表示变量间的函数关系，优点是便于计算和理论分析. 解析式明显地用一个变量的代数式表示另一个变量时，称为**显函数**，如 $A=\pi r^2$；解析式没有明显地用一个变量的代数式表示另一个变量时，称为**隐函数**，如 $x^2+y^2=1$、$e^{xy}+y=\sin x$ 等.

列表法用表格列出变量间的函数关系，优点是可以不用计算直接从表上读出函数值. 试验数据常使用列表法，使用统计方法建立函数关系的解析式，称为经验公式.

图形法用坐标系中的图形表示变量间的函数关系，优点是直观、明显. 心电图（见图 1-3）、自动记录的气温曲线、试验数据绘制的散点图或曲线，都是用图形法表示函数.

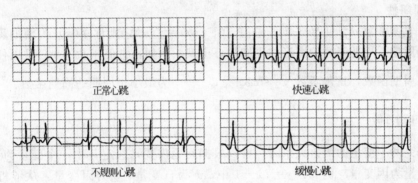

正常心跳　　　　　　　快速心跳

不规则心跳　　　　　　缓慢心跳

图 1-3

在实际问题中，三种表示方法常结合使用.

1.1.4　几种特殊的函数性质

有些函数具有一些特殊的性质，利用这些特性可方便于对这些函数的研究.

1. 奇偶性

若 $\forall x\in D$，总有 $f(-x)=f(x)$，则称 $f(x)$ 为**偶函数**. 偶函数的图形关于纵轴对称.

若 $\forall x\in D$，总有 $f(-x)=-f(x)$，则称 $f(x)$ 为**奇函数**. 奇函数图形关于原点对称.

例如：$y=x^2$ 及 $y=\cos x$ 是偶函数，$y=\dfrac{1}{x}$ 及 $y=\sin x$ 是奇函数，$y=x+\cos x$ 是非奇非偶函数.

2. 单调性

若区间 $(a,b)\subset D$，$\forall x_1,x_2\in(a,b)$，当 $x_1<x_2$ 时，总有 $f(x_1)<f(x_2)$，则称 $f(x)$

在区间(a,b)上**单调递增**. 若区间$(a,b)\subset D$, $\forall x_1$, $x_2\in(a,b)$, 当 $x_1<x_2$ 时, 总有 $f(x_1)>f(x_2)$, 则称 $f(x)$ 在区间(a,b)上**单调递减**.

单调递增函数的图形沿横轴正向上升, 单调递减函数的图形沿横轴正向下降. 例如: 函数 $y=x^2$ 在区间 $(-\infty,0)$ 单调递减, 在区间 $(0,+\infty)$ 单调递增, 在整个区间 $(-\infty,+\infty)$ 不是单调的.

3. 有界性

区间$(a,b)\subset D$, 若 $\exists$ 常数 k, 使 $\forall x\in(a,b)$, 总有 $f(x)\leqslant k$, 则称 $f(x)$ 在区间(a,b)有**上界** k; 若总有 $f(x)\geqslant k$, 则称 $f(x)$ 在区间(a,b)有**下界** k. 若 $f(x)$ 在区间(a,b)既有上界又有下界, 则称 $f(x)$ 在区间(a,b)**有界**. 有上界函数的图形位于某水平线下方, 有下界函数的图形位于某水平线上方. 例如: 函数 $y=\sin x$ 在整个区间 $(-\infty,+\infty)$ 上有界; 函数 $y=\dfrac{1}{x}$ 在区间$(-\infty,0)$有上界而无下界、在区间 $(0,+\infty)$ 有下界而无上界.

4. 周期性

若 $\exists$ 非零常数 m, 使 $\forall x\in D$, 总有 $f(x+m)=f(x)$, 则称 $f(x)$ 为**周期函数**, 称 m 为它的**周期**. 周期函数的图形按周期循环出现. 例如: 常值函数 $y=C$ 是以任意常数为周期的周期函数, 三角函数 $y=\sin\omega x$ 是以 $\dfrac{2\pi}{|\omega|}$ 为最小正周期的周期函数.

1.1.5　反函数

在研究两个变量的函数关系时, 可以根据问题需要, 选定其中一个变量为自变量、另一个变量为因变量. 例如: $y=2x-1$ 中, x 为自变量、y 为因变量. 从解析式解得 $x=\dfrac{y+1}{2}$, 在这个表达式中可认为 y 为自变量、x 为因变量.

一般地, 设函数 $y=f(x)$ 的定义域为 D, 值域为 M. 若 $y\in M$, 能由解析式 $y=f(x)$ 确定 $x\in D$ 与之对应, 得到的函数 $x=g(y)$ 或记为 $x=f^{-1}(y)$, 称为 $y=f(x)$ 的**反函数**; 相对于反函数 $x=g(y)$ 或 $x=f^{-1}(y)$ 来说, $y=f(x)$ 称为**直接函数**.

直接函数 $y=f(x)$ 单调时, 其反函数 $x=f^{-1}(y)$ 是唯一的. 直接函数不单调时, 与之对应的反函数可能是多个. 例如: $y=f(x)=x^2$ 的定义域为 $(-\infty,+\infty)$, 在定义区间不单调, 所以它将在区间 $[0,+\infty)$ 上对应一个反函数 $x=\sqrt{y}$; 在同一区间上再对应另一个反函数 $x=-\sqrt{y}$. $x=\sqrt{y}$ 和 $x=-\sqrt{y}$ 各称为 $y=f(x)$ 反函数的一个分支.

习惯上, 用 x 表示自变量, 用 y 表示因变量. 因函数的实质是对应关系, 只要对应关系不变, 自变量和因变量用什么字母表示无关紧要. 所以, $y=f(x)$ 的反函数也可改写为 $y=f^{-1}(x)$. 改写反函数 $y=f^{-1}(x)$ 与直接函数 $y=f(x)$ 的图形关于直线 $y=x$ 对称. 例如: 指数函数与对数函数互为反函数; 三角函数与反三角函数在主值区间上互为反函数.

1.1.6 函数概念的应用

用数学方法来解决实际问题，许多时候需要先把实际问题中量的关系抽象成函数，然后才能利用各种数学手段去分析处理.

例 8 在板蓝根注射液含量稳定性研究中，测得 pH＝6.28、温度 78℃时，保温时间 t 与含量破坏百分比 P 的数据，如表 1-1 所示. 研究含量破坏百分比 P 与保温时间 t 的关系.

表 1-1 板蓝根注射液含量破坏百分比与保温时间数据

保温时间 t(小时)	32	64	96	128
含量破坏百分比 P	4.55	12.27	15.45	18.18

解 以保温时间 t 为横轴、含量破坏百分比 P 为纵轴，可绘制如图 1-4 所示的图形.

用这些数据拟合，可以建立经验公式，即

$$P=-29.0313+9.77498\ln t$$

例 9 经济活动的目的是为了获得利润，经济活动研究的函数，统称为经济函数. 常用的经济函数有：

利润函数 L，可表示为收入 R 减去成本 C，即 $L=R-C$.

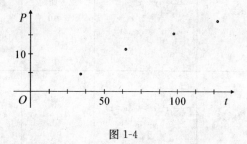

图 1-4

收入函数 R，可表示为产品数量 q 的函数：$R=R(q)$；简单情形，可以表示为价格 p 与产品数量 q 的乘积 $R=pq$.

成本函数 C，可表示为产品数量 q 的函数 $C=C(q)$；简单情形，可以表示为固定成本 C_0 加变动成本 $C_1(q)$，即 $C=C_0+C_1(q)$.

考虑价格 p 是产品数量 q 的函数 $p=p(q)$，称价格函数；考虑产品数量 q 是价格 p 的函数 $q=q(p)$，称需求函数. 价格与需求是一对反函数，变量名不能改写.

若考虑成本函数 $C(q)$ 对产品数量 q 的平均值，则有 $AC=\dfrac{C(q)}{q}$，称平均成本函数.

常见经济函数之间的关系，如图 1-5 所示.

$$利润函数\ L=R-C\begin{cases}收入函数\ R=pq\begin{cases}价格函数\ p=p(q)\\ 需求函数\ q=q(p)\end{cases}\\ 成本函数\ C=C_0+C_1(q)\ \to\ 平均成本函数\ AC=\dfrac{C(q)}{q}\end{cases}$$

图 1-5

1.2　初等函数

1.2.1　基本初等函数

幂函数、指数函数、对数函数、三角函数、反三角函数，统称为**基本初等函数**.

基本初等函数中，以 10 为底的对数称常用对数，记为 $\lg x$；以 e 为底的对数称自然对数，记为 $\ln x$ 或 $\log_e x$. 常值函数可视为幂函数的特殊情形. 基本初等函数的解析式、定义域、值域等简单情况，如表 1-2 所示.

表 1-2　基本初等函数

函数名	解析式	定义域	值 域	典 型 图 形
幂函数	$y=x^{\mu}$ $y=1/x$	视 μ 而定 $x\neq 0$	视 μ 而定 $y\neq 0$	$y=1/x$
指数函数	$y=a^x(a>0,a\neq 1)$ $y=\mathrm{e}^x$	$(-\infty,+\infty)$	$(0,+\infty)$	$y=\mathrm{e}^x$
对数函数	$y=\log_a x(a>0,a\neq 1)$ $y=\ln x$	$(0,+\infty)$	$(-\infty,+\infty)$	$y=\ln x$
三角函数	$y=\sin x$ $y=\cos x$ $y=\tan x$ $y=\cot x$ $y=\sec x$ $y=\csc x$	$(-\infty,+\infty)$ $(-\infty,+\infty)$ $x\neq n\pi+\pi/2$ $x\neq n\pi$ $x\neq n\pi+\pi/2$ $x\neq n\pi$	$[-1,1]$ $[-1,1]$ $(-\infty,+\infty)$ $(-\infty,+\infty)$ $\|y\|\geqslant 1$ $\|y\|\geqslant 1$	$y=\sin x$
反三角函数	$y=\arcsin x$ $y=\arccos x$ $y=\arctan x$ $y=\operatorname{arccot} x$	$[-1,1]$ $[-1,1]$ $(-\infty,+\infty)$ $(-\infty,+\infty)$	$[-\pi/2,\pi/2]$ $[0,\pi]$ $(-\pi/2,\pi/2)$ $(0,\pi)$	$y=\arctan x$

1.2.2 复合函数

由函数 $y=\sin x$ 与 $x=2t$，通过解析式代入的方法，可以构成新的函数 $y=\sin 2t$，称为函数 $y=\sin x$ 与 $x=2t$ 的复合函数.

定义 1 对函数 $y=f(u)$ 与 $u=g(x)$，若 x 在 $g(x)$ 定义域的子集上取值时，对应 u 值使 y 能按 $y=f(u)$ 取得对应值，则称新函数为 $y=f(u)$ 与 $u=g(x)$ 的**复合函数**，记为 $y=f[g(x)]$. $f(u)$ 称为**外层函数**，$g(x)$ 称为**内层函数**，u 称为**中间变量**. 中间变量为多个时，可以多层复合.

例 1 $f(x)=\dfrac{x}{x-1}$ 计算 $f\left(\dfrac{1}{f(x)}\right)$.

解 从内到外逐层代入，求得

$$f\left(\frac{1}{f(x)}\right)=f\left(\frac{x-1}{x}\right)=\frac{\dfrac{x-1}{x}}{\dfrac{x-1}{x}-1}=1-x$$

例 2 若 $f(x)$ 的定义域为 $[0,1]$，求 $f(\ln x)$ 的定义域.

解 $y=f(\ln x)$ 分解为 $y=f(u)$、$u=\ln x$，由 $0\leqslant u\leqslant 1$，有 $0\leqslant\ln x\leqslant 1$，故 $f(\ln x)$ 的定义域为 $1\leqslant x\leqslant e$.

例 3 指出函数 $y=e^{\arctan\sqrt{x^2+1}}$ 是怎样复合而成的.

解 $y=e^{\arctan\sqrt{x^2+1}}$ 是由 $y=e^u$，$u=\arctan v$，$v=\sqrt{w}$，$w=x^2+1$ 复合而成的.

对复合函数的分解，应按从外到内或由后向前运算的复合层次进行，分解出的每一复合层次或每一步骤，都必须是基本初等函数. 实际运算时，多项式可以不用分解.

1.2.3 初等函数

定义 2 由常数和基本初等函数经有限次四则运算及有限次复合运算构成的，并能用一个解析式表示的函数，称为**初等函数**.

例 4 $y=\sin(2x-1)+\ln\tan(x^2+3)$ 是初等函数.

解 原函数是由 $y=\sin u+\ln v$、$u=2x-1$、$v=\tan w$、$w=x^2+3$ 复合而成的. 其复合过程是有限次四则运算、有限次复合运算，且能表示成一个式子，所以它是初等函数.

例 5 $y=1+x+x^2+\cdots$（$|x|\geqslant 1$）与 $y=\text{sgn}x$ 不是初等函数.

解 函数 $y=1+x+x^2+\cdots$，不是有限次运算构成的函数，故不是初等函数.

符号函数 $y=\text{sgn}x$，其对应法则不能用一个解析式表示，故不是初等函数.

1.3 极限

1.3.1 数列的极限

按一定顺序排列的无穷多个数 x_1，x_2，$\cdots$，x_n，$\cdots$，称为**数列**；数列的每一个数称为一项，第 n 项 x_n 称为**通项**，数列可用通项简记为 $\{x_n\}$.

例 1　讨论数列 $\left\{\dfrac{1}{n}\right\}$：$1$，$\dfrac{1}{2}$，$\dfrac{1}{3}$，$\cdots$，$\dfrac{1}{n}$，$\cdots$ 的变化趋势.

解　在 n 无限增大（记为 $n\to\infty$）时，通项 $\dfrac{1}{n}$ 充分接近常数 0.

例 2　讨论数列 $\{(-1)^n\}$：-1，1，-1，$\cdots$，$(-1)^n$，$\cdots$ 的变化趋势.

解　在 $n\to\infty$ 时，通项 $(-1)^n$ 不会充分接近某一常数.

在 $n\to\infty$ 时，若通项 x_n 充分接近某一常数 A，则称数列 $\{x_n\}$ 在 $n\to\infty$ 时，极限为 A 或收敛于 A. 若通项 x_n 不能充分接近一确定常数，则称数列 $\{x_n\}$ 在 $n\to\infty$ 时，极限不存在或发散. 但无限或充分接近只是形象的说法，在数学中需要量化表达.

定义 1　对数列 $\{x_n\}$，$\forall\varepsilon>0$，若 $\exists$ 正整数 N，使 $n>N$ 时 $|x_n-A|<\varepsilon$，则称在 $n\to\infty$ 时**数列 $\{x_n\}$ 的极限为 A 或收敛于 A**，记为

$$\lim_{n\to\infty}x_n=A$$

数列极限的定义称为 $\varepsilon\text{-}N$ 定义. 不等式 $|x_n-A|<\varepsilon$ 可写为 $A-\varepsilon<x_n<A+\varepsilon$，这表明，$n>N$ 时，x_n 落在 $(A-\varepsilon,A+\varepsilon)$ 区间内，称为 x_n 落在 A 的 ε 邻域内.

例 3　证明 $|q|<1$ 时，$\lim\limits_{n\to\infty}q^n=0$.

分析　$\forall\varepsilon>0$，限制 $\varepsilon<1$，要 $|q^n-0|<\varepsilon$，$|q|^n<\varepsilon$

取自然对数 $n\ln|q|<\ln\varepsilon$，从而只需考虑 $n>\dfrac{\ln\varepsilon}{\ln|q|}$.

证　$\forall\varepsilon>0$，限制 $\varepsilon<1$，取正整数 $N\geqslant\dfrac{\ln\varepsilon}{\ln|q|}$，这里的 N 不是唯一的，只要能找到一个就行.

则当 $n>N$ 时，有 $n>\dfrac{\ln\varepsilon}{\ln|q|}$，从而 $|q^n-0|<\varepsilon$，即

$$\lim_{n\to\infty}q^n=0$$

1.3.2　函数的极限

函数极限中，自变量会有 $x\to\infty$ 和 $x\to x_0$ 两种变化过程.

1. $x\to\infty$ 时 $f(x)$ 的极限

例 4　讨论 $x\to\infty$ 时函数 $y=\dfrac{1}{x}$ 的变化趋势.

解　数列是定义域为正整数的函数，数列极限可看作是自变量 $x\to+\infty$ 时特殊的函数极限. 因此当限定 $x>0$ 且无限增大时，$y=\dfrac{1}{x}$ 与数列 $\left\{\dfrac{1}{n}\right\}$ 的极限是一致的，充分接近常数 0. 只是接近的过程不太一样，一个是遍取区间所有值，一个是"跳"着过去的.

但作为函数，自变量还有一种变化趋势，即限定 $x<0$ 且无限减小（记为 $x\to-\infty$）的情况. 这时，也可以想象，$y=\dfrac{1}{x}$ 仍是充分接近常数 0 的.

把上述两种情形合并起来，即无论 $x \to +\infty$，还是 $x \to -\infty$，统一记作 $x \to \infty$. 对于本例，$y = \dfrac{1}{x}$ 仍是充分接近常数 0 的.

定义 2 对函数 $f(x)$，若 $\forall \varepsilon > 0$，$\exists M > 0$，使 $|x| > M$ 时 $|f(x) - A| < \varepsilon$，则称**函数 $f(x)$ 在 $x \to \infty$ 时的极限为 A**，记为

$$\lim_{x \to \infty} f(x) = A$$

$\lim\limits_{x \to \infty} f(x) = A$ 的几何意义是：$\forall \varepsilon > 0$，$\exists M > 0$，使得当 $x > M$ 或 $x < -M$ 时，曲线 $y = f(x)$ 位于直线 $y = A - \varepsilon$ 与 $y = A + \varepsilon$ 之间.

若 $x > M$ 时 $|f(x) - A| < \varepsilon$，则称函数 $f(x)$ 在 $x \to +\infty$ 时极限为 A，记为

$$\lim_{x \to +\infty} f(x) = A$$

若 $x < -M$ 时 $|f(x) - A| < \varepsilon$，则称函数 $f(x)$ 在 $x \to -\infty$ 时极限为 A，记为

$$\lim_{x \to -\infty} f(x) = A$$

例 5 证明 $\lim\limits_{x \to -\infty} \mathrm{e}^x = 0$.

分析 $\forall \varepsilon > 0$，要 $|\mathrm{e}^x - 0| < \varepsilon$，即 $\mathrm{e}^x < \varepsilon$，从而 $x < \ln \varepsilon$.

ε 描述 $f(x)$ 与 A 充分接近，可限制 $\varepsilon < 1$，从而只需考虑 $M = -\ln \varepsilon$.

证 $\forall \varepsilon > 0$，限制 $\varepsilon < 1$，取 $M = -\ln \varepsilon$，则 $x < -M$ 时 $|\mathrm{e}^x - 0| < \varepsilon$，即

$$\lim_{x \to -\infty} \mathrm{e}^x = 0$$

2. $x \to x_0$ 时 $f(x)$ 的极限

例 6 讨论 $x \to 1$ 时函数 $y = \dfrac{x^2 - 1}{x - 1}$ 的变化趋势.

解 x 可从 1 的两侧无限接近 1（记为 $x \to 1$），如图 1-6 所示.

限定 $x > 1$（记为 $x \to 1^+$）或限定 $x < 1$（记为 $x \to 1^-$），函数 y 都充分接近 2.

若 $x \to x_0$ 时，函数 $f(x)$ 充分接近某一确定常数 A，则称函数 $f(x)$ 在 $x \to x_0$ 时极限为 A.

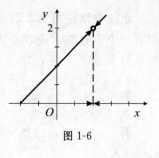

图 1-6

定义 3 对函数 $f(x)$，若 $\forall \varepsilon > 0$，$\exists \delta > 0$，使 $0 < |x - x_0| < \delta$ 时，$|f(x) - A| < \varepsilon$，则称 A 是**函数 $f(x)$ 在 $x \to x_0$ 时的极限**，记为

$$\lim_{x \to x_0} f(x) = A$$

限定 $x > x_0$（记为 $x \to x_0^+$）或限定 $x < x_0$（记为 $x \to x_0^-$），可类似定义函数 $f(x)$ 的左右极限.

若 $0 < x - x_0 < \delta$ 时，$|f(x) - A| < \varepsilon$，则称 A 是函数 $f(x)$ 在 $x \to x_0^+$ 时的**右极限**，记为

$$\lim_{x \to x_0^+} f(x) = A$$

若 $-\delta < x-x_0 < 0$ 时，$|f(x)-A| < \varepsilon$，则称 A 是函数 $f(x)$ 在 $x \to x_0^-$ 时的**左极限**，记为

$$\lim_{x \to x_0^-} f(x) = A$$

函数极限的这个定义，称为 $\varepsilon\text{-}\delta$ 定义．不等式 $0 < |x-x_0| < \delta$ 表示，x 在 x_0 的 δ 邻域内但不取 x_0 点，称为 x_0 的去心 δ 邻域．这说明函数 $f(x)$ 在 $x \to x_0$ 的极限，与 $x = x_0$ 处有无定义没有关系．x 在 x_0 去心 δ 邻域内时，曲线 $y = f(x)$ 位于直线 $y = A - \varepsilon$ 与 $y = A + \varepsilon$ 之间．

例 7　证明 $\lim\limits_{x \to 0} x \sin \dfrac{1}{x} = 0$.

证　$\forall \varepsilon > 0$，要 $\left| x\sin\dfrac{1}{x} - 0 \right| < \varepsilon$，用放大法

$$\left| x\sin\frac{1}{x} \right| = |x| \cdot \left| \sin\frac{1}{x} \right| \leqslant |x| < \varepsilon$$

取 $\delta = \varepsilon$，只要 $0 < |x-0| < \delta$，就一定有 $\left| x\sin\dfrac{1}{x} - 0 \right| < \varepsilon$，故

$$\lim_{x \to 0} x\sin\frac{1}{x} = 0$$

根据函数左极限和右极限的定义容易证明，函数 $y = f(x)$ 在 $x \to x_0$ 时极限存在的充分必要条件为该处的左、右极限相等，即

$$\lim_{x \to x_0} f(x) = A \Longleftrightarrow \lim_{x \to x_0^+} f(x) = \lim_{x \to x_0^-} f(x) = A$$

由这个结论可知，若函数 $f(x)$ 的左、右极限有一个不存在，或者左、右极限存在但不相等时，则 $\lim\limits_{x \to x_0} f(x)$ 不存在．

例 8　极限 $\lim\limits_{x \to 0} \sin \dfrac{1}{x}$ 不存在.

解　$x > 0$ 时，函数 $y = \sin\dfrac{1}{x}$ 的图形如图 1-7 所示．

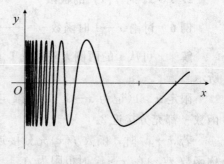

图 1-7

$x \to 0$ 时，$\sin\dfrac{1}{x}$ 在 -1 与 1 之间作来回摆动，不会充分接近某一确定常数，故极限 $\lim\limits_{x \to 0} \sin\dfrac{1}{x}$ 不存在．

结论的严格证明，这里不再写出．

1.3.3　无穷小量与无穷大量

1. 无穷小量

定义 4　若 $x \to x_0$（或 $x \to \infty$）时 $f(x)$ 的极限为零，则称 $f(x)$ 为 $x \to x_0$（或 $x \to \infty$）时的无穷小量，简称无穷小．

无穷小是与极限过程联系的变量，如 $y=\dfrac{1}{x}$ 在 $x\to\infty$ 时是无穷小，$x\to0^{+}$ 时不是无穷小．任何非零的常量都不是无穷小．可以证明，有界函数与无穷小之积为无穷小，有限个无穷小的和、差、积为无穷小．

例9 求 $\lim\limits_{x\to\infty}\dfrac{\sin x}{x}$．

解 $|\sin x|\leqslant1$，$\sin x$ 是有界函数；$\lim\limits_{x\to\infty}\dfrac{1}{x}=0$，$\dfrac{1}{x}$ 是 $x\to\infty$ 时的无穷小，因此它们的乘积为无穷小，故

$$\lim_{x\to\infty}\frac{\sin x}{x}=0$$

若函数 $f(x)$ 以常数 A 为极限，即 $f(x)$ 无限接近于 A，所以 $f(x)-A$ 为无穷小，记作 $\alpha=f(x)-A$．于是，函数 $f(x)$ 以常数 A 为极限又可等价表达为

$$f(x)=A+\alpha\quad(\alpha\text{ 为无穷小})$$

2. 无穷小的比较

例10 同一变化过程中，无穷小的商不一定都是无穷小．

解 x、$2x$、x^{2}、$x\sin x^{-1}$ 都是 $x\to0$ 时的无穷小，它们之间比值的极限有不同结果，即

$$\lim_{x\to0}\frac{x}{2x}=\lim_{x\to0}\frac{1}{2}=\frac{1}{2},\ \lim_{x\to0}\frac{x^{2}}{x}=\lim_{x\to0}x=0$$

$$\lim_{x\to0}\frac{x}{x^{2}}=\lim_{x\to0}\frac{1}{x}=\infty,\ \lim_{x\to0}\frac{x\sin x^{-1}}{x}=\lim_{x\to0}\ \sin\frac{1}{x}\text{不存在.}$$

定义5 设 α、β 都是 $x\to x_{0}$ 时的无穷小，做 α 与 β 比值的极限．若比值的极限为非零的常数，则称 α、β 为 $x\to x_{0}$ 时的**同阶无穷小**；特别地，若极限为1，则称 α、β 为 $x\to x_{0}$ 时的**等价无穷小**，记为 $\alpha\sim\beta(x\to x_{0})$；若极限为零，则称 α 是 β 的**高阶无穷小**，记为 $\alpha=o(\beta)\ (x\to x_{0})$；若极限为无穷大，则称 α 是 β 的**低阶无穷小**．即

$$\lim_{x\to x_{0}}\frac{\alpha}{\beta}=\begin{cases}C&\text{同阶无穷小}（C\neq0）\\1&\text{等价无穷小}\\0&\alpha\text{ 比 }\beta\text{ 高阶}\\\infty&\alpha\text{ 比 }\beta\text{ 低阶}\end{cases}$$

定义5同样适合于 $x\to\infty$ 过程．

由上可见，无穷小、无穷大的极限运算结果可能不确定，这样的运算式称**未定式**．未定式极限共有7类，即

$$\frac{0}{0}、\frac{\infty}{\infty}、\infty-\infty、0\cdot\infty、1^{\infty}、0^{0}、\infty^{0}$$

也有一些无穷小、无穷大的极限运算结果是可以立即得出确定结论的．如 $0\cdot$ 有界变量、$\dfrac{C}{\infty}$ 等类型的极限为零，$\infty+C$、$\infty+\infty$、$C\cdot\infty$、$\infty\cdot\infty$、∞^{∞}、$\dfrac{C}{0}$ 等类型的极限为 ∞．

3. 无穷大量

定义 6 对函数 $f(x)$，若 $\forall E > 0$，$\exists \delta > 0$，使 $0 < |x - x_0| < \delta$ 时，$|f(x)| > E$，则称 $f(x)$ 为 $x \to x_0$ 时的**无穷大量**，简称**无穷大**，属于极限不存在情形，记为

$$\lim_{x \to x_0} f(x) = \infty$$

若 $0 < |x - x_0| < \delta$ 时，$f(x) > E$，则称 $f(x)$ 为 $x \to x_0$ 时的正无穷大量，记为

$$\lim_{x \to x_0} f(x) = +\infty$$

若 $0 < |x - x_0| < \delta$ 时，$f(x) < -E$，则称 $f(x)$ 为 $x \to x_0$ 时的负无穷大量，记为

$$\lim_{x \to x_0} f(x) = -\infty$$

对 $x \to \infty$ 时的无穷大量可类似定义.

容易看出同一变化过程中无穷小量与无穷大量的关系是，当无穷小量不等于零时与无穷大量互为倒数.

1.4 函数极限的运算

1.4.1 函数的极限运算法则

下面的定理对 $x \to x_0$ 和 $x \to \infty$ 都适用.

定理 1 若 $\lim u(x)$ 与 $\lim v(x)$ 都存在，则它们的代数和、积、商的极限也存在. 且

(1) $\lim(u \pm v) = \lim u \pm \lim v$

(2) $\lim(u \cdot v) = \lim u \cdot \lim v$

(3) $\lim \dfrac{u}{v} = \dfrac{\lim u}{\lim v}$ $\quad (\lim v \neq 0)$

我们只给出（3）的证明，其余的证法类似.

证 设 $u = A + \alpha$，$v = B + \beta$ $\quad$（α、β 为无穷小）

$$\frac{u}{v} - \frac{A}{B} = \frac{A + \alpha}{B + \beta} - \frac{A}{B} = \frac{B\alpha - A\beta}{B(B + \beta)} = (B\alpha - A\beta) \cdot \frac{1}{B^2 + B\beta}$$

由于分子 $B\alpha - A\beta$ 为无穷小；B 为常量，$\dfrac{1}{B^2 + B\beta}$ 有界，所以两者的乘积为无穷小. 即有

$$\lim \frac{u}{v} = \frac{A}{B}$$

例 1 求极限 $\lim\limits_{x \to 3}(x^2 + 4x - 5)$.

解 $\lim\limits_{x \to 3}(x^2 + 4x - 5) = \lim\limits_{x \to 3} x^2 + \lim\limits_{x \to 3} 4x - \lim\limits_{x \to 3} 5 = (\lim\limits_{x \to 3} x)^2 + 4\lim\limits_{x \to 3} x - 5 = 3^2 + 4 \times 3 - 5 = 16$

由计算可见初等函数满足极限四则运算法则的条件时，极限计算可转化为计算函

数值.

1.4.2　未定式的极限运算

未定式极限不能直接使用极限四则运算法则，必须先作初等变形使之满足极限四则运算法则的条件.

$\dfrac{0}{0}$ 型未定式极限，在分式情形应先进行因式分解，在根式情形应先进行分子或分母有理化，然后约去分子、分母的公因子，再求极限.

$\dfrac{\infty}{\infty}$ 型未定式极限，在分式情形可用分子、分母中的最高次幂分别除分子、分母，再求极限. 即，在分子为 m 次多项式 $a_0 x^m + \cdots + a_m$，分母为 n 次多项式 $b_0 x^n + \cdots + b_n$ 时，可得：

$$\lim_{x \to \infty} \frac{a_0 x^m + \cdots + a_m}{b_0 x^n + \cdots + b_n} = \begin{cases} 0 & m < n \\ a_0/b_0 & m = n \\ \infty & m > n \end{cases}$$

$\infty - \infty$ 型未定式极限，在分式情形应先进行通分，在根式情形应先进行分子或分母有理化，然后约去分子、分母的公因子，再求极限.

例 2　求极限 $\lim\limits_{x \to 1} \dfrac{x^2 - 1}{2x^2 - x - 1}$.

解　这是 $\dfrac{0}{0}$ 型未定式极限，先因式分解，再约分，得到

$$\lim_{x \to 1} \frac{x^2 - 1}{2x^2 - x - 1} = \lim_{x \to 1} \frac{(x+1)(x-1)}{(2x+1)(x-1)} = \lim_{x \to 1} \frac{x+1}{2x+1} = \frac{2}{3}$$

例 3　求极限 $\lim\limits_{x \to 3} \dfrac{\sqrt{1+x} - 2}{x - 3}$.

解　这是 $\dfrac{0}{0}$ 型未定式极限，先有理化，再约分，得到

$$\lim_{x \to 3} \frac{\sqrt{1+x} - 2}{x - 3} = \lim_{x \to 3} \frac{(\sqrt{1+x} - 2)(\sqrt{1+x} + 2)}{(x-3)(\sqrt{1+x} + 2)} = \lim_{x \to 3} \frac{x-3}{(x-3)(\sqrt{1+x} + 2)}$$

$$= \lim_{x \to 3} \frac{1}{\sqrt{1+x} + 2} = \frac{1}{\sqrt{1+3} + 2} = \frac{1}{4}$$

例 4　求极限 $\lim\limits_{x \to +\infty} \dfrac{3 - 4 \cdot 2^x}{7 - 3 \cdot 2^x}$.

解　这是 $\dfrac{\infty}{\infty}$ 型未定式极限，分子、分母分别除以 2^x，得到

$$\lim_{x \to +\infty} \frac{3 - 4 \cdot 2^x}{7 - 3 \cdot 2^x} = \lim_{x \to +\infty} \frac{3 \cdot 2^{-x} - 4}{7 \cdot 2^{-x} - 3} = \frac{4}{3}$$

例 5　求极限 $\lim\limits_{x \to +\infty} \dfrac{4x^3 - 1}{x^2 - x}$.

解 这是 $\dfrac{\infty}{\infty}$ 型未定式极限，分子最高次幂指数 3 高于分母最高次幂指数 2，故

$$\lim_{x \to \infty} \frac{4x^3 - 1}{x^2 - x} = \infty$$

例 6 求极限 $\lim\limits_{x \to 1} \left(\dfrac{1}{x-1} - \dfrac{2}{x^2 - 1} \right)$.

解 这是 $\infty - \infty$ 型未定式极限，先通分，再化简，得到

$$\lim_{x \to 1} \left(\frac{1}{x-1} - \frac{2}{x^2 - 1} \right) = \lim_{x \to 1} \frac{(x+1) - 2}{(x+1)(x-1)} = \lim_{x \to 1} \frac{1}{x+1} = \frac{1}{2}$$

例 7 求极限 $\lim\limits_{x \to \infty} \left(\sqrt{x^2 + a} - \sqrt{x^2 - a} \right)$.

解 这是 $\infty - \infty$ 型未定式极限，先有理化，再化简，得到

$$\lim_{x \to \infty} \left(\sqrt{x^2 + a} - \sqrt{x^2 - a} \right) = \lim_{x \to \infty} \frac{\left(\sqrt{x^2 + a} - \sqrt{x^2 - a} \right)\left(\sqrt{x^2 + a} + \sqrt{x^2 - a} \right)}{\sqrt{x^2 + a} + \sqrt{x^2 - a}}$$

$$= \lim_{x \to \infty} \frac{2a}{\sqrt{x^2 + a} + \sqrt{x^2 - a}} = 0$$

1.4.3　两个重要极限

我们先给出两个判别函数极限是否存在的准则：

判别准则 1　（挤夹定理）若 $\forall x$，$\exists \delta > 0$，当 $0 < |x - x_0| < \delta$ 时（或 $\exists M > 0$，当 $|x| > M$ 时），有 $g(x) \leqslant f(x) \leqslant h(x)$，且 $\lim g(x) = A$，$\lim h(x) = A$，则有

$$\lim f(x) = A$$

判别准则 2　单调有界数列必有极限.

下面我们用上述的两个准则来讨论两个重要的极限.

1. $\lim\limits_{x \to 0} \dfrac{\sin x}{x} = 1$

证 由 $\dfrac{\sin(-x)}{-x} = \dfrac{-\sin x}{-x} = \dfrac{\sin x}{x}$ 可知，只需证 $x \to 0^+$ 情形.

在如图 1-8 所示单位圆中，设 $\angle AOB = x$，得到

$$\triangle AOB \text{ 面积} < \text{扇形 } AOB \text{ 面积} < \triangle AOC \text{ 面积}$$

$$\frac{1}{2} \sin x < \frac{1}{2} x < \frac{1}{2} \tan x, \quad \cos x < \frac{\sin x}{x} < 1$$

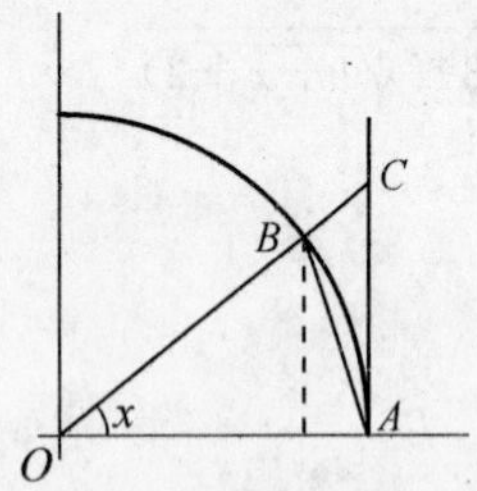

因为，$\lim\limits_{x \to 0} \cos x = 1$，$\lim\limits_{x \to 0} 1 = 1$，所以由准则 1 可知

$$\lim_{x \to 0} \frac{\sin x}{x} = 1$$

图 1-8

这个重要极限有几种常见的变形：

$$\lim_{x \to 0} \frac{x}{\sin x} = 1, \quad \lim_{x \to 0} \frac{\sin kx}{kx} = 1, \quad \lim_{x \to \infty} x \sin \frac{1}{x} = 1$$

例 8 求极限 $\lim\limits_{x \to 0} \dfrac{x}{\sin 4x}$.

解 这是 $\dfrac{0}{0}$ 型含正弦极限，使用重要极限1，求得

$$\lim_{x \to 0} \frac{x}{\sin 4x} = \frac{1}{4} \lim_{4x \to 0} \frac{4x}{\sin 4x} = \frac{1}{4}$$

例9 求极限 $\lim\limits_{x \to 0} \dfrac{1 - \cos x}{\sin x}$.

解 这是 $\dfrac{0}{0}$ 型含正弦极限，使用重要极限1，求得

$$\lim_{x \to 0} \frac{1 - \cos x}{\sin x} = \lim_{x \to 0} \frac{2\sin^2 \dfrac{x}{2}}{\sin x} = \lim_{\frac{x}{2} \to 0} \left(\frac{\sin \dfrac{x}{2}}{\dfrac{x}{2}} \cdot \frac{\sin \dfrac{x}{2}}{\dfrac{x}{2}} \cdot \frac{x}{\sin x} \cdot \frac{x}{2} \right) = 1 \times 1 \times 1 \times 0 = 0$$

2. $\lim\limits_{x \to \infty} \left(1 + \dfrac{1}{x}\right)^x = \mathrm{e}$

先考虑 $x \to +\infty$ 的情形.

可以证明当 $n \to \infty$ 时，数列 $\left\{\left(1 + \dfrac{1}{n}\right)^n\right\}$ 是单调且有界的，由准则2可知它的极限是存在的. 而 $\left(1 + \dfrac{1}{n}\right)^n$ 是函数 $\left(1 + \dfrac{1}{x}\right)^x$ 的子集，由极限的唯一性知，$\lim\limits_{x \to +\infty} \left(1 + \dfrac{1}{x}\right)^x$ 必然存在，并且两者的极限值相同. 把这个极限值记作 e，它是一个无理数，这里我们不再进行严格的证明. 通过下表可以观察它是如何充分接近一个确定常数 $2.71828\cdots$ 的.

表1-3 函数 $y = \left(1 + \dfrac{1}{x}\right)^x$ 的变化趋势

x	10	100	1000	10000	100000	1000000	10000000	$\cdots$
y	2.5937	2.7048	2.7169	2.71815	2.718268	2.718280	2.7182817	$\cdots$

对 $x \to -\infty$ 的情形，作变换 $x = -(u + 1)$，可得同样结论.

这个极限的本质是 1^∞、外形为底数减1与指数互为倒数的极限. 它有两种常见的变形：

$$\lim_{x \to 0} (1 + x)^{\frac{1}{x}} = \mathrm{e}, \quad \lim_{x \to \infty} \left(1 + \frac{1}{kx}\right)^{kx} = \mathrm{e}$$

例10 求极限 $\lim\limits_{x \to \infty} \left(1 + \dfrac{k}{x}\right)^{x-2}$ ($k \in Z^+$).

解 使用重要极限2，求得

$$\lim_{x \to \infty} \left(1 + \frac{k}{x}\right)^{x-2} = \lim_{\frac{x}{k} \to \infty} \left(1 + \frac{k}{x}\right)^{\frac{x}{k} \cdot k - 2} = \left[\lim_{\frac{x}{k} \to \infty} \left(1 + \frac{k}{x}\right)^{\frac{x}{k}} \right]^k \cdot \lim_{\frac{x}{k} \to \infty} \left(1 + \frac{k}{x}\right)^{-2} = \mathrm{e}^k$$

例11 求极限 $\lim\limits_{x \to 0} (1 - 3x)^{\frac{2}{x} + 1}$.

解 使用重要极限2，求得

$$\lim_{x \to 0} (1 - 3x)^{\frac{2}{x} + 1} = \lim_{-3x \to 0} (1 - 3x)^{\frac{1}{-3x} \cdot (-6) + 1} = \mathrm{e}^{-6}$$

1.4.4 极限模型

对于现实世界的一个特定对象，为了一个特定目的，根据特有的内在规律，做出一

些必要的简化假设，运用适当的数学工具，得到的一个数学结构，称为**数学模型**（mathematical model），简称模型.

建立数学模型，简称为建模，这是对研究对象提供分析、预报、决策、控制等定量结果的关键环节.

例 12 设某药物一次静脉注射后，每一瞬时血药的消除浓度与在该瞬时的血药浓度成正比，比例系数为 $k > 0$. 注射后，药物在体内达到平衡时，即 $t = 0$，血药浓度为 C_0. 求经过 T 小时后，即 $t = T$ 时刻的血药浓度 $C(T)$ 为多少？

解 血药的消除是连续进行的，每一瞬时的血药浓度都不同. 把 t 由 0 到 T 这段时间等分为 n 段时间间隔，分点为

$$0, \frac{T}{n}, \frac{2T}{n}, \cdots, \frac{(n-1)T}{n}, T$$

由于 n 充分大时，每段时间间隔很短，血药浓度变化很小，可以"不变"代"变"地把血药浓度视为常量，因而，消除浓度可视为与这小段时间间隔开始时的血药浓度成正比.

第一段时间间隔内消除浓度为 $kC_0 \dfrac{T}{n}$，剩余血药浓度为

$$C_1 = C_0 - kC_0 \frac{T}{n} = C_0 \left(1 - k \frac{T}{n}\right)$$

第二段时间间隔内消除浓度为 $kC_1 \dfrac{T}{n}$，剩余血药浓度为

$$C_2 = C_1 - kC_1 \frac{T}{n} = C_0 \left(1 - k \frac{T}{n}\right)^2$$

类似地，第 n 小段时间间隔内，消除的浓度为 $kC_{n-1} \dfrac{T}{n} k$，剩余血药浓度为

$$C_n = C_{n-1} - kC_{n-1} \frac{T}{n} = C_0 \left(1 - k \frac{T}{n}\right)^n$$

C_n 是 $t = T$ 时刻体内血药浓度的近似值，时间间隔分得越细，得到的结果越精确. 因此，使 $n \to \infty$，便得到 T 时刻体内血药浓度的精确值 $C(T)$，即

$$C(T) = \lim_{n \to \infty} C_n = C_0 \lim_{n \to \infty} \left(1 - k \frac{T}{n}\right)^n = C_0 \lim_{n \to \infty} \left(1 - k \frac{T}{n}\right)^{\frac{n}{-kT} \cdot (-kT)} = C_0 \mathrm{e}^{-kT}$$

1.5 函数的连续性

1.5.1 函数的增量

定义 1 对函数 $y = f(x)$，若自变量 x 从初值 x_0 变到终值 x_1 时，相应的函数值从 $f(x_0)$ 变到 $f(x_1)$，则称自变量差为**自变量在 x_0 的增量或改变量**，记为

$$\Delta x = x_1 - x_0$$

称函数值的差为**函数在 $x = x_0$ 的增量或改变量**，记为

$$\Delta y = f(x_1) - f(x_0)$$

Δx 是完整记号，不是 Δ 乘以 x. 在图形上，Δx 表示曲线的横坐标增量，$\Delta x > 0$ 表示 x_1 在 x_0 右方，$\Delta x < 0$ 表示 x_1 在 x_0 左方. Δy 也是完整记号，可正可负，表示曲线的纵坐标增量，如图 1-9 所示. 由于终值 $x_1 = x_0 + \Delta x$，故函数在 x_0 处的增量可以记为

$$\Delta y = f(x_0 + \Delta x) - f(x_0)$$

例 1 求函数 $y = x^2$ 在 $x = 1$ 处的增量.

解 初值 $x = 1$，终值 $1 + \Delta x$，

$$\Delta y = f(1 + \Delta x) - f(1) = (1 + \Delta x)^2 - 1^2 = 2\Delta x + (\Delta x)^2$$

在 $\Delta x \to 0$ 时 Δy 的极限为 0，如图 1-10 所示.

例 2 求函数 y 在 $x = 1$ 处 $\Delta x > 0$ 的增量.

$$y = \begin{cases} x - 1 & x \leqslant 1 \\ x + 1 & x > 1 \end{cases}$$

解 初值 1 对应的函数值用 $y = x - 1$ 计算；$\Delta x > 0$ 时，终值 $1 + \Delta x$ 对应的函数值用 $y = x + 1$ 计算，得到

$$\Delta y = f(1 + \Delta x) - f(1) = [(1 + \Delta x) + 1] - [1 - 1] = 2 + \Delta x$$

在 $\Delta x \to 0^+$ 时，Δy 的极限不为 0，如图 1-11 所示.

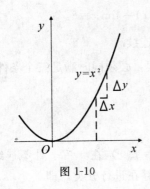

图 1-10

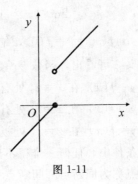

图 1-11

1.5.2 函数的连续与间断

可以看出，在例 1 中，Δy 在 $\Delta x \to 0$ 的极限为 0 时，函数 $y = x^2$ 在 $x = 1$ 及其邻近的图形是连在一起的，称为在 $x = 1$ 处连续. 在例 2 中，Δy 在 $\Delta x \to 0$ 的极限不为 0 时，函数 y 在 $x = 1$ 及其邻近的图形没有连在一起，称为在 $x = 1$ 处不连续. 由于

$$\lim_{\Delta x \to 0} \Delta y = 0 \iff \lim_{\Delta x \to 0}[f(x_0 + \Delta x) - f(x_0)] = 0 \iff \lim_{\Delta x \to 0} f(x_0 + \Delta x) = f(x_0)$$

令 $x = x_0 + \Delta x$，在 $\Delta x \to 0$ 时，$x \to x_0$，有

$$\lim_{\Delta x \to 0} \Delta y = 0 \iff \lim_{x \to x_0} f(x) = f(x_0)$$

定义 2 函数 $y = f(x)$ 在 x_0 的某个邻域有定义，若

$$\lim_{x \to x_0} f(x) = f(x_0) \text{ 或 } \lim_{\Delta x \to 0} \Delta y = 0$$

则称函数 $y = f(x)$ 在 $x = x_0$ 处连续.

若左极限等于函数值，即

$$\lim_{x \to x_0^-} f(x) = f(x_0)$$

则称函数 $y = f(x)$ 在 $x = x_0$ 处**左连续**.

若右极限等于函数值，即

$$\lim_{x \to x_0^+} f(x) = f(x_0)$$

则称函数 $y = f(x)$ 在 $x = x_0$ 处**右连续**.

由连续定义，可以得到

$$\lim_{x \to x_0} f(x) = f(x_0) = f\left(\lim_{x \to x_0} x\right)$$

这表示，在 x_0 连续时，极限符号与函数符号可以交换顺序.

若函数 $y = f(x)$ 在开区间 (a,b) 内每一点都连续，则称 $y = f(x)$ 在开区间 (a,b) 内连续.

若函数 $y = f(x)$ 在开区间 (a,b) 内连续，且在左端点 a 右连续，在右端点 b 左连续，则称 $y = f(x)$ 在闭区间 $[a,b]$ 上连续.

例3 判断绝对值函数在 $x = 0$ 处的连续性.

解 分段函数在连接点处的极限要用左、右极限判断.

$$\lim_{x \to 0^-} f(x) = \lim_{x \to 0^-} (-x) = 0, \ \lim_{x \to 0^+} f(x) = \lim_{x \to 0^+} x = 0$$

从而 $\lim\limits_{x \to 0} f(x) = 0 = f(0)$，绝对值函数在 $x = 0$ 处连续.

由定义 2 可看出，函数 $y = f(x)$ 在 $x = x_0$ 处连续，必须同时满足三个条件，即

(1) $y = f(x)$ 在 $x = x_0$ 处有定义；

(2) $y = f(x)$ 在 $x = x_0$ 处有极限；

(3) $y = f(x)$ 在 $x = x_0$ 处极限值等于函数值.

三个条件中，任何一个得不到满足，则称函数 $y = f(x)$ 在 $x = x_0$ 处不连续. 函数的不连续点称为**间断点**. 间断点可按左、右极限是否存在进行分类，即

(1) 左、右极限都存在的间断点，称为第一类间断点；

(2) 第一类间断点中，左、右极限相等的间断点，称为可去间断点；

(3) 左、右极限至少有一个不存在的间断点，称为第二类间断点.

例4 判断函数 $y = \dfrac{1}{x}$ 的间断点.

解 $y = \dfrac{1}{x}$ 在 $x = 0$ 处无定义，且 $\lim\limits_{x \to 0} \dfrac{1}{x} = \infty$

故 $x = 0$ 为第二类间断点.

例5 判断符号函数 $\text{sgn} x$ 的间断点.

解 符号函数在 $x = 0$ 处左、右极限存在，即

$$\lim_{x \to 0^-} \text{sgn}x = -1, \quad \lim_{x \to 0^+} \text{sgn}x = 1$$

$x=0$ 处左、右极限不相等，故 $x=0$ 为第一类间断点.

例 6 判断函数 $y = \dfrac{x^2-1}{x-1}$ 的间断点.

解 函数在 $x=1$ 无定义，但 $\lim\limits_{x \to 1} \dfrac{x^2-1}{x-1} = 2$，故 $x=1$ 为第一类中的可去间断点.

1.5.3 初等函数的连续性

定理 1 若函数 u、v 在 $x=x_0$ 处连续，则 $u \pm v$、$u \cdot v$、$\dfrac{u}{v}(v \neq 0)$ 在 $x=x_0$ 处也连续.

证 只证 $u+v$ 情形. 由 u、v 在 $x=x_0$ 处连续，得到

$$\lim_{x \to x_0} u(x) = u(x_0), \quad \lim_{x \to x_0} v(x) = v(x_0)$$

从而 $\lim\limits_{x \to x_0} [u(x)+v(x)] = \lim\limits_{x \to x_0} u(x) + \lim\limits_{x \to x_0} v(x) = u(x_0) + v(x_0)$

故 $u+v$ 在 $x=x_0$ 处连续.

定理 2 若函数 $u=g(x)$ 在 $x=x_0$ 处连续，函数 $y=f(u)$ 在相应的 $u_0=g(x_0)$ 处连续，则复合函数 $y=f[g(x)]$ 在 $x=x_0$ 处也连续.

证 由 $u=g(x)$ 在 $x=x_0$ 处连续，得到 $\lim\limits_{x \to x_0} g(x) = g(x_0)$，也可记作 $x \to x_0$ 时 $u \to u_0$；

又由 $y=f(u)$ 在 $u_0=g(x_0)$ 处连续，得到 $\lim\limits_{u \to u_0} f(u) = f(u_0)$.

$$\lim_{x \to x_0} f[g(x)] = \lim_{u \to u_0} f[u] = f(u_0) = f[g(x_0)]$$

故 $y=f[g(x)]$ 在 $x=x_0$ 处也连续.

由定理 2 可知

$$\lim_{x \to x_0} f[g(x)] = f[g(x_0)] = f[\lim_{x \to x_0} g(x)]$$

这表示，定理 2 条件满足时，极限与复合步骤的顺序可以交换.

例 7 求极限 $\lim\limits_{x \to 0} \dfrac{\ln(1+x)}{x}$.

解 交换极限与复合步骤的顺序，得到

$$\lim_{x \to 0} \frac{\ln(1+x)}{x} = \lim_{x \to 0} \ln(1+x)^{\frac{1}{x}} = \ln[\lim_{x \to 0} (1+x)^{\frac{1}{x}}] = \ln e = 1$$

由定理 1、定理 2，可以得到重要结论：初等函数在其有定义的区间上是连续的.

这个重要结论，不但提供初等函数作图的理论根据，而且提供了计算初等函数极限的简便方法：若 $x=x_0$ 在初等函数 $y=f(x)$ 的定义域内，则 $x \to x_0$ 的极限可转化为计算函数值 $f(x_0)$.

例 8 求极限 $\lim\limits_{x \to \sqrt{3}} \dfrac{x^2-3}{x^4+1}$.

解 $\lim\limits_{x \to \sqrt{3}} \dfrac{x^2-3}{x^4+1} = \dfrac{(\sqrt{3})^2-3}{(\sqrt{3})^4+1} = 0$

1.5.4 闭区间上连续函数的性质

函数在某一区间上最大的函数值，称为函数在该区间上的最大值．最小的函数值称为函数在该区间上的最小值．最大值、最小值统称为函数在该区间上的最值．

定理 3 （最值定理）若函数 $f(x)$ 在闭区间 $[a,b]$ 上连续，则 $f(x)$ 在 $[a,b]$ 上必取得最大值 M 及最小值 m．

从图形上看，函数 $f(x)$ 在闭区间 $[a,b]$ 上连续，则 $f(x)$ 在 $[a,b]$ 上的图形是一条包括端点的连续曲线，必然有纵坐标最大和最小的点，如图 1-12 所示．

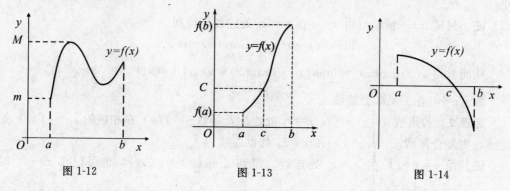

图 1-12   图 1-13   图 1-14

定理 4 （介值定理）若函数 $f(x)$ 在闭区间 $[a,b]$ 上连续，且 $f(a) \neq f(b)$，则对于 $f(a)$、$f(b)$ 之间的任意数 C，$\exists c \in (a,b)$，使 $f(c) = C$．

从图形上看，C 为 $f(a)$、$f(b)$ 之间的任意点，则连续曲线 $f(x)$ 与水平直线 $y = C$ 至少有一个交点，如图 1-13 所示．

推论   若函数 $f(x)$ 在闭区间 $[a,b]$ 上连续，且 $f(a)$、$f(b)$ 异号，则 $\exists c \in (a,b)$，使得 $f(c) = 0$．

从图形上看，$f(x)$ 的图形为闭区间 $[a,b]$ 上的一条连续曲线，若 $f(a) \cdot f(b) < 0$，则 $f(x)$ 在 $[a,b]$ 上的图形必然会与横轴相交，如图 1-14 所示．

习 题 1

1. 求下列函数的定义域．

① $y = \sqrt{1-x^2}$；

② $y = a\ln(bx-c), (ab \neq 0)$．

2. 判断下列各对函数是否相同．

① $f(x) = \dfrac{x}{x}, g(x) = 1$；

② $f(x) = \ln x^2, g(x) = 2\ln x$；

③ $f(x) = \sqrt{x^2}, g(x) = x$；

④ $f(x)=\sqrt{x^2-1}$, $g(x)=\sqrt{x+1}\cdot\sqrt{x-1}$.

3. 已知 $f(x)=\begin{cases}1+x^2 & -\infty<x\leqslant 0\\ 2 & 0<x<+\infty\end{cases}$ 求 $f(0.5)$, $f(-0.5)$.

4. 求下列函数的反函数.

① $y=\sqrt[3]{1+x}$; ② $y=\dfrac{1-x}{1+x}$.

5. 已知 $f(x)=\dfrac{x}{1+x}$, 求 $f(0.5)$, $f[f(x)]$, $[f(x)]^2$.

6. 某商品供给量 Q 对价格 P 的关系为:
$$Q=Q(P)=a+b\times c^P$$
若当 $P=2$ 时, $Q=30$; 当 $P=3$ 时, $Q=50$; 当 $P=4$ 时, $Q=90$. 求供给量 Q 对价格 P 的函数关系.

7. 分解函数 $y=\arctan(x^2)$.

8. 计算 $f(x)=\dfrac{x}{x}$、$g(x)=\dfrac{|x|}{x}$ 当 $x\to 0$ 时的左、右极限, 并说明在 $x\to 0$ 时, 它们的极限是否存在.

9. 求下列极限.

① $\lim\limits_{x\to 2}\dfrac{x-1}{x+3}$;

② $\lim\limits_{x\to 3}\dfrac{x^2-2x-3}{x-3}$;

③ $\lim\limits_{x\to 0}\left(1-\dfrac{2}{x-3}\right)$;

④ $\lim\limits_{x\to 2}\dfrac{x^2-3}{x-2}$;

⑤ $\lim\limits_{x\to 1}\dfrac{x^2-1}{2x^2-x-3}$;

⑥ $\lim\limits_{x\to 0}\dfrac{4x^3-2x^2+x}{3x^2+2x}$;

⑦ $\lim\limits_{x\to 1}\dfrac{x^2-3x+2}{1-x^2}$;

⑧ $\lim\limits_{h\to 0}\dfrac{(x+h)^3-x^3}{h}$;

⑨ $\lim\limits_{x\to 1}\dfrac{x^n-1}{x-1}$ ($n\in Z^+$);

⑩ $\lim\limits_{x\to\infty}\dfrac{2x+3}{6x-1}$;

⑪ $\lim\limits_{x\to\infty}\dfrac{1000x}{1+x^2}$;

⑫ $\lim\limits_{u\to+\infty}\dfrac{\sqrt[4]{1+u^3}}{1+u}$;

⑬ $\lim\limits_{n\to\infty}\dfrac{(n-1)^2}{n+1}$;

⑭ $\lim\limits_{x\to\infty}\dfrac{(2x-1)^{30}(3x-2)^{20}}{(2x+1)^{50}}$;

⑮ $\lim\limits_{x\to 0}\dfrac{x^2}{1-\sqrt{1+x^2}}$;

⑯ $\lim\limits_{x\to-8}\dfrac{\sqrt{1-x}-3}{2+\sqrt[3]{x}}$;

⑰ $\lim\limits_{x\to 4}\dfrac{\sqrt{2x+1}-3}{\sqrt{x-2}-\sqrt{2}}$;

⑱ $\lim\limits_{x\to 1}\left(\dfrac{3}{1-x^3}-\dfrac{1}{1-x}\right)$;

⑲ $\lim\limits_{x\to+\infty}(\sqrt{x^2+x+1}-\sqrt{x^2-x+1})$;

⑳ $\lim\limits_{x\to+\infty}(\sqrt{(x+p)(x+q)}-x)$;

㉑ $\lim\limits_{n\to+\infty}\left(\dfrac{1}{n^2}+\dfrac{2}{n^2}+\cdots+\dfrac{n-1}{n^2}+\dfrac{n}{n^2}\right)$;

㉒ $\lim\limits_{x\to\infty}\dfrac{x^2+1}{x^3+x}(3+\cos x)$.

10. 指出下列函数在指定条件下, 是否无穷小、无穷大.

① $\dfrac{1+2x^2}{x}(x\to 0)$；　　　　② $\dfrac{\sin x}{x}(x\to +\infty)$；

③ $\lg x(x\to 0^+)$；　　　　　　④ $2x+5(x\to -\infty)$；

⑤ $1-\cos 2t(t\to 0)$；　　　　　⑥ $2^x-1(x\to 0^-)$.

11. 在 $x\to 1$ 时，指出无穷小 $(1-x)^{3/2}$、$\dfrac{1-x}{1+x}$、$2(1-\sqrt{x})$ 对于 $1-x$ 的阶.

12. 已知 $y=\dfrac{px^2-2}{x^2+1}+3qx+5$，$x\to +\infty$，问 p、q 取何值时，y 为无穷小？p、q 取何值时，y 为无穷大？

13. 当 $x\to 0$ 时，下列无穷小量与 x 相比，是什么阶的无穷小量？

① $x^3+1000x$；　　　　　② $\sqrt{1+x}-\sqrt{1-x}$；

③ $x+\sin x^2$；　　　　　④ $\sqrt{x}+\sin x$；

⑤ $\dfrac{(x+1)x}{4+\sqrt[3]{x}}$；　　　　⑥ $\ln(1+2x)$.

14. 设

$$f(x)=\begin{cases} 3x+2 & x\leqslant 0 \\ x^2+1 & 0<x\leqslant 1 \\ \dfrac{2}{x} & 1<x \end{cases}$$

分别讨论 $x\to 0$ 及 $x\to 1$ 时 $f(x)$ 的极限是否存在？

15. 设

$$f(x)=\begin{cases} \dfrac{1}{x^2} & x<0 \\ 0 & x=0 \\ x^2-2x & 0<x\leqslant 2 \\ 3x-6 & 2<x \end{cases}$$

讨论 $x\to 0$ 及 $x\to 2$ 时，$f(x)$ 的极限是否存在？并且求 $\lim\limits_{x\to -\infty}f(x)$ 及 $\lim\limits_{x\to +\infty}f(x)$.

16. 已知 $\lim\limits_{x\to c}f(x)=4$，$\lim\limits_{x\to c}g(x)=1$；$\lim\limits_{x\to c}h(x)=0$，求

① $\lim\limits_{x\to c}\dfrac{g(x)}{f(x)}$；　　　　② $\lim\limits_{x\to c}\dfrac{h(x)}{f(x)-g(x)}$；

③ $\lim\limits_{x\to c}[f(x)\cdot g(x)]$；　　　④ $\lim\limits_{x\to c}[f(x)\cdot h(x)]$；

⑤ $\lim\limits_{x\to c}\dfrac{g(x)}{h(x)}$.

17. 若 $\lim\limits_{x\to 3}\dfrac{x^2-2x+k}{x-3}=4$，求 k 的值.

18. 若 $\lim\limits_{x\to 1}\dfrac{x^2+ax+b}{1-x}=5$，求 a、b 的值.

提示：$\lim\limits_{x\to 1}(x^2+ax+b)=0$，将 a、b 的关系式代入原式，从分子分解出 $(x-1)$ 的因子.

19. 若 $\lim\limits_{x\to\infty}\left(\dfrac{x^2+1}{x+1}-ax-b\right)=0$，求 a、b 的值.

提示：先通分.

20. 求下列极限.

① $\lim\limits_{x\to0}\dfrac{\tan x-\sin x}{x}$；

② $\lim\limits_{x\to0}\dfrac{\sin2x}{\sin3x}$；

③ $\lim\limits_{x\to0}\dfrac{x-\sin x}{x+\sin x}$；

④ $\lim\limits_{x\to0}\dfrac{2\arcsin x}{3x}$；

⑤ $\lim\limits_{x\to0}\dfrac{\tan x-\sin x}{\sin^3 x}$.

21. 求下列极限.

① $\lim\limits_{x\to\infty}\left(1+\dfrac{2}{x}\right)^{2x}$；

② $\lim\limits_{x\to\infty}\left(1-\dfrac{2}{x}\right)^{\frac{x}{2}-1}$；

③ $\lim\limits_{x\to0}\left(\dfrac{2-x}{2}\right)^{\frac{2}{x}}$；

④ $\lim\limits_{x\to\infty}\left(\dfrac{x-1}{x+1}\right)^{x}$；

⑤ $\lim\limits_{x\to+\infty}\left(1-\dfrac{1}{x}\right)^{\sqrt{x}}$；

⑥ $\lim\limits_{x\to0}\dfrac{\ln(1+2x)}{\sin3x}$；

⑦ $\lim\limits_{n\to\infty}\{n[\ln(n+2)-\ln n]\}$.

22. 给 $f(0)$ 补充定义一个什么数值，能使 $f(x)$ 在点 $x=0$ 处连续？

① $f(x)=\dfrac{\sqrt{1+x}-\sqrt{1-x}}{x}$；

② $f(x)=\sin x\cos\dfrac{1}{x}$；

③ $f(x)=\ln(1+kx)^{\frac{m}{x}}$.

23. 求下列极限.

① $\lim\limits_{x\to0}\dfrac{\ln(1+x^2)}{\sin(1+x^2)}$；

② $\lim\limits_{x\to0}\left[\dfrac{\lg(100+x)}{(a^x+\arcsin x)}\right]^{\frac{1}{2}}$.

2 导数与微分

在实际问题中，经常遇到的问题是函数变化的快慢以及函数变化了多少的问题. 例如物体运动的速度，药物分解、吸收的速率，劳动生产率等，这就需要研究高等数学中的两个重要概念，即导数和微分，这是高等数学的主要内容之一. 本章主要介绍导数的概念以及它的运算法则，然后介绍微分的概念及其在近似计算中的应用.

2.1 导数的概念

2.1.1 导数的概念

导数的概念是从各种客观过程的变化率问题中提炼出来的，如几何上的切线问题、物理上的瞬时速度问题等.

例1 求曲线 $y=f(x)$ 上 $P(x_0,y_0)$ 点处的切线斜率.

解 设 $Q(x_0+\Delta x,\ y_0+\Delta y)$ 为曲线上的动点，如图 2-1 所示，则割线 PQ 的斜率为

$$\frac{|QR|}{|PR|}=\frac{f(x_0+\Delta x)-f(x_0)}{\Delta x}=\frac{\Delta y}{\Delta x}$$

当点 Q 沿曲线 $y=f(x)$ 趋向于定点 P（即 $\Delta x\to 0$）时，割线 PQ 的极限位置就是切线，割线斜率的极限就是切线斜率，故点 P 处切线的斜率为

$$k=\tan\alpha=\lim_{\Delta x\to 0}\frac{\Delta y}{\Delta x}$$

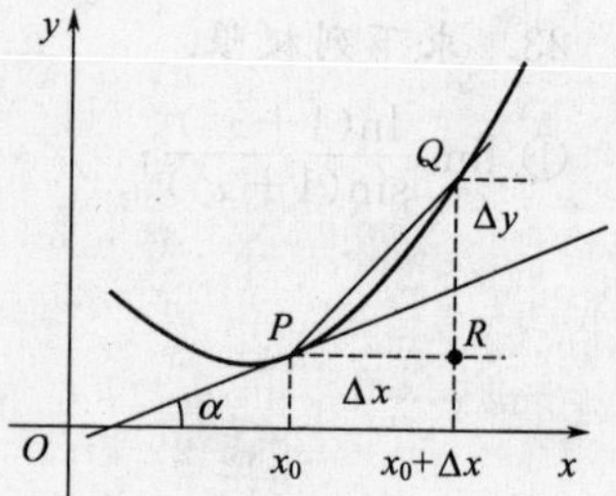

例2 一物体作非匀速直线运动，在 t 时间内所经过的路程 $s=s(t)$，求时刻 t_0 的瞬时速度 $v(t_0)$.

解 设从时刻 t_0 到时刻 $t_0+\Delta t$，物体经过的路程为 $\Delta s=s(t_0+\Delta t)-s(t_0)$，平均速度为

$$\bar v=\frac{s(t_0+\Delta t)-s(t_0)}{\Delta t}=\frac{\Delta s}{\Delta t}$$

当 Δt 很小时，可把 $\bar v$ 看成 t_0 时刻的瞬时速度 $v(t_0)$ 的近似值. 显然，Δt 愈小，平均速度 $\bar v$ 愈接近于 t_0 时刻的速度 $v(t_0)$，于是根据极限思想，当 $\Delta t\to 0$，平均速度 $\bar v$ 的极限就是 t_0 时刻的速度 $v(t_0)$，即

$$v(t_0)=\lim_{\Delta t\to 0}\bar v=\lim_{\Delta t\to 0}\frac{\Delta s}{\Delta t}$$

图 2-1

上述两个问题的实际意义虽然不同，但从数量关系上看，都是通过求函数改变量与自变量改变量的比值 $\dfrac{\Delta y}{\Delta x}$ 在 $\Delta x \to 0$ 时的极限而得到的. 类似这样计算的量很多，如电学中的电流强度、化学中物体的比热、经济学中边际函数值等. 抛开问题的实际意义，仅从函数关系考虑，就抽象出了导数的概念：$\dfrac{\Delta y}{\Delta x}$ 反映了在 Δx 的小范围内，函数相对于自变量的平均变化速度，称为平均变化率. 平均变化率的极限，称为函数在 x_0 处的变化率或导数.

定义 1 设函数 $y = f(x)$ 在点 x_0 的某邻域内有定义，当自变量 x 在点 x_0 处有改变量 Δx 时，相应地函数有改变量 $\Delta y = f(x_0 + x) - f(x_0)$. 若 $\Delta x \to 0$ 时，改变量比值的极限 $\lim\limits_{\Delta x \to 0} \dfrac{\Delta y}{\Delta x}$ 存在，则称函数 $y = f(x)$ 在 $x = x_0$ 处可导，称此极限值为 **$f(x)$ 在点 x_0 的导数**，记为：

$$f'(x_0)、\ y'(x_0)、\ y'|_{x=x_0}、\ \frac{\mathrm{d}y}{\mathrm{d}x}\Big|_{x=x_0}、\ \frac{\mathrm{d}f}{\mathrm{d}x}\Big|_{x=x_0}、\ \frac{\mathrm{d}}{\mathrm{d}x}f(x_0)$$

$\Delta x \to 0^+$ 时，改变量比值的极限 $\lim\limits_{\Delta x \to 0^+} \dfrac{\Delta y}{\Delta x}$ 称为 $f(x)$ 在 x_0 处的**右导数**，记为 $f'_+(x_0)$.

$\Delta x \to 0^-$ 时，改变量比值的极限 $\lim\limits_{\Delta x \to 0^-} \dfrac{\Delta y}{\Delta x}$ 称为 $f(x)$ 在 x_0 处的**左导数**，记为 $f'_-(x_0)$.

根据极限和左、右极限的关系，不难得到：函数 $f(x)$ 在 x_0 处可导的充要条件是函数 $f(x)$ 在点 x_0 处的左、右导数均存在且相等，即 $f'_-(x_0) = f'_+(x_0) \Leftrightarrow f'(x_0)$.

有了导数的定义，再联系到前面的两个实例，可得导数的几何意义和物理意义.

导数的几何意义：$f'(x_0)$ 是曲线 $y = f(x)$ 在点 (x_0, y_0) 处切线的斜率. 导数的几何意义不仅是微分学中各种几何应用的基础，而且在深入研究导数的性质时，将给我们提供直观的几何背景.

导数的物理意义：路程对时间的导数 $s'(t_0)$ 是瞬时速度 $v(t_0)$. 以此类推，速度对时间的导数 $v'(t_0)$ 是瞬时加速度 $a(t_0)$.

定义 2 若 $\forall x \in (a, b)$，$f'(x)$ 存在，则称**函数 $y = f(x)$ 在区间 (a, b) 内可导**.

$\forall x \in (a, b)$，都有导数 $f'(x)$ 与之对应，这样形成的新函数称为函数 $f(x)$ 在 (a, b) 上的 **导函数**. 记为 $f'(x)$、$y'(x)$、y'、$\dfrac{\mathrm{d}y}{\mathrm{d}x}$、$\dfrac{\mathrm{d}f(x)}{\mathrm{d}x}$ 或 $\dfrac{\mathrm{d}}{\mathrm{d}x}f(x)$，即 $f'(x) = \lim\limits_{\Delta x \to 0} \dfrac{f(x + \Delta x) - f(x)}{\Delta x}, x \in (a, b)$. 在定点 x_0 处的导数 $f'(x_0)$ 是导函数 $f'(x)$ 在 x_0 处的函数值，即 $f'(x_0) = f'(x)|_{x=x_0}$. 在不致混淆的情况下，导函数 $f'(x)$ 也简称为导数.

2.1.2 可导与连续的关系

定理 若函数 $y = f(x)$ 在点 x_0 处可导，则函数在点 x_0 处一定连续.

证 函数 $y = f(x)$ 在点 x_0 处可导，即 $\lim\limits_{\Delta x \to 0} \dfrac{\Delta y}{\Delta x} = f'(x_0)$，从而

$$\lim_{\Delta x \to 0} \Delta y = \lim_{\Delta x \to 0} \left(\frac{\Delta y}{\Delta x} \cdot \Delta x \right) = \lim_{\Delta x \to 0} \frac{\Delta y}{\Delta x} \cdot \lim_{\Delta x \to 0} \Delta x = f'(x_0) \cdot 0 = 0$$

故根据连续的定义，函数 $y = f(x)$ 在点 x_0 处连续.

定理的逆命题不成立，即连续未必可导，如下例所示.

例 3　证明绝对值函数 $y = |x|$ 在分段点 $x = 0$ 处连续但不可导.

证　由 1.5.2 例 3，$y = |x|$ 在分段点 $x = 0$ 处连续，但 $\Delta y = |0 + \Delta x| - |0| = |\Delta x|$，得到

$$\lim_{\Delta x \to 0^+} \frac{\Delta y}{\Delta x} = \lim_{\Delta x \to 0^+} \frac{|\Delta x|}{\Delta x} = \lim_{\Delta x \to 0^+} \frac{\Delta x}{\Delta x} = 1$$

$$\lim_{\Delta x \to 0^-} \frac{\Delta y}{\Delta x} = \lim_{\Delta x \to 0^-} \frac{|\Delta x|}{\Delta x} = \lim_{\Delta x \to 0^-} \frac{-\Delta x}{\Delta x} = -1$$

在 $x = 0$ 处左右导数不等，故函数 $y = |x|$ 在点 $x = 0$ 处不可导.

2.1.3　导数的基本公式

根据导数定义，我们可以求出一些基本初等函数的导数，以下各例的结果都可作为公式使用.

例 4　证明 $(C)' = 0$，C 是常数.

证　设 $f(x) = C$，则 $\Delta y = f(x + \Delta x) - f(x) = C - C = 0$，得到

$$\lim_{\Delta x \to 0} \frac{\Delta y}{\Delta x} = \lim_{\Delta x \to 0} \frac{0}{\Delta x} = \lim_{\Delta x \to 0} 0 = 0$$

即　$(C)' = 0$.

例 5　证明 $(x^n)' = nx^{n-1}$ $(n \in z^+)$.

证　设 $f(x) = x^n$，则

$$\Delta y = (x + \Delta x)^n - x^n = nx^{n-1}\Delta x + \frac{n(n-1)}{2}x^{n-2}(\Delta x)^2 + \cdots + (\Delta x)^n，从而$$

$$\lim_{\Delta x \to 0} \frac{\Delta y}{\Delta x} = \lim_{\Delta x \to 0} \left[nx^{n-1} + \frac{n(n-1)}{2}x^{n-2}\Delta x + \cdots + (\Delta x)^{n-1} \right] = nx^{n-1}$$

即　$(x^n)' = nx^{n-1}$.

例 6　证明 $(\log_a x)' = \frac{1}{x \ln a}$.

证　设 $f(x) = \log_a x (a > 0, a \neq 1)$，则

$$\Delta y = \log_a(x + \Delta x) - \log_a x = \log_a \frac{x + \Delta x}{x} = \log_a \left(1 + \frac{\Delta x}{x} \right)$$

$$\lim_{\Delta x \to 0} \frac{\Delta y}{\Delta x} = \lim_{\Delta x \to 0} \frac{1}{\Delta x} \log_a \left(1 + \frac{\Delta x}{x} \right) = \lim_{\Delta x \to 0} \log_a \left(1 + \frac{\Delta x}{x} \right)^{\frac{1}{\Delta x}} = \log_a \left[\lim_{\Delta x \to 0} \left(1 + \frac{\Delta x}{x} \right)^{\frac{x}{\Delta x} \cdot \frac{1}{x}} \right]$$

$$= \log_a e^{\frac{1}{x}} = \frac{1}{x} \log_a e = \frac{1}{x \ln a}$$

即　$(\log_a x)' = \frac{1}{x \ln a}$.

特别地，当 $a=\mathrm{e}$ 时，有 $(\ln x)'=\dfrac{1}{x}$.

例 7 证明 $(\sin x)'=\cos x$.

证 设 $f(x)=\sin x$，则 $\Delta y=\sin(x+\Delta x)-\sin x=2\sin\dfrac{\Delta x}{2}\cos\left(x+\dfrac{\Delta x}{2}\right)$，从而

$$\lim_{\Delta x\to 0}\frac{\Delta y}{\Delta x}=\lim_{\Delta x\to 0}\left[\cos\left(x+\frac{\Delta x}{2}\right)\cdot\frac{\sin(\Delta x/2)}{\Delta x/2}\right]=\cos(x+0)\cdot 1=\cos x$$

即 $(\sin x)'=\cos x$.

同理可证明 $(\cos x)'=-\sin x$.

上面几个函数的导数是直接通过导数的定义求得的. 但在实际运算中，如果都按定义求导数有时是很困难的，甚至有的导数算不出来. 因此需要讨论各种求导法则，以便计算一般的初等函数的导数.

2.2 函数的求导法则

2.2.1 四则运算求导法则

定理 1（代数和求导法则）若 $u(x)$ 和 $v(x)$ 都在点 x 处可导，则
$$(u\pm v)'=u'\pm v'$$

证 设 $y=u\pm v$，x 取改变量 Δx，则
$$\begin{aligned}\Delta y&=[u(x+\Delta x)\pm v(x+\Delta x)]-[u(x)\pm v(x)]\\&=[u(x+\Delta x)-u(x)]\pm[v(x+\Delta x)-v(x)]=\Delta u\pm\Delta v\end{aligned}$$
$$y'=\lim_{\Delta x\to 0}\frac{\Delta y}{\Delta x}=\lim_{\Delta x\to 0}\frac{\Delta u}{\Delta x}\pm\lim_{\Delta x\to 0}\frac{\Delta v}{\Delta x}=u'\pm v'$$

代数和求导法则可以推广到任意有限个函数的情形，即
$$(u_1\pm u_2\pm\cdots\pm u_n)'=u_1'\pm u_2'\pm\cdots\pm u_n'$$

例 1 求 $f(x)=x^3-\sin x+\cos x$ 的导数.

解 $f'(x)=(x^3-\sin x+\cos x)'=(x^3)'-(\sin x)'+(\cos x)'=3x^2-\cos x-\sin x$

定理 2（积的求导法则）若 $u(x)$ 和 $v(x)$ 都在点 x 处可导，则
$$(uv)'=u'v+uv'$$

证 设 $y=uv$，x 取改变量 Δx，则
$$\begin{aligned}\Delta y&=u(x+\Delta x)v(x+\Delta x)-u(x)v(x)\\&=[u(x+\Delta x)-u(x)]v(x+\Delta x)+u(x)[v(x+\Delta x)-v(x)]\\&=\Delta u\cdot v(x+\Delta x)+u(x)\cdot\Delta v\end{aligned}$$

由 $v(x)$ 在 x 处可导，有 $v(x)$ 在 x 处连续，即有 $\lim\limits_{\Delta x\to 0}v(x+\Delta x)=v(x)$，得到
$$\lim_{\Delta x\to 0}\frac{\Delta y}{\Delta x}=\lim_{\Delta x\to 0}\frac{\Delta u}{\Delta x}\cdot\lim_{\Delta x\to 0}v(x+\Delta x)+u(x)\lim_{\Delta x\to 0}\frac{\Delta v}{\Delta x}=u'v(x)+u(x)v'$$

特别地，常数因子可由导数符号中提出去，即

$$(Cu)' = Cu'$$

积的求导法则可以推广到任意有限个函数的情形，即

$$(u_1 u_2 \cdots u_n)' = u_1' u_2 \cdots u_n + u_1 u_2' \cdots u_n + \cdots + u_1 u_2 \cdots u_n'$$

例2 一物体作直线运动，路程函数为 $s(t) = t + t^2 \cos t$，求速度.

解 $v(t) = s'(t) = (t)' + (t^2 \cos t)' = 1 + 2t \cos t - t^2 \sin t$

定理3（商的求导法则） 若 $u(x)$ 和 $v(x)$ 都在点 x 处可导，且 $v(x) \neq 0$，则

$$\left(\frac{u}{v} \right)' = \frac{u'v - uv'}{v^2}$$

证 设 $y = \dfrac{u}{v}$ $(v \neq 0)$，x 取改变量 Δx，则

$$\Delta y = \frac{u(x + \Delta x)}{v(x + \Delta x)} - \frac{u(x)}{v(x)} = \frac{[u(x + \Delta x) - u(x)]v(x) - u(x)[v(x + \Delta x) - v(x)]}{v(x + \Delta x)v(x)}$$

$$= \frac{\Delta u \cdot v(x) - u(x) \cdot \Delta v}{v(x + \Delta x)v(x)}$$

$$\lim_{\Delta x \to 0} \frac{\Delta y}{\Delta x} = \lim_{\Delta x \to 0} \frac{\dfrac{\Delta u}{\Delta x} \cdot v(x) - u(x) \cdot \dfrac{\Delta v}{\Delta x}}{v(x + \Delta x)v(x)} = \frac{u'v(x) - u(x)v'}{v(x)v(x)} = \frac{u'v - uv'}{v^2}$$

特别地，$u = 1$ 时，得到

$$\left(\frac{1}{v} \right)' = -\frac{v'}{v^2}$$

例3 证明 $(\tan x)' = \sec^2 x$.

证 使用商的求导法则，得到

$$(\tan x)' = \left(\frac{\sin x}{\cos x} \right)' = \frac{(\sin x)' \cos x - \sin x (\cos x)'}{\cos^2 x} = \frac{\cos x \cdot \cos x - \sin x(-\sin x)}{\cos^2 x}$$

$$= \frac{\cos^2 x + \sin^2 x}{\cos^2 x} = \frac{1}{\cos^2 x} = \sec^2 x$$

同样地，可以证明

$$(\cot x)' = -\csc^2 x, \quad (\sec x)' = \sec x \tan x, \quad (\csc x)' = -\csc x \cot x$$

例4 求 $f(x) = x^2 \cdot \sin x \cdot \ln x + \dfrac{\tan x}{x}$ 的导数.

解 使用代数和法则后，第一项使用积的求导法则，第二项使用商的求导法则，得到

$$f'(x) = (x^2 \cdot \sin x \cdot \ln x)' + \left(\frac{\tan x}{x} \right)'$$

$$= (x^2)' \cdot \sin x \cdot \ln x + x^2 \cdot (\sin x)' \cdot \ln x + x^2 \cdot \sin x \cdot (\ln x)'$$

$$\quad + \frac{(\tan x)'x - \tan x \cdot (x)'}{x^2}$$

$$= 2x \cdot \sin x \cdot \ln x + x^2 \cdot \cos x \cdot \ln x + x \cdot \sin x + \frac{x \sec^2 x - \tan x}{x^2}$$

2.2.2 复合函数求导法则

定理 4 若函数 $u=g(x)$ 在点 x 处可导，函数 $y=f(u)$ 在相应点 u 处可导，则复合函数 $y=f[g(x)]$ 在点 x 处可导，且

$$y'_x = y'_u \cdot u'_x \quad \text{或} \quad \frac{\mathrm{d}y}{\mathrm{d}x} = \frac{\mathrm{d}y}{\mathrm{d}u} \cdot \frac{\mathrm{d}u}{\mathrm{d}x}$$

证 设 x 有改变量 Δx，则 u、y 有相应改变量 Δu、Δy，

因为 $y=f(u)$ 在点 u 处可导，所以得到

$$\lim_{\Delta u \to 0} \frac{\Delta y}{\Delta u} = \frac{\mathrm{d}y}{\mathrm{d}u}$$

从而 $\Delta y = \frac{\mathrm{d}y}{\mathrm{d}u} \Delta u + \alpha \Delta u$，其中当 $\Delta u \to 0$ 时，$\alpha \to 0$.

又 $u=g(x)$ 在点 x 处可导，则 $u=g(x)$ 在点 x 处连续，即当 $\Delta x \to 0$ 时，$\Delta u \to 0$.

$$\lim_{\Delta x \to 0} \frac{\Delta y}{\Delta x} = \lim_{\Delta x \to 0} \left[\frac{\mathrm{d}y}{\mathrm{d}u} \frac{\Delta u}{\Delta x} + \alpha \frac{\Delta u}{\Delta x} \right] = \frac{\mathrm{d}y}{\mathrm{d}u} \lim_{\Delta x \to 0} \frac{\Delta u}{\Delta x} + \lim_{\Delta u \to 0} \alpha \lim_{\Delta x \to 0} \frac{\Delta u}{\Delta x} = \frac{\mathrm{d}y}{\mathrm{d}u} \cdot \frac{\mathrm{d}u}{\mathrm{d}x}$$

$$\frac{\mathrm{d}y}{\mathrm{d}x} = \frac{\mathrm{d}y}{\mathrm{d}u} \cdot \frac{\mathrm{d}u}{\mathrm{d}x}$$

定理 4 说明：复合函数的导数，等于外层函数的导数乘以内层函数的导数，亦即等于因变量对中间变量的导数乘以中间变量对自变量的导数.

这个结论可以推广到有限多层复合函数的情形. 如：$y=y(u)$、$u=u(v)$、$v=v(x)$，则复合函数的导数 $y'_x = y'_u \cdot u'_v \cdot v'_x$. 由于复合函数求导时，必须由外向内一环一环地套下去，不能丢掉其中任何一环，因而，复合函数求导法则被称为链式法则.

例 5 求 $y=(x^2-4)^5$ 的导数.

解 可以先将 $y=(x^2-4)^5$ 展开成多项式，然后运用四则运算的求导法则，但这样既复杂，又容易错. 如果将 $y=(x^2-4)^5$ 看成复合函数，分解为 $y=u^5$、$u=x^2-4$，由链式法则得到

$$\frac{\mathrm{d}y}{\mathrm{d}x} = \frac{\mathrm{d}y}{\mathrm{d}u} \cdot \frac{\mathrm{d}u}{\mathrm{d}x} = (u^5)'_u \cdot (x^2-4)'_x = 5u^4 \cdot 2x = 10x(x^2-4)^4$$

例 6 求 $y=\ln\cos x$ 的导数.

解 函数分解为 $y=\ln u$、$u=\cos x$，由链式法则得到

$$\frac{\mathrm{d}y}{\mathrm{d}x} = \frac{\mathrm{d}y}{\mathrm{d}u} \cdot \frac{\mathrm{d}u}{\mathrm{d}x} = (\ln u)'_u \cdot (\cos x)'_x = \frac{1}{u} \cdot (-\sin x) = \frac{1}{\cos x} \cdot (-\sin x) = -\tan x$$

例 7 求 $y=\tan(3-x^2)$ 的导数.

解 函数分解为 $y=\tan u$、$u=3-x^2$，由链式法则得到

$$\frac{\mathrm{d}y}{\mathrm{d}x} = \frac{\mathrm{d}y}{\mathrm{d}u} \cdot \frac{\mathrm{d}u}{\mathrm{d}x} = (\tan u)'_u \cdot (3-x^2)'_x = \sec^2 u \cdot (-2x) = -2x\sec^2(3-x^2)$$

链式法则是导数计算中最重要、最有效的法则，能否熟练运用链式法则是衡量导数计算能否过关的一个重要标志. 在导数计算有一定经验以后，只要分析清楚函数的复合关系，在心里默记，由外向内逐层求导，而不必在解题过程中写出中间变量.

例 8　求 $y = \log_a \sin^2 \dfrac{x}{2}$ 的导数.

解　使用链式法则，逐层求导，得到

$$\dfrac{dy}{dx} = \left(\log_a \sin^2 \dfrac{x}{2}\right)' = \dfrac{1}{\sin^2 \dfrac{x}{2} \cdot \ln a}\left(\sin^2 \dfrac{x}{2}\right)' = \dfrac{2\sin \dfrac{x}{2}}{\sin^2 \dfrac{x}{2} \cdot \ln a}\left(\sin \dfrac{x}{2}\right)'$$

$$= \dfrac{2\cos \dfrac{x}{2}}{\sin \dfrac{x}{2} \cdot \ln a}\left(\dfrac{x}{2}\right)' = \dfrac{\cot \dfrac{x}{2}}{\ln a}$$

例 9　证明 $(\cos x)' = -\sin x$.

证　使用复合函数求导法则及诱导公式，得到

$$(\cos x)' = \left[\sin\left(\dfrac{\pi}{2} - x\right)\right]' = \cos\left(\dfrac{\pi}{2} - x\right)\left(\dfrac{\pi}{2} - x\right)' = \sin x \cdot (-1) = -\sin x$$

2.2.3　隐函数求导方法

隐函数有时不能从方程 $F(x,y) = 0$ 解出 y 关于 x 的解析式 $y(x)$，则称隐函数 y 不可显化，这时可用隐函数的求导方法：在方程 $F(x,y) = 0$ 两边对 x 求导，含 y 的项视为 x 的函数，使用复合函数求导的链式法则，然后解出 y' 即可.

例 10　求曲线 $y^3 + y = 2x$ 在 $(1,1)$ 点的切线方程和法线方程.

解　方程两边对 x 求导，求得

$$3y^2 \cdot y' + y' = 2$$

$$y' = \dfrac{2}{3y^2 + 1}$$

曲线在 $(1,1)$ 点的切线斜率 $k = \dfrac{2}{3 \times 1^2 + 1} = \dfrac{1}{2}$，法线斜率为 -2.

切线方程为 $y - 1 = \dfrac{1}{2}(x - 1)$，即 $y = \dfrac{1}{2}x + \dfrac{1}{2}$；

法线方程为 $y - 1 = -2(x - 1)$，即 $y = -2x + 3$.

例 11　证明 $(a^x)' = a^x \ln a$.

证　设 $y = a^x$，则 $x = \log_a y$，两边对 x 求导，含 y 的项使用链式法则，得到

$$(x)' = (\log_a y)'_y \cdot y'_x$$

$$1 = \dfrac{1}{y \ln a} \cdot y'_x$$

故得 $y' = y \ln a = a^x \ln a$.

特别地，$a = e$ 时，有 $(e^x)' = e^x$.

例 12　若 $y(x)$ 是方程 $e^y = xy$ 所确定的函数，求 $\dfrac{dy}{dx}$.

解　方程两边对 x 求导，得到

$$e^y \cdot y' = 1 \cdot y + x \cdot y'$$

解出 y' 并利用原方程化简，得到

$$y' = \frac{y}{e^y - x} = \frac{y}{xy - x}$$

例 13 证明 $(\arcsin x)' = \dfrac{1}{\sqrt{1 - x^2}}$.

证 设 $y = \arcsin x \ (-1 < x < 1)$，则 $x = \sin y \left(-\dfrac{\pi}{2} < y < \dfrac{\pi}{2} \right)$，两边对 x 求导，得到

$$(x)' = (\sin y)'_y y'_x$$
$$1 = \cos y \cdot y'$$

故得 $y' = \dfrac{1}{\cos y} = \dfrac{1}{\sqrt{1 - \sin^2 y}} = \dfrac{1}{\sqrt{1 - x^2}}$.

类似地，可以证明

$$(\arccos x)' = \frac{-1}{\sqrt{1 - x^2}}, \qquad (\arctan x)' = \frac{1}{1 + x^2}, \qquad (\operatorname{arccot} x)' = \frac{-1}{1 + x^2}$$

求隐函数的导数时，要注意 y 不只是一个单个的变量，而且还是 x 的函数. 隐函数的导数结果中往往还含有 y，这是因为多数隐函数不能显化所致，并不影响它的应用.

2.2.4 取对数求导方法

底数与指数部分均含有自变量形如 $y = u(x)^{v(x)}$ 的函数，称为幂指函数. 求幂指函数的导数，不能直接用幂函数或指数函数的求导公式. 对幂指函数或多因子乘积形式的函数求导，可先对函数解析式两边取对数，利用对数性质进行化简后，再按隐函数求导方法求导. 这种先取对数，化简后再求导的方法，称为取对数求导方法.

例 14 求幂指函数 $y = x^x$ 的导数.

解 两边取对数并化简，$\ln y = x \ln x$，等式两边对 x 求导，得到

$$(\ln y)'_x = (x \cdot \ln x)'_x, \qquad \frac{1}{y} y' = 1 \cdot \ln x + x \cdot \frac{1}{x}$$

故得 $y' = y(\ln x + 1) = x^x(\ln x + 1)$.

例 15 证明 $(x^\mu)' = \mu x^{\mu - 1}$. （$\mu$ 为任意实数）

证 设 $y = x^\mu$，等式两边取对数并化简，$\ln y = \mu \ln x$，等式两边对 x 求导，得到

$$\frac{1}{y} y' = \mu \cdot \frac{1}{x}$$

故得 $y' = \mu \dfrac{y}{x} = \mu x^{\mu - 1}$.

由本例的结果，我们可以求指数为任意实数的幂函数的导数. 涉及根式求导时可先化成指数为分数的幂函数再求导，就很简单了. 如 $\left(\sqrt{x^3} \right)' = \left(x^{\frac{3}{2}} \right)' = \dfrac{3}{2} x^{\frac{1}{2}}$.

例 16 求函数 $y=\sqrt{\dfrac{(x-1)(x-2)}{(x-3)(x-4)}}$ 的导数.

解 这是多因子乘积形式,等式两边取对数可达到化简的目的.

$$\ln y=\frac{1}{2}[\ln(x-1)+\ln(x-2)-\ln(x-3)-\ln(x-4)]$$

两边对 x 求导,得到

$$\frac{1}{y}y'=\frac{1}{2}\left(\frac{1}{x-1}+\frac{1}{x-2}-\frac{1}{x-3}-\frac{1}{x-4}\right)$$

故得 $y'=\dfrac{1}{2}\sqrt{\dfrac{(x-1)(x-2)}{(x-3)(x-4)}}\left(\dfrac{1}{x-1}+\dfrac{1}{x-2}-\dfrac{1}{x-3}-\dfrac{1}{x-4}\right)$.

本题如果直接用复合函数求导法则计算导数,是比较复杂的.

2.2.5 基本初等函数的导数公式

本节中我们已求出了所有基本初等函数的导数,整理如下:

$(C)'=0$ $\qquad\qquad\qquad\qquad (x^{\mu})'=\mu x^{\mu-1}$

$(a^x)'=a^x\ln a$ $\qquad\qquad\qquad (e^x)'=e^x$

$(\log_a x)'=\dfrac{1}{x\ln a}$ $\qquad\qquad (\ln x)'=\dfrac{1}{x}$

$(\sin x)'=\cos x$ $\qquad\qquad\quad (\cos x)'=-\sin x$

$(\tan x)'=\sec^2 x$ $\qquad\qquad\quad (\cot x)'=-\csc^2 x$

$(\sec x)'=\sec x\tan x$ $\qquad\quad (\csc x)=-\csc x\cot x$

$(\arcsin x)'=\dfrac{1}{\sqrt{1-x^2}}$ $\qquad (\arccos x)'=-\dfrac{1}{\sqrt{1-x^2}}$

$(\arctan x)'=\dfrac{1}{1+x^2}$ $\qquad\quad (\text{arccot}x)'=-\dfrac{1}{1+x^2}$

这些基本导数公式必须熟记,使用这些公式与各种求导法则、求导方法配合,即可求出各种初等函数的导数.

2.2.6 高阶导数

若函数 $y=f(x)$ 的导数 $f'(x)$ 仍然是 x 的函数,对于函数 $f'(x)$,自然还可以继续研究其可导性问题. 若函数 $f'(x)$ 在 x 处仍可导,则称 $f'(x)$ 的导数为函数 $f(x)$ 的**二阶导数**,记为

$$f''(x)、\ y''、\ \frac{\mathrm{d}^2 y}{\mathrm{d}x^2}、\ \frac{\mathrm{d}^2 f}{\mathrm{d}x^2}$$

例如路程函数 $s(t)$ 对时间 t 的一阶导数 $s'(t)$ 是 t 时刻的瞬时速度 v,而路程函数 $s(t)$ 对时间 t 的二阶导数 $s''(t)$ 就是 t 时刻的瞬时加速度 a.

类似地,由二阶导数可以定义函数 $f(x)$ 的三阶导数 $f'''(x)$,由 $(n-1)$ 阶导数可以定义函数 $f(x)$ 的 n 阶导数. 二阶及二阶以上的导数,统称为**高阶导数**. 三阶以上的

导数不再使用加撇形式的记号，改用圆括号标出导数的阶数. 因此，n 阶导数记为

$$f^{(n)}(x)、\quad y^{(n)}、\quad \frac{d^n y}{dx^n}、\quad \frac{d^n f}{dx^n}$$

高阶导数的计算就是逐阶求导. 有一些函数的 n 阶导数具有一定的规律性.

例 17 求 $y = e^x$ 的 n 阶导数.

解 逐阶计算导数，得到

$$y' = (e^x)' = e^x$$
$$y'' = (y')' = (e^x)' = e^x$$
$$\cdots\cdots$$
$$y^{(n)} = [y^{(n-1)}]' = (e^x)' = e^x$$

例 18 求 $y = x^n$ 的 n 阶导数.

解 逐阶计算导数，得到

$$y' = (x^n)' = nx^{n-1}$$
$$y'' = (y')' = (nx^{n-1})' = n(n-1)x^{n-2}$$
$$\cdots\cdots$$
$$y^{(n)} = [y^{(n-1)}]' = \cdots = n(n-1)(n-2)\cdots 2 \cdot 1 = n!$$

例 19 求 $y = \sin x$ 的 n 阶导数.

解 逐阶计算导数，得到

$$y' = (\sin x)' = \cos x = \sin\left(x + \pi \cdot \frac{1}{2}\right)$$

$$y'' = \left[\sin\left(x + \pi \cdot \frac{1}{2}\right)\right]' = \cos\left(x + \pi \cdot \frac{1}{2}\right)\left(x + \pi \cdot \frac{1}{2}\right)' = \sin\left(x + \pi \cdot \frac{2}{2}\right)$$

$$\cdots\cdots$$

$$y^{(n)} = \left[\sin\left(x + \pi \cdot \frac{n-1}{2}\right)\right]' = \cos\left(x + \pi \cdot \frac{n-1}{2}\right)\left(x + \pi \cdot \frac{n-1}{2}\right)' = \sin\left(x + \pi \cdot \frac{n}{2}\right)$$

2.3 变化率模型

函数 $y = f(x)$ 的导数 $f'(x)$，是概括了各种各样的变化率问题而得出的一个更为一般性也更抽象的概念. 在现代科学研究和生产实践中，导数作为变化率被广泛运用. 如放射物质在特定时刻的放射率、转动着的物体的角速度、化学反应速度、人口的增长率等等，都可用导数来描述. 由此可见，导数概念的引入为研究变量的变化提供了新的度量，使自然、经济、管理等学科的数量化研究进入了一个新的阶段. 下面给出几个常见的变化率模型.

2.3.1 独立变化率模型

独立变化率模型是在问题中直接计算因变量对自变量的导数.

例 1 某人静脉快速注射某药物后，体内血药浓度 $C(t) = C_0 e^{-kt}$，求 $C(t)$ 的变化率.

解 这是独立变化率模型，直接计算函数对自变量 t 的导数，得到

$$C'(t) = C_0(e^{-kt})' = C_0 e^{-kt}(-kt)' = -kC_0 e^{-kt} = -kC(t)$$

例 2 将一物体垂直上抛，其运动规律为 $s = 9.6t - 1.6t^2$（s 单位为米，t 单位为秒），

（1）求速度的表达式，并分别求 2 秒和 4 秒时的速度；

（2）经过几秒钟物体达到最高点？

解 （1）速度函数是位移函数的导数．由于 $s = 9.6t - 1.6t^2$，所以速度为

$$v(t) = \frac{ds}{dt} = 9.6 - 3.2t$$

从而 $t = 2$ 秒和 $t = 4$ 秒时的速度分别为

$$v(2) = 9.6 - 3.2 \times 2 = 3.2 \text{（米/秒）}$$
$$v(4) = 9.6 - 3.2 \times 4 = -3.2 \text{（米/秒）}$$

（2）物体垂直上抛到最高点后开始垂直下降，由垂直上抛变为垂直下降的那一瞬时，物体速度必为零．

令 $v = 0$，即 $9.6 - 3.2t = 0$，得 $t = 3$ 秒．

所以，经过 3 秒钟物体达到最高点．

例 3 用 $n = f(t)$ 表示时刻 t 时某一动物或植物群体的个体总数．由于从 $t = t_1$ 到 $t = t_2$，总数的变化为 $\Delta n = f(t_2) - f(t_1)$，所以在 $t_1 \leqslant t \leqslant t_2$ 期间的平均增长率为

$$\frac{\Delta n}{\Delta t} = \frac{f(t_2) - f(t_1)}{t_2 - t_1}$$

瞬时增长率是在 $\Delta t \to 0$ 的过程中平均增长率的极限，即

$$\text{增长率} = \lim_{\Delta t \to 0} \frac{\Delta n}{\Delta t} = \frac{dn}{dt}$$

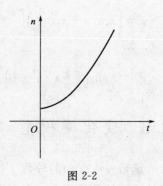

图 2-2

严格地说，这不是很精确的描述．因为总数 $n = f(t)$ 的实际图形是一个跳跃函数，在出生或死亡发生时是不连续的，因而在这个时刻不可导．然而对于个体总数很大的动物或植物群体，我们可以用一条光滑的近似曲线代替 $n = f(t)$ 的图形，如图 2-2 所示．

为具体起见，考虑在某种均匀营养介质中的细菌总数．假设通过某些时刻的抽样确定出细菌总数以每小时翻番的速度增长．记初始的总数为 n_0，t 的单位用小时，则

$$f(0) = n_0$$
$$f(1) = 2n_0$$
$$f(2) = 2f(1) = 2^2 n_0$$
$$f(3) = 2f(2) = 2^3 n_0$$

一般有

$$f(t) = 2^t n_0$$

即任一时刻总数 $n = n_0 2^t$．由此总数的增长率为

$$\frac{\mathrm{d}n}{\mathrm{d}t} = n_0 2^t \ln 2 \approx 0.6931 n_0 2^t$$

例如：如果初始细菌总数 $n_0 = 1000$ 个，则 2 小时那一时刻的增长率为

$$\left.\frac{\mathrm{d}n}{\mathrm{d}t}\right|_{t=2} \approx 0.6931 \times 1000 \times (2)^2 \approx 2773 \text{ 个／小时}$$

2.3.2 相关变化率模型

相关变化率模型是在建立含相关变量的等式后，分别计算各变量对时间的变化率，则可以根据已知量的变化率，推算其它量的变化率.

例 4 加热一块半径为 2cm 的金属圆板，半径以 0.01cm/s 速度变化，求面积变化率.

解 这是相关变化率模型，圆面积 $A = \pi r^2$，等式两边对时间 t 求导，得到

$$A'_t = 2\pi r \cdot r'_t$$

在 $r = 2$cm、$r' = 0.01$cm/s 时，

$$A'_t = 2\pi \times 2 \times 0.01 = 0.04\pi \approx 0.13 (\text{cm}^2/\text{s})$$

例 5 图 2-3 是一个高 4m 底半径 2m 的圆锥形容器，假设以 $2\text{m}^3/\text{min}$ 的速率将水注入该容器，求水深 3m 时水面的上升速率.

解 用 V，r，h 分别表示时刻 t 时水的体积、水面半径和水的深度. 现已知 $\dfrac{\mathrm{d}V}{\mathrm{d}t} = 2$，要求 $h = 3$ 时的 $\dfrac{\mathrm{d}h}{\mathrm{d}t}$，由圆锥体的体积公式

$$V = \frac{1}{3}\pi r^2 h$$

这里 r 不是独立变量，从图 2-3 的相似三角形中看到

$$\frac{r}{h} = \frac{2}{4} \quad \text{或} \quad r = \frac{h}{2}$$

这样 V 与 h 满足方程

$$V = \frac{1}{3}\pi \left(\frac{h}{2}\right)^2 \cdot h = \frac{\pi}{12} h^3$$

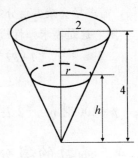

图 2-3

两边对 t 求导，得到变化率 $\dfrac{\mathrm{d}h}{\mathrm{d}t}$ 与 $\dfrac{\mathrm{d}V}{\mathrm{d}t}$ 的关系式

$$\frac{\mathrm{d}V}{\mathrm{d}t} = \frac{\pi}{4}h^2 \frac{\mathrm{d}h}{\mathrm{d}t}$$

故

$$\frac{\mathrm{d}h}{\mathrm{d}t} = \frac{4}{\pi h^2} \frac{\mathrm{d}V}{\mathrm{d}t}$$

将 $h = 3$，$\dfrac{\mathrm{d}V}{\mathrm{d}t} = 2$ 代入得到

$$\frac{\mathrm{d}h}{\mathrm{d}t} = \frac{8}{9\pi} \ (\text{m/min})$$

即水深3m时水面的上升速率为 $\dfrac{8}{9\pi}$m/min.

2.3.3　边际函数

经济函数对自变量的导数称为边际函数，表示自变量增加 1 单位时，经济函数变化的近似值．如：利润函数 $L=L(q)$ 的导数，称为边际利润 $ML=L'(q)$，表示 q 增加 1 单位时，利润变化的近似值．

函数 $y=f(x)$ 相对改变量 $\dfrac{\Delta y}{y}$ 与自变量相对改变量 $\dfrac{\Delta x}{x}$ 比值的极限，即

$$\eta=\lim_{\Delta x\to 0}\frac{\Delta y/y}{\Delta x/x}=\frac{x}{y}\lim_{\Delta x\to 0}\frac{\Delta y}{\Delta x}=\frac{x}{y}y'$$

称为函数 $y=f(x)$ 在 x 处的弹性．弹性表示自变量增加 1% 时，经济函数变化百分数的近似值．如：研究价格 p 增加 1% 时，需求量 $q=q(p)$ 变化百分数的近似值，使用需求弹性，即

$$\eta=\frac{p}{q}q'$$

例6　生产某中药 $q(\mathrm{kg})$ 的成本为 $C(q)=1000+7q+50\sqrt{q}$（元），在产量 $q=100\mathrm{kg}$ 时，再增产 1kg，成本会增加多少元？

解　这是边际成本模型，求导得到

$$C'(q)=(1000+7q+50\sqrt{q})'=7+25q^{-\frac{1}{2}}$$

$$q=100\mathrm{kg}\text{ 时}, C'(100)=7+25\times 100^{-\frac{1}{2}}=9.5$$

故这时再增产 1kg，成本会增加 9.5 元．

例7　销售某中药的需求函数 $q(p)=10\mathrm{e}^{-0.02p}(\mathrm{kg})$，在价格 $p=100$（元/kg）时提价 1%，需求量会减少百分之几？

解　这是需求弹性模型，求导得到

$$q'(p)=10(\mathrm{e}^{-0.02p})'=10\mathrm{e}^{-0.02p}(-0.02p)'=-0.02q$$

$$\eta=\frac{p}{q}q'=\frac{p}{q}(-0.02q)=-0.02p$$

$p=100$ 时 $\eta=-2$ 表示提价 1%，需求量会减少 2%．

2.4　函数的微分

2.4.1　微分的概念

例1　正方形金属板均匀受热，求面积的改变量．

解　设正方形边长为 x，边长改变量为 Δx，正方形面积 $A=x^2$，面积的改变量为

$$\Delta A=A(x+\Delta x)-A(x)=(x+\Delta x)^2-x^2=2x\cdot\Delta x+(\Delta x)^2$$

正方形面积的改变量 ΔA 由两项组成．第一项 $2x\Delta x$ 是 Δx 的线性函数，表示长、宽分别为 x、Δx 的两个矩形面积的和，代表 ΔA 的主要部分．第二项 $(\Delta x)^2$ 是 $\Delta x\to 0$ 时 Δx 的高阶无穷小，表示以 Δx 为边长的小正方形面积，代表正方形面积的改变量在

Δx很小时可以忽略的部分，如图 2-4 所示.

对一般函数 $y=f(x)$，如果 $f(x)$ 可导，则有

$$\lim_{\Delta x \to 0}\frac{\Delta y}{\Delta x}=f'(x)$$

因此 $\dfrac{\Delta y}{\Delta x}-f'(x)=\alpha$，其中$\lim_{\Delta x \to 0}\alpha=0$，从而

$$\Delta y=f'(x)\Delta x+\alpha\Delta x$$

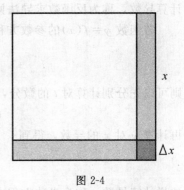

图 2-4

这样就将 Δy 分成两个部分：第一部分 $f'(x)\Delta x$ 为 Δx 的线性函数，是 Δy 的主要部分，称为 Δy 的线性主部，而第二部分 $\alpha\Delta x$ 是当 $\Delta x \to 0$ 时比 Δx 更高阶的无穷小，当 $|\Delta x|$ 很小时是 Δy 的次要部分. Δy 的线性主部又称为函数 $y=f(x)$ 的微分. 因此有如下定义：

定义 1 设函数 $y=f(x)$ 在点 x 处可导，则称函数 $f(x)$ 在 x 点的导数 $f'(x)$ 与自变量增量 Δx 的乘积为**函数 $y=f(x)$ 在 x 处的微分**，记为

$$\mathrm{d}y=f'(x)\Delta x$$

由于 $\mathrm{d}x=(x')\Delta x=\Delta x$，即自变量的微分等于自变量的改变量，因此函数的微分可记为

$$\mathrm{d}y=f'(x)\mathrm{d}x$$

由 $\mathrm{d}y=f'(x)\mathrm{d}x$ 可知，先计算函数的导数，再乘以 $\mathrm{d}x$ 或 Δx，就得到函数的微分 $\mathrm{d}y$.

例 2 求 $y=\ln x$ 在 $x=2$ 时的微分.

解 $(\ln x)'=\dfrac{1}{x}$，$\mathrm{d}y=\dfrac{1}{x}\mathrm{d}x$，$x=2$ 时，$\mathrm{d}y=\dfrac{1}{2}\mathrm{d}x$.

设 $P(x_0,y_0)$ 为曲线 $y=f(x)$ 上的定点，x 取改变量 Δx，得对应曲线上点 $Q(x_0+\Delta x,\ y_0+\Delta y)$. Δy 的几何意义是，曲线 $y=f(x)$ 上点 P 的纵坐标改变量. $\mathrm{d}y$ 的几何意义是，曲线在点 P 处切线纵坐标的改变量，如图 2-5 所示.

由 $\mathrm{d}y=f'(x)\mathrm{d}x$ 可知，作为一个整体出现的导数记号，现在可以看作函数微分与自变量微分之商，即

$$f'(x)=\frac{\mathrm{d}y}{\mathrm{d}x}$$

图 2-5 微分的几何意义

因而，导数也称为微商，导数及微分的运算统称为微分运算. 由此还可知

$$\frac{\mathrm{d}x}{\mathrm{d}y}=\frac{1}{\dfrac{\mathrm{d}y}{\mathrm{d}x}}$$

这表示，反函数 $x=f^{-1}(y)$ 对 y 的导数，等于函数 $y=f(x)$ 对 x 导数的倒数. 这样

计算导数，称为反函数求导法则.

若函数 $y=f(x)$ 的参数方程为

$$\begin{cases} x=x(t) \\ y=y(t) \end{cases}$$

则可以先分别计算对 t 的微分，即

$$\mathrm{d}x=x'(t)\mathrm{d}t, \quad \mathrm{d}y=y'(t)\mathrm{d}t$$

再计算 y 对 x 的导数，得到

$$\frac{\mathrm{d}y}{\mathrm{d}x}=\frac{y'(t)\mathrm{d}t}{x'(t)\mathrm{d}t}=\frac{y'(t)}{x'(t)}$$

这样计算导数，称为参数方程求导法则.

例 3 椭圆参数方程为 $\begin{cases} x=a\cos t \\ y=b\sin t \end{cases}$，求椭圆在 $t=\dfrac{\pi}{4}$ 处的切线斜率.

解 $\mathrm{d}x=x'(t)\mathrm{d}t=-a\sin t\mathrm{d}t$、$\mathrm{d}y=y'(t)\mathrm{d}t=b\cos t\mathrm{d}t$，

$$\frac{\mathrm{d}y}{\mathrm{d}x}=\frac{b\cos t}{-a\sin t}=-\frac{b}{a}\cot t$$

$$\left.\frac{\mathrm{d}y}{\mathrm{d}x}\right|_{t=\frac{\pi}{4}}=-\frac{b}{a}\cot\frac{\pi}{4}=-\frac{b}{a}$$

2.4.2 微分的计算

由 $\mathrm{d}y=f'(x)\mathrm{d}x$ 可知，函数可微分的必要条件是可导，微分的计算可以归结为导数的计算. 也可以把初等函数计算导数的公式、法则和方法，照搬到微分计算中来. 下面我们给出各种微分基本公式：

$$\mathrm{d}(C)=0 \qquad\qquad \mathrm{d}(x^\mu)=\mu x^{\mu-1}\mathrm{d}x$$

$$\mathrm{d}(a^x)=a^x\ln a\mathrm{d}x \qquad\qquad \mathrm{d}(\mathrm{e}^x)=\mathrm{e}^x\mathrm{d}x$$

$$\mathrm{d}(\log_a x)=\frac{1}{x\ln a}\mathrm{d}x \qquad\qquad \mathrm{d}(\ln x)=\frac{1}{x}\mathrm{d}x$$

$$\mathrm{d}(\sin x)=\cos x\mathrm{d}x \qquad\qquad \mathrm{d}(\cos x)=-\sin x\mathrm{d}x$$

$$\mathrm{d}(\tan x)=\sec^2 x\mathrm{d}x \qquad\qquad \mathrm{d}(\cot x)=-\csc^2 x\mathrm{d}x$$

$$\mathrm{d}(\sec x)=\sec x\cdot\tan x\mathrm{d}x \qquad\qquad \mathrm{d}(\csc x)=-\csc x\cdot\cot x\mathrm{d}x$$

$$\mathrm{d}(\arcsin x)=\frac{1}{\sqrt{1-x^2}}\mathrm{d}x \qquad\qquad \mathrm{d}(\arccos x)=-\frac{1}{\sqrt{1-x^2}}\mathrm{d}x$$

$$\mathrm{d}(\arctan x)=\frac{1}{1+x^2}\mathrm{d}x \qquad\qquad \mathrm{d}(\mathrm{arccot} x)=-\frac{1}{1+x^2}\mathrm{d}x$$

微分的各种运算法则如下：

当 u、v 可微时，

$$\mathrm{d}(u\pm v)=\mathrm{d}u\pm\mathrm{d}v$$

$$\mathrm{d}(uv)=v\mathrm{d}u+u\mathrm{d}v$$

$$\mathrm{d}(Cu)=C\mathrm{d}u$$

$$d\left(\frac{u}{v}\right)=\frac{v\,du-u\,dv}{v^2}\quad(v\neq0)$$

复合函数的微分法则较为特殊.

设函数 $y=f(x)$ 可微,当 x 是自变量时,$dy=f'(x)dx$;当 x 是中间变量 $x=g(t)$ 时,复合函数 $y=f[g(t)]$ 的微分为 $dy=y'_t\,dt=f'(x)g'(t)dt=f'(x)dg(t)=f'(x)dx$.

就是说,不论 x 是中间变量还是自变量,函数 $y=f(x)$ 的微分都可以表示为 $dy=f'(x)dx$. 由于表达形式一致,称之为**一阶微分的形式不变性**.

利用一阶微分形式的不变性逐层微分,可以使复合函数求微分的运算过程更清晰.

例 4 设 $y=\sin(2x+1)$,求 dy.

解 由一阶微分的形式不变性,逐层微分,得到
$$dy=d[\sin(2x+1)]=\cos(2x+1)d(2x+1)=2\cos(2x+1)dx$$

例 5 设 $e^y-y\ln x=0$,求 y'_x.

解 由一阶微分形式的不变性,等式两边微分,得到
$$d(e^y)-d(y\ln x)=0$$
$$e^y\,dy-\ln x\,dy-y\,d(\ln x)=0$$
$$(e^y-\ln x)dy=\frac{y}{x}dx$$
$$\frac{dy}{dx}=\frac{y}{x(e^y-\ln x)}$$

2.4.3 微分在近似计算中的应用

由微分的定义可知,当 $|\Delta x|$ 很小时,可以用函数 $y=f(x)$ 的微分 dy 代替函数改变量 Δy,误差仅为 Δx 的高阶无穷小,即
$$\Delta y\approx dy=f'(x_0)dx$$

又因 $\Delta y=f(x_0+\Delta x)-f(x_0)$,从而,得到近似公式
$$f(x_0+\Delta x)\approx f(x_0)+f'(x_0)\Delta x$$

记 $x=x_0+\Delta x$,近似公式可以写为
$$f(x)\approx f(x_0)+f'(x_0)(x-x_0)$$

若取 $x_0=0$,则得到 $|x|$ 很小时的近似公式
$$f(x)\approx f(0)+f'(0)x$$

例 6 长为 a、半径为 r 的血管,阻力 $R=kar^{-4}$ $(k>0)$. r 有微小变化 Δr 时,求 ΔR 的近似值.

解 $\Delta R\approx dR=d(kar^{-4})=-4kar^{-5}dr=-\dfrac{4ka}{r^5}\Delta r$

例 7 直径为 10cm 的球,外面镀厚度为 0.005cm 的铜,求所用铜的体积近似值.

解 半径为 r 的球体积为 $V=\dfrac{4}{3}\pi r^3$,$dV=4\pi r^2\Delta r$,

在 $r=5$、$\Delta r=0.005$ 时,

$$\Delta V \approx dV = 4\pi \cdot 5^2 \cdot 0.005 = 0.5\pi \approx 1.57 \ (\text{cm}^3)$$

例 8 证明 $\sqrt[n]{1+x} \approx 1 + \dfrac{1}{n}x$ （$|x|$ 很小）.

证 设 $f(x) = \sqrt[n]{1+x}$，则 $f(0) = 1$，

$$f'(0) = \frac{1}{n}(1+x)^{\frac{1}{n}-1}\Big|_{x=0} = \frac{1}{n}$$

由近似公式 $f(x) \approx f(0) + f'(0)x$，得

$$\sqrt[n]{1+x} \approx 1 + \frac{x}{n}$$

例 9 求 $\cos 151°$ 近似值.

解 设 $f(x) = \cos x$，由近似公式 $f(x_0 + \Delta x) \approx f(x_0) + f'(x_0)\Delta x$ 得

$$\cos(x_0 + \Delta x) \approx \cos x_0 - \sin x_0 \Delta x$$

令 $x_0 = 150° = \dfrac{5\pi}{6}$，$\Delta x = 1° = \dfrac{\pi}{180}$，于是

$$\cos 151° \approx \cos \frac{5\pi}{6} - \sin \frac{5\pi}{6} \cdot \frac{\pi}{180} = -\frac{\sqrt{3}}{2} - \frac{\pi}{360} \approx -0.8748$$

计算近似值的问题，主要在于找出相应的函数，并确定 x_0 和 Δx，原则是 $f(x_0)$ 及 $f'(x_0)$ 易计算，$|\Delta x|$ 相对 x_0 而言较小.

2.4.4　微分在误差估计中的应用

实际问题中，由于测量仪器的精度、测量的方法等因素，测量数据有误差. 根据测量数据进行计算，所得结果必然也有误差. 由测量数据的误差求计算结果的误差，称误差预测. 根据要求的结果误差确定测量数据的误差，称误差控制. 误差预测和控制，统称误差估计.

在误差估计中，一个量的精确值 A 与近似值 a 之差的绝对值 $|A-a|$，称为量 a 的绝对误差. 绝对误差与 $|a|$ 的比值 $\dfrac{|A-a|}{|a|}$，称为量 a 的相对误差.

在实际工作中，某个量的精确值往往是无法知道的，于是绝对误差和相对误差也就无法求得. 但是根据测量仪器的精度等因素，有时能够确定误差在某一个范围内. 如果某个量的精确值是 A，测得它的近似值是 a，已知道它的误差不超过 δ_A，即

$$|A-a| \leqslant \delta_A$$

那么 δ_A 叫做 A 的绝对误差限，而 $\dfrac{\delta_A}{|a|}$ 叫做 A 的相对误差限.

例 10 测得圆钢直径 $D = 60.03\text{mm}$，测量 D 的绝对误差限 $\delta_D = 0.05\text{mm}$，利用公式

$$A = \frac{\pi}{4}D^2$$

计算圆钢的截面积时，试估计面积的误差.

解 我们把测量 D 时所产生的误差当作自变量 D 的增量 ΔD，那么利用公式来计

算 A 时所产生的误差就是函数 A 的对应增量. 当 $|\Delta D|$ 很小时，就可以用微分 $\mathrm{d}A$ 近似地代替增量 ΔA，即

$$\Delta A \approx \mathrm{d}A = A' \cdot \Delta D = \frac{\pi}{2} D \cdot \Delta D$$

由于 D 的绝对误差限为 $\delta_D = 0.05\mathrm{mm}$，所以

$$|\Delta D| \leqslant \delta_D = 0.05$$

而

$$|\Delta A| \approx |\mathrm{d}A| = \frac{\pi}{2} D \cdot |\Delta D| \leqslant \frac{\pi}{2} D \cdot \delta_D$$

因此得出 A 的绝对误差限约为

$$\delta_A = \frac{\pi}{2} D \cdot \delta_D = \frac{\pi}{2} \times 60.03 \times 0.05 \approx 4.715 \ (\mathrm{mm}^2)$$

A 的相对误差限约为

$$\frac{\delta_A}{A} = \frac{\frac{\pi}{2} D \cdot \delta_D}{\frac{\pi}{4} D^2} = 2 \frac{\delta_D}{D} = 2 \times \frac{0.05}{60.03} \approx 0.17\%$$

一般的，根据直接测量的 x 值按公式 $y = f(x)$ 计算 y 值时，如果已知测量 x 的绝对误差限是 δ_x，即

$$|\Delta x| \leqslant \delta_x$$

那么，当时 $y' \neq 0$，y 的绝对误差

$$|\Delta y| \approx |\mathrm{d}y| = |y'| \cdot |\Delta x| \leqslant |y'| \cdot \delta_x$$

即 y 的绝对误差限约为

$$\delta_y = |y'| \cdot \delta_D$$

y 的相对误差限约为

$$\frac{\delta_y}{|y|} = \left| \frac{y'}{y} \right| \cdot \delta_x$$

习 题 2

1. 求下列函数的导数.

① $y = 4x^3 + 2x - 1$;

② $y = \dfrac{1}{x} + \dfrac{x^2}{2}$;

③ $y = \dfrac{2x+4}{x^4}$;

④ $y = (x^2+3)\tan x$;

⑤ $y = \sqrt{x}\ln x$;

⑥ $y = (1+\sqrt{x})\left(1 - \dfrac{1}{\sqrt{x}}\right)$;

⑦ $y = \dfrac{x\sin x}{1+\cos x}$;

⑧ $y = \sec x\tan x + \csc x\cot x$;

⑨ $y=x\log_2 x+\lg 2$；
⑩ $y=\dfrac{1}{1+\sqrt{t}}-\dfrac{1}{1-\sqrt{t}}$.

2. 设 $f(x)=\cos x\sin x$，求 $f'(0)$、$f'\left(\dfrac{\pi}{2}\right)$.

3. 设 $f(x)=\dfrac{x}{1-x^2}$，求 $f'(0)$、$f'(2)$.

4. 求曲线 $y=4x^2+4x-3$ 在点 $(1,5)$ 处的切线和法线方程.

5. 物体运动方程为 $s=t+\sin t$，求物体运动的速度和加速度.

6. 求下列各函数的导数.

① $y=\sqrt{1+x^2}$；
② $y=\cos ax\sin bx$；

③ $y=\ln^2 x$；
④ $y=\ln\cos x$；

⑤ $y=\sin^2\dfrac{x^2}{2}$；
⑥ $y=\arctan\dfrac{2x}{1-x^2}$；

⑦ $y=\cos^2\dfrac{x}{2}$；
⑧ $y=\arctan\dfrac{x}{\sqrt{a^2-x^2}}$；

⑨ $y=\ln\sqrt{\dfrac{1+\sin x}{1-\sin x}}$；
⑩ $y=\mathrm{e}^{-kx^2}$.

7. 求下列各隐函数的导数.

① $y^2=apx$；
② $x^2+y^2-xy=1$；

③ $x^3+y^3-3axy=0$；
④ $y=1-x\mathrm{e}^y$.

8. 取对数求下列各函数的导数.

① $xy=(x+1)^2(x-2)^3$；
② $y=\dfrac{(x+1)(x-2)}{(x+3)(x-4)}$；

③ $y^x=x^y$；
④ $\mathrm{e}^y=xy$.

9. 求下列各函数的二阶导数.

① $y=\mathrm{e}^x\sin x$；
② $y=x^2\mathrm{e}^{-x}$；

③ $y=2x^2+\ln x$；
④ $y=a\cos bx$.

10. 某物体降温过程中的温度为 $u=u_0\mathrm{e}^{-kt}$，求物体的冷却速率.

11. 口服某药物后，血药浓度为 $C(t)=a(\mathrm{e}^{-kt}-\mathrm{e}^{-rt})$，求血药浓度的变化率.

12. 一截面为倒置等边三角形的水槽，长 20m，若以 3m³/s 速度把水注入水槽，在水面高 2m 时，求水面上升的速度.

13. 求下列各函数的微分.

① $y=\dfrac{x}{1-x^2}$；
② $y=\sqrt{(a^2+x^2)^3}$；

③ $y=x\sin x+\cos x$；
④ $y=\arctan\mathrm{e}^x$；

⑤ $y=\ln(1+x^4)$；
⑥ $y=\mathrm{e}^{-x}-\cos(3-x)$.

14. 在括号内填入适当函数，使下列等式成立.

① d( ) $=3\mathrm{d}x$；   ② d( ) $=2x\mathrm{d}x$；

③ d( ) $=\mathrm{e}^x\mathrm{d}x$；   ④ d( ) $=\sin t\mathrm{d}t$；

⑤ d( ) $=\dfrac{1}{1+x^2}\mathrm{d}x$；   ⑥ d( ) $=\sec^2 x\mathrm{d}x$.

15. 已知 $\begin{cases} x=\ln(1+t^2) \\ y=t-\arctan t \end{cases}$，求 $\dfrac{\mathrm{d}y}{\mathrm{d}x}$、$\dfrac{\mathrm{d}^2 y}{\mathrm{d}x^2}$.

16. 在 $|x|$ 很小时，证明下列各近似公式.

① $\mathrm{e}^x \approx 1+x$；   ② $(1+x)^n \approx 1+nx$；

③ $\tan x \approx x$；   ④ $\ln(1+x) \approx x$.

17. 求下列各式的近似值.

① $\mathrm{e}^{1.01}$；   ② $\sqrt[3]{998}$.

18. 造一个半径为 1m 的球壳，厚度为 15mm，需用材料多少立方米？

19. 为使计算球的体积准确到 1%，度量球的半径时允许的相对误差是多少？

3 导数的应用

导数不仅是高等数学的重要概念，也是研究函数的一个重要工具. 本章中先介绍微分学中重要的中值定理，然后以此为理论依据，利用导数求未定式极限，研究函数的单调、极值、凹凸、拐点等性态，准确描绘函数的图形，并讨论超越函数的幂级数展开问题.

3.1 中值定理

微分中值定理包括罗尔（Rolle）定理、拉格朗日（Lagrange）中值定理和柯西（Cauchy）中值定理.

3.1.1 罗尔定理

定理 1 （罗尔定理）如果函数 $y=f(x)$ 满足下列条件：

（1）在闭区间 $[a,b]$ 上连续；

（2）在开区间 (a,b) 内可导；

（3）$f(a)=f(b)$.

那么在 (a,b) 内至少存在一点 ξ，使得 $f'(\xi)=0$.

证 因为 $f(x)$ 在 $[a,b]$ 上连续，由闭区间上连续函数的性质，$f(x)$ 在 $[a,b]$ 上必定取得最大值 M 和最小值 m，于是有以下两种情形：

（1）$M=m$，则 $f(x)$ 在 $[a,b]$ 上为一常数，而 $f'(x)$ 在 (a,b) 内恒为零，此时可取 (a,b) 内任一点作为 ξ，都有 $f'(\xi)=0$.

（2）$M\neq m$，那么 M、m 中至少有一个不等于 $f(a)$，不妨设 $f(a)\neq M$（可类似证明 $m\neq f(a)$ 的情形），则存在 $\xi\in(a,b)$，使得 $f(\xi)=M$，不论 Δx 是正是负，都有

$$f(\xi+\Delta x)-f(\xi)\leqslant 0$$

$$\lim_{\Delta x\to 0^+}\frac{\Delta y}{\Delta x}=\lim_{\Delta x\to 0^+}\frac{f(\xi+\Delta x)-f(\xi)}{\Delta x}\leqslant 0$$

$$\lim_{\Delta x\to 0^-}\frac{\Delta y}{\Delta x}=\lim_{\Delta x\to 0^-}\frac{f(\xi+\Delta x)-f(\xi)}{\Delta x}\geqslant 0$$

由 $f(x)$ 在开区间 (a,b) 内可导，$f'(\xi)$ 存在，有 $\lim\limits_{\Delta x\to 0^+}\dfrac{\Delta y}{\Delta x}=\lim\limits_{\Delta x\to 0^-}\dfrac{\Delta y}{\Delta x}$，得到

$$f'(\xi)=0$$

罗尔定理的几何意义：如果曲线弧 $y=f(x)$ 在 AB 段上连续，处处具有不垂直于 x 轴的切线，且两端点 A 与 B 的纵坐标相同，则在这曲线弧上至少能找到一点 C，使曲

线在这点的切线平行于 x 轴. 如图 3-1 所示.

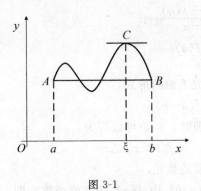

图 3-1   图 3-2

3.1.2 拉格朗日中值定理

定理 2 （拉格朗日中值定理）如果函数 $y=f(x)$ 满足下列条件：

(1) 在闭区间 $[a,b]$ 上连续；

(2) 在开区间 (a,b) 内可导.

那么在 (a,b) 内至少存在一点 ξ，使得

$$\frac{f(b)-f(a)}{b-a}=f'(\xi)$$

分析 我们先从几何上入手. 图 3-2 画出了 $[a,b]$ 上的一条连续曲线 $y=f(x)$，作弦 AB，它的方程是

$$y_{弦}=f(a)+\frac{f(b)-f(a)}{b-a}(x-a)$$

由于函数 $y=f(x)$ 在 (a,b) 内可导，因此曲线 $y=f(x)$（除两端点外）每一点处都有切线，当我们把弦 AB 向上（或向下）平行地推移到曲线上距 AB 最远的一点 M（其横坐标为 ξ 时）所得直线 $A'B'$ 就是曲线在点 M 的切线. 由导数的几何意义，该切线的斜率是 $f'(\xi)$，注意到 $A'B'/\!/AB$，所以

$$\frac{f(b)-f(a)}{b-a}=f'(\xi)\quad(a<\xi<b)$$

由此可知拉格朗日中值定理的几何意义：如果连续曲线弧 AB 上处处具有不垂直 x 轴的切线，则在该弧段上一定能找到一点 M，使得曲线在 M 处的切线与弦 AB 平行.

比较图 3-1 和图 3-2，可见罗尔定理与拉格朗日定理的差异仅在于弦是否平行于 x 坐标轴. 若图 3-2 中的 $f(x)$ 能减掉弦下的 $\triangle ABC$，就可转化成罗尔问题. 要减掉的部分应是弦对应的方程.

证 作辅助函数

$$F(x)=f(x)-f(a)-\frac{f(b)-f(a)}{b-a}(x-a)$$

函数 $F(x)$ 在闭区间 $[a,b]$ 上满足罗尔定理条件：在 $[a,b]$ 上连续，在 (a,b) 内

可导，且 $F(a)=F(b)$，根据罗尔定理，在 (a,b) 内至少存在一点 ξ，使得

$$F'(\xi)=f'(\xi)-\frac{f(b)-f(a)}{b-a}=0$$

故得

$$f'(\xi)=\frac{f(b)-f(a)}{b-a}$$

应用拉格朗日中值定理时，我们常把上式写成下面的形式：

$$f(b)-f(a)=f'(\xi)(b-a)$$

在区间 $[x,x+\Delta x]$ 上应用拉格朗日中值定理时，结论可以写为

$$f(x+\Delta x)-f(x)=f'(\xi)\Delta x \quad (x<\xi<x+\Delta x)$$

从拉格朗日中值定理，可以得到下面两个重要的推论.

推论 1　若 $\forall x\in(a,b)$，有 $f'(x)=0$，则在 (a,b) 内 $f(x)$ 为常值函数，即

$$f(x)=C$$

证　$\forall x_1,x_2\in(a,b)$，$x_1<x_2$，在区间 $[x_1,x_2]$ 上应用拉格朗日中值定理，得到

$$f(x_2)-f(x_1)=f'(\xi)(x_2-x_1) \quad (x_1<\xi<x_2)$$

由 $\xi\in(x_1,x_2)\subset(a,b)$，有 $f'(\xi)=0$，故得 $f(x_1)=f(x_2)$，这表明函数 $f(x)$ 在 (a,b) 内恒取同一个数值，即 $f(x)=C$.

推论 2　若 $\forall x\in(a,b)$，有 $f'(x)=g'(x)$，则在 (a,b) 内 $f(x)$、$g(x)$ 相差一个常数，即

$$f(x)=g(x)+C$$

证　设 $F(x)=f(x)-g(x)$，则 $\forall x\in(a,b)$ 有

$$F'(x)=f'(x)-g'(x)=0$$

由推论 1，在 (a,b) 内，$F(x)=f(x)-g(x)=C$，故得

$$f(x)=g(x)+C$$

推论 1、2 在积分学中有十分重要的意义.

例 1　证明　$\arctan x+\operatorname{arccot}x=\dfrac{\pi}{2}$

证　设函数 $f(x)=\arctan x+\operatorname{arccot}x$，则函数 $f(x)$ 在实数域内连续、可导，且 $f'(x)=\dfrac{1}{1+x^2}-\dfrac{1}{1+x^2}=0$，由推论 1 得 $f(x)$ 恒等于常数 C. 又 $f(0)=\dfrac{\pi}{2}$，所以

$$\arctan x+\operatorname{arccot}x=\frac{\pi}{2}$$

3.1.3　柯西中值定理

定理 3　（柯西中值定理）设函数 $f(x)$、$g(x)$ 满足下列条件：

(1) 在闭区间 $[a,b]$ 上连续；

(2) 在开区间 (a,b) 内可导；

(3) 在 (a,b) 内任一点 $g'(x)\neq0$.

则在 (a,b) 内至少存在一点 ξ，使得

$$\frac{f(b)-f(a)}{g(b)-g(a)}=\frac{f'(\xi)}{g'(\xi)}$$

证 作辅助函数

$$\varphi(x)=f(x)-f(a)-\frac{f(b)-f(a)}{g(b)-g(a)}\cdot[g(x)-g(a)],x\in(a,b)$$

于是，$\varphi(x)$ 在 (a,b) 上满足罗尔定理的全部条件，即 $\exists\xi\in(a,b)$，使得

$$\varphi'(\xi)=f'(\xi)-\frac{f(b)-f(a)}{g(b)-g(a)}\cdot g'(\xi)=0$$

再由 $g'(\xi)\neq0$，有

$$\frac{f(b)-f(a)}{g(b)-g(a)}=\frac{f'(\xi)}{g'(\xi)}$$

柯西中值定理是拉格朗日中值定理的一个推广．因为如果取 $g(x)=x$，那么 $g(b)-g(a)=b-a$，$g'(x)=1$，因而公式就可以写成

$$f(b)-f(a)=f'(\xi)(b-a)\quad(a<\xi<b)$$

这就变成拉格朗日公式了．

柯西中值定理的一个重要应用就是下面的洛必达法则．

3.1.4 洛必达法则

我们虽在第一章中已讨论过未定式极限问题，但使用洛必达（L'Hospital）法则求解未定式的极限会更为简便和有效．

定理 4 （洛必达法则）如果 $f(x)$ 和 $g(x)$ 满足下列条件：

(1) 在 x_0 的某去心邻域 (x_0-h,x_0+h) 内可导，且 $g'(x)\neq0$；

(2) $\lim\limits_{x\to x_0}f(x)=0$，$\lim\limits_{x\to x_0}g(x)=0$；

(3) $\lim\limits_{x\to x_0}\dfrac{f'(x)}{g'(x)}$ 存在或为 ∞，则有

$$\lim\limits_{x\to x_0}\frac{f(x)}{g(x)}=\lim\limits_{x\to x_0}\frac{f'(x)}{g'(x)}$$

这就是说，当 $\lim\limits_{x\to x_0}\dfrac{f'(x)}{g'(x)}$ 存在时，$\lim\limits_{x\to x_0}\dfrac{f(x)}{g(x)}$ 也存在，且两者相等；当 $\lim\limits_{x\to x_0}\dfrac{f'(x)}{g'(x)}$ 为无穷大时，$\lim\limits_{x\to x_0}\dfrac{f(x)}{g(x)}$ 也是无穷大．

证 当函数在 x_0 上有定义时，即有 $f(x_0)=g(x_0)=0$；当函数在 x_0 上无定义时，因 $\lim\limits_{x\to x_0}\dfrac{f(x)}{g(x)}$ 与 $f(x_0)$、$g(x_0)$ 无关，不妨定义 $f(x_0)=g(x_0)=0$，$f(x)$、$g(x)$ 在 (x_0-h,x_0+h) 内连续，取 $x\in(x_0-h,x_0+h)$，则 $f(x)$、$g(x)$ 在以 x 和 x_0 为端点的区间上满足柯西中值定理的条件，因此有

$$\frac{f(x)}{g(x)}=\frac{f(x)-f(x_0)}{g(x)-g(x_0)}=\frac{f'(\xi)}{g'(\xi)}\quad(\xi\text{介于}x\text{与}x_0\text{之间})$$

又因当 $x\to x_0$ 时，$\xi\to x_0$ 对上式两端取极限，得

$$\lim_{x \to x_0} \frac{f(x)}{g(x)} = \lim_{\xi \to x_0} \frac{f'(\xi)}{g'(\xi)}$$

再由条件（3）可知

$$\lim_{\xi \to x_0} \frac{f'(\xi)}{g'(\xi)} = \lim_{x \to x_0} \frac{f'(x)}{g'(x)}$$

并且当上式右端为无穷大时，左端也为无穷大. 证毕.

特别指出：条件（2）改为 $\lim\limits_{x \to x_0} f(x) = \infty$，$\lim\limits_{x \to x_0} g(x) = \infty$（即 $\dfrac{\infty}{\infty}$ 型未定式）定理仍成立；定理中的极限过程 $x \to x_0$ 换成 $x \to x_0^+$，$x \to x_0^-$，$x \to \pm\infty$，定理仍成立.

上述定理表明，求 $\dfrac{f(x)}{g(x)}$ 的极限可以归结为求 $\dfrac{f'(x)}{g'(x)}$ 的极限，如果 $\lim \dfrac{f'(x)}{g'(x)}$ 仍然是 $\dfrac{0}{0}$ 型或 $\dfrac{\infty}{\infty}$ 型未定式，那么只要 $f'(x)$ 与 $g'(x)$ 满足定理的条件，还可以继续使用洛必达法则，即 $\lim \dfrac{f(x)}{g(x)} = \lim \dfrac{f'(x)}{g'(x)} = \lim \dfrac{f''(x)}{g''(x)}$. 以此类推.

在许多情况下，导函数之比的极限要比函数之比的极限容易求出，洛必达法则具有很好的应用性.

例 2 求 $\lim\limits_{x \to 0} \dfrac{1 - \cos x}{x^2}$.

解 这是 $\dfrac{0}{0}$ 型未定式，使用洛必达法则，求得

$$\lim_{x \to 0} \frac{1 - \cos x}{x^2} = \lim_{x \to 0} \frac{(1 - \cos x)'}{(x^2)'} = \lim_{x \to 0} \frac{\sin x}{2x} = \frac{1}{2} \lim_{x \to 0} \frac{\sin x}{x} = \frac{1}{2}$$

例 3 求 $\lim\limits_{x \to 0} \dfrac{x - x\cos x}{x - \sin x}$.

解 这是 $\dfrac{0}{0}$ 型未定式，用洛必达法则，化简后仍是 $\dfrac{0}{0}$ 型未定式，再用洛必达法则，求得

$$\lim_{x \to 0} \frac{x - x\cos x}{x - \sin x} = \lim_{x \to 0} \frac{1 - \cos x + x\sin x}{1 - \cos x} = 1 + \lim_{x \to 0} \frac{x\sin x}{1 - \cos x}$$

$$= 1 + \lim_{x \to 0} \frac{\sin x + x\cos x}{\sin x} = 2 + \lim_{x \to 0} \frac{x}{\sin x} \cdot \lim_{x \to 0} \cos x = 3$$

例 4 求 $\lim\limits_{x \to +\infty} \dfrac{\ln x}{x^n}$ （$n > 0$）.

解 这是 $\dfrac{\infty}{\infty}$ 型未定式，使用洛必达法则，求得

$$\lim_{x \to +\infty} \frac{\ln x}{x^n} = \lim_{x \to +\infty} \frac{x^{-1}}{nx^{n-1}} = \lim_{x \to +\infty} \frac{1}{nx^n} = 0$$

对于不是 $\dfrac{0}{0}$ 型和 $\dfrac{\infty}{\infty}$ 型的未定式，可先化成两种类型之一再使用洛必达法则.

例 5 求 $\lim\limits_{x \to 0^+} x\ln x$.

解 这是 $0 \cdot \infty$ 型未定式，把 0 因子移到分母，化为 $\dfrac{\infty}{\infty}$ 型未定式，得到

$$\lim_{x \to 0^+} x \ln x = \lim_{x \to 0^+} \frac{\ln x}{x^{-1}} = \lim_{x \to 0^+} \frac{x^{-1}}{-x^{-2}} = \lim_{x \to 0^+}(-x) = 0$$

例 6 求 $\lim\limits_{x \to 0^+} x^x$.

解 这是 0^0 型未定式，用对数恒等式化为 $0 \cdot \infty$ 型未定式，得到

$$\lim_{x \to 0^+} x^x = \lim_{x \to 0^+} e^{x \ln x} = e^{\lim\limits_{x \to 0^+} x \ln x}$$

由例 5，$\lim\limits_{x \to 0^+} x \ln x = 0$，故得

$$\lim_{x \to 0^+} x^x = e^0 = 1$$

例 7 求 $\lim\limits_{x \to 0^+}\left(\dfrac{1}{x}\right)^{\tan x}$.

解 这是 ∞^0 型未定式，设 $y = \left(\dfrac{1}{x}\right)^{\tan x}$，取对数化为 $0 \cdot \infty$ 型未定式求极限，得到

$$\lim_{x \to 0^+} \ln y = \lim_{x \to 0^+} \tan x \ln\left(\frac{1}{x}\right) = \lim_{x \to 0^+} \frac{-\ln x}{\cot x} = \lim_{x \to 0^+} \frac{x^{-1}}{\csc^2 x} = \lim_{x \to 0^+} \frac{\sin x}{x} \sin x = 0$$

$$\lim_{x \to 0^+}\left(\frac{1}{x}\right)^{\tan x} = \lim_{x \to 0^+} y = \lim_{x \to 0^+} e^{\ln y} = e^0 = 1$$

例 8 求 $\lim\limits_{x \to 1}\left(\dfrac{x}{x-1} - \dfrac{1}{\ln x}\right)$.

解 这是 $\infty - \infty$ 型未定式，但通分后就化成了 $\dfrac{0}{0}$ 型未定式.

$$\lim_{x \to 1}\left(\frac{x}{x-1} - \frac{1}{\ln x}\right) = \lim_{x \to 1} \frac{x \ln x - x + 1}{(x-1)\ln x} = \lim_{x \to 1} \frac{\ln x + 1 - 1}{\dfrac{x-1}{x} + \ln x}$$

$$= \lim_{x \to 1} \frac{\ln x}{1 - \dfrac{1}{x} + \ln x} = \lim_{x \to 1} \frac{\dfrac{1}{x}}{\dfrac{1}{x^2} + \dfrac{1}{x}} = \frac{1}{2}$$

例 9 求 $\lim\limits_{x \to 0}(1 - \sin x)^{\cot x}$.

解 这是 1^∞ 型未定式，因为

$$\lim_{x \to 0}(1 - \sin x)^{\cot x} = \lim_{x \to 0} e^{\cot x \cdot \ln(1 - \sin x)} = e^{\lim\limits_{x \to 0} \cot x \cdot \ln(1 - \sin x)}$$

而 $\lim\limits_{x \to 0} \cot x \cdot \ln(1 - \sin x) = \lim\limits_{x \to 0} \dfrac{\ln(1 - \sin x)}{\tan x} = \lim\limits_{x \to 0} \dfrac{\dfrac{-\cos x}{1 - \sin x}}{\sec^2 x} = \lim\limits_{x \to 0} \dfrac{-\cos^3 x}{1 - \sin x} = -1$，所以

$$\lim_{x \to 0}(1 - \sin x)^{\cot x} = e^{-1}$$

当遇到 $\lim \dfrac{f'(x)}{g'(x)}$ 不存在时（等于无穷大的情况除外），并不能断定 $\lim \dfrac{f(x)}{g(x)}$ 也不存在，须用其它方法讨论.

例 10   求 $\lim\limits_{x\to\infty}\dfrac{x+\sin x}{x}$.

解   这是 $\dfrac{\infty}{\infty}$ 型未定式,若使用罗必达法则 $\lim\limits_{x\to\infty}\dfrac{x+\sin x}{x}=\lim\limits_{x\to\infty}\dfrac{1+\cos x}{1}$,此式振荡无极限,故法则失效,但此式极限存在. 改用其它方法,求得

$$\lim_{x\to\infty}\frac{x+\sin x}{x}=\lim_{x\to\infty}\left(1+\frac{\sin x}{x}\right)=1+\lim_{x\to\infty}\frac{\sin x}{x}=1+0=1$$

3.2 函数性态的研究

本节我们将利用导数来研究函数的单调性、极值、函数图形的凹凸性和拐点,并描绘函数的图象.

3.2.1 函数的单调性和极值

1. 函数的单调性

在讨论函数时,我们已经定义了函数在某一区间的单调增减性,然而直接根据定义来判定函数的单调性,对很多函数来说是不方便的,利用导数能方便地解决这一问题.

如果函数 $y=f(x)$ 在某个区间上单调递增(或单调递减),那么它的图形是一条沿 x 轴正向上升(或下降)的曲线,如图 3-3.

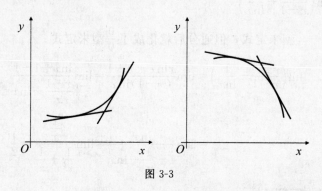

图 3-3

若曲线上升,则其上各点处的切线与 x 轴正向交成锐角 α,斜率 $\tan\alpha$ 是非负的,即 $y'=f'(x)\geqslant 0$,若曲线下降,则其上各点处的切线与 x 轴正向交成钝角 α,斜率 $\tan\alpha$ 是非正的,即 $y'=f'(x)\leqslant 0$. 由此可见,函数的单调性与导数的符号有着密切的联系.

定理 1   设函数 $y=f(x)$ 在 (a,b) 内可导,如果在该区间内恒有 $f'(x)\geqslant 0$(或 $f'(x)\leqslant 0$),那么函数 $y=f(x)$ 在 (a,b) 内单调递增(或单调递减).

证   在区间 (a,b) 内任取两点 x_1,x_2,且使 $x_1<x_2$,在区间 $[x_1,x_2]$ 上应用拉格朗日中值定理: $f(x_2)-f(x_1)=f'(\xi)(x_2-x_1),(x_1<\xi<x_2)$.

由 $f'(x)\geqslant 0$,有 $f(x_2)-f(x_1)\geqslant 0$,即 $f(x_1)\leqslant f(x_2)$,故函数 $y=f(x)$ 在 (a,b) 内单调递增.

同理可证当 $f'(x)\leqslant 0$ 时,$f(x)$ 在 (a,b) 内单调递减.

根据上述定理，讨论函数单调性可按以下步骤进行：

(1) 确定函数的定义域；

(2) 求 $f'(x)$，找出 $f'(x)=0$ 和 $f'(x)$ 不存在的点，以这些点为分界点，把定义域分成若干区间；

(3) 在各区间上判别 $f'(x)$ 的符号，以此确定 $f(x)$ 的单调性.

例 1　讨论函数 $f(x)=x^3-6x^2+9x+5$ 的单调区间.

解　函数 $f(x)$ 的定义域为 $(-\infty,+\infty)$，$f'(x)=3x^2-12x+9=3(x-1)(x-3)$.

令 $f'(x)=0$ 得 $x_1=1$ 和 $x_2=3$，这二个点将定义域分成三个区间，列表如下：

表 3-1

x	$(-\infty,1)$	$(1,3)$	$(3,+\infty)$
$f'(x)$	$+$	$-$	$+$
$f(x)$	↗	↘	↗

注：表中 ↗ 表示单调上升，↘ 表示单调下降.

在 $(-\infty,1)$ 和 $(3,+\infty)$ 内 $f'(x)>0$，函数单调递增；$(1,3)$ 内 $f'(x)<0$，函数单调递减.

例 2　讨论函数 $y=x^3$ 的单调性.

解　函数 $y=x^3$ 的定义域为 $(-\infty,+\infty)$，$y'=3x^2$，显然，除了点 $x=0$ 使 $y'=0$ 外，在其余各点处均有 $y'>0$. 因此，函数 $y=x^3$ 在整个定义域 $(-\infty,+\infty)$ 内单调递增. 在 $x=0$ 处有一水平切线. 函数图形如图 3-4 所示.

一般地，当 $f'(x)$ 在某区间内的个别点处为零，在其余各点处均为正（或负）时，$f(x)$ 在该区间上仍然是单调递增（或单调递减）.

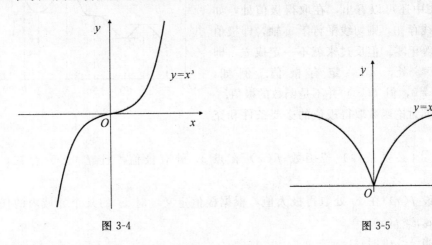

图 3-4　　　　　　　　　　　　　　　图 3-5

例 3　讨论函数 $y=\sqrt[3]{x^2}$ 的单调性.

解　函数 $f(x)=\sqrt[3]{x^2}$ 的定义域是 $(-\infty,+\infty)$，$f'(x)=\dfrac{2}{3\sqrt[3]{x}}$，当 $x=0$ 时，

$f'(x)$ 不存在.

在区间 $(-\infty,0)$ 内 $f'(x)<0$, 函数单调递减; 在区间 $(0,+\infty)$ 内 $f'(x)>0$, 函数单调递增.

从图 3-5 中我们看到 $x=0$ 是这个函数单调增区间和单调减区间的分界点, 但在 $x=0$ 处, $f'(x)$ 不存在.

从以上几例我们注意到, 函数增减区间的分界点一定是导数为零的点, 或导数不存在的点. 但反过来, 导数为零的点或导数不存在的点却不一定都是函数增减区间的分界点, 如例 2 中 $y=x^3$ 在 $x=0$ 处导数为零, 但在区间 $(-\infty,+\infty)$ 上都是单调递增的.

2. 函数的极值

如果连续函数 $y=f(x)$ 在点 x_0 附近的左右两侧单调性不一样, 那么曲线 $y=f(x)$ 在点 (x_0,y_0) 处就出现 "峰" 或 "谷". 这种点在应用上有着重要的意义.

定义 1 如果函数 $y=f(x)$ 在点 x_0 及其附近有定义, 并且 $f(x_0)$ 的值比在 x_0 附近所有各点 x 的函数值都大 (或都小), 即

$$f(x_0)>f(x) \qquad [\text{或 } f(x_0)<f(x)]$$

我们称 $f(x)$ 在 x_0 处取得**极大值** (或**极小值**) $f(x_0)$. 点 x_0 叫做 $f(x)$ 的**极大值点** (或**极小值点**).

函数的极大值和极小值统称为函数的**极值**; 而极大值点和极小值点统称为**极值点**.

函数的极值概念只是反映函数的 "局部" 特性, 所谓极值是相对于邻近的函数值而言的. 因此, 函数在定义域或某指定区间上可能有若干个极大值和极小值, 而且极大值可能小于极小值. 例如图 3-6 中, 函数 $y=f(x)$ 有两个极大值 $f(x_1)$, $f(x_4)$, 两个极小值 $f(x_2)$, $f(x_5)$, 其中极大值 $f(x_1)$ 小于极小值 $f(x_5)$. 从图中还可以看出, 在取得极值处, 如果曲线的切线存在, 则切线平行于 x 轴, 即极值点处的导数等于零. 但反过来就不一定成立, 即导数等于零处, 不一定有极值. 例如, 图中 $f'(x_3)=0$, 但 $f(x_3)$ 并不是函数的极值.

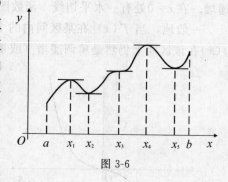

图 3-6

下面我们讨论函数取得极值的必要条件和充分条件.

定理 2 (必要条件) 若函数 $f(x)$ 在点 x_0 处有极值, 且 $f'(x_0)$ 存在, 则 $f'(x_0)=0$.

证 假设 $f(x)$ 在 x_0 处取得极大值, 根据极值定义, 对 x_0 的某个邻域内的任意 x, 都有 $f(x_0)>f(x)$.

于是, 当 $x<x_0$ 时

$$\frac{f(x)-f(x_0)}{x-x_0}>0$$

由极限的保号性 (函数值与极限值的同号性) 得

$$f'(x_0) = \lim_{x \to x_0^-} \frac{f(x) - f(x_0)}{x - x_0} \geqslant 0$$

同理，当 $x > x_0$ 时

$$\frac{f(x) - f(x_0)}{x - x_0} < 0$$

因此

$$f'(x_0) = \lim_{x \to x_0^+} \frac{f(x) - f(x_0)}{x - x_0} \leqslant 0$$

由此得到

$$f'(x_0) = 0$$

类似可证极小值的情形.

我们把使 $f'(x_0) = 0$ 的点 x_0 称为函数 $f(x)$ 的**驻点**.

定理 2 的结论表明：可导函数的极值点必是它的驻点，但反过来，函数的驻点不一定是它的极值点. 例如：$f(x) = x^3$，$x = 0$ 是函数的驻点，但却不是极值点. 所以当求出函数的驻点以后，还需要判断求得的驻点是否是极值点. 下面给出函数取得极值的充分条件定理：

定理 3 （充分条件 1）设函数 $f(x)$ 在点 x_0 邻近可导，且 $f'(x_0) = 0$，当 x 递增经过 x_0 时：

(1) 若 $f'(x)$ 由正变负，那么 $f(x)$ 在 x_0 处有极大值 $f(x_0)$；

(2) 若 $f'(x)$ 由负变正，那么 $f(x)$ 在 x_0 处有极小值 $f(x_0)$；

(3) 若 $f'(x)$ 的符号不改变，那么 $f(x)$ 在 x_0 处无极值.

证 (1) 在 x_0 的邻近，当 $x < x_0$ 时，$f'(x) > 0$，所以 $f(x)$ 单调递增，即有

$$f(x) < f(x_0) \qquad (x < x_0)$$

又当 $x > x_0$ 时，$f'(x) < 0$，所以 $f(x)$ 单调递减，即有

$$f(x) < f(x_0) \qquad (x > x_0)$$

故知 x_0 是 $f(x)$ 的极大值点.

其余 (2)、(3) 仿此可以证明.

根据定理 3 可以归纳出寻找和判别极值的基本步骤如下：

(1) 求出 $f(x)$ 的导数；

(2) 找出 $f(x)$ 的驻点，即使 $f'(x) = 0$ 的点；

(3) 考察驻点两侧导数的符号. 根据定理 3 判别该点是否是极值点，并确定是极大值还是极小值.

例 4 求函数 $f(x) = x^3 - 6x^2 + 9x + 5$ 的极值.

解 例 1 中已求得函数 $f(x)$ 的驻点为 $x_1 = 1$ 和 $x_2 = 3$，

且知在 $(-\infty, 1)$ 和 $(3, +\infty)$ 内 $f'(x) > 0$，函数单调递增；在 $(1, 3)$ 内 $f'(x) < 0$，函数单调递减.

所以 $f(x)$ 在 $x_1 = 1$ 处有极大值 $f(1) = 9$，在 $x_2 = 3$ 处有极小值 $f(3) = 5$.

例 5 求函数 $f(x)=(x^2-1)^3+1$ 的极值.

解 函数 $f(x)$ 定义域为 $(-\infty,+\infty)$,

$$f'(x)=3(x^2-1)^2 2x=6x(x^2-1)^2$$

令 $f'(x)=0$,即 $6x(x^2-1)^2=0$,求得驻点为 $x_1=-1$,$x_2=0$,$x_3=1$.

讨论 $f'(x)$ 的符号确定极值.由于 $6(x^2-1)^2$ 是非负的,故只需讨论 x 的符号.当 $x<0$ 时,$f'(x)<0$;当 $x>0$ 时,$f'(x)>0$.故当 $x=0$ 时,函数有极小值 $f(0)=0$,而在其余两个驻点处,函数没有极值.

以上对函数极值的讨论,函数在其极值点都是可导的.但实际上,在不可导点函数也可能取极值.只要函数在不可导点是连续的,我们仍可用定理 3 的结论进行判别.

例 6 求函数 $f(x)=(x-1)x^{\frac{2}{3}}$ 的极值.

解 函数 $f(x)$ 定义域为 $(-\infty,+\infty)$,

$$f'(x)=(x^{\frac{5}{3}}-x^{\frac{2}{3}})'=\frac{5}{3}x^{\frac{2}{3}}-\frac{2}{3}x^{-\frac{1}{3}}=\frac{1}{3}x^{-\frac{1}{3}}(5x-2)$$

令 $f'(x)=0$,解得 $x=\frac{2}{5}$,当 $x=0$ 时,$f(x)$ 的导数不存在.

将上述计算列表讨论,结果如下:

表 3-2

x	$(-\infty,0)$	0	$\left(0,\frac{2}{5}\right)$	$\frac{2}{5}$	$\left(\frac{2}{5},+\infty\right)$
$f'(x)$	$+$	不存在	$-$	0	$+$
$f(x)$	↗	极大值 $f(0)=0$	↘	极小值 $f\left(\frac{2}{5}\right)=-\frac{6}{25}\cdot\sqrt[3]{\frac{5}{2}}$	↗

有时,确定一阶导数的符号的变化比较困难,而用二阶导数的符号判别极值较简便.其判别方法如下:

定理 4 (充分条件 2) 设函数 $f(x)$ 在 x_0 处具有一、二阶导数,且 $f'(x_0)=0$.

(1) 若 $f''(x_0)<0$,那么 $f(x_0)$ 为极大值;

(2) 若 $f''(x_0)>0$,那么 $f(x_0)$ 为极小值;

(3) $f''(x_0)=0$ 时,不能确定.

使用定理 4 时,计算方便,但在不可导点或二阶导数为 0 点处无法判定.

例 7 求函数 $f(x)=e^x\cos x$ 在区间 $[0,2\pi]$ 上的极值.

解 $f'(x)=e^x(\cos x-\sin x)$ $(0<x<2\pi)$

$$f''(x)=e^x(\cos x-\sin x)-e^x(\cos x+\sin x)=-2e^x\sin x$$

令 $f'(x)=0$,得驻点为 $x_1=\frac{\pi}{4}$,和 $x_2=\frac{5\pi}{4}$,

$$f''\left(\frac{\pi}{4}\right)=-\sqrt{2}e^{\frac{\pi}{4}}<0,\quad f''\left(\frac{5\pi}{4}\right)=\sqrt{2}e^{\frac{5\pi}{4}}>0$$

于是，函数 $f(x)$ 在点 $x_1=\dfrac{\pi}{4}$ 处取得极大值，

在点 $x_2=\dfrac{5\pi}{4}$ 处取得极小值，如图 3-7 所示.

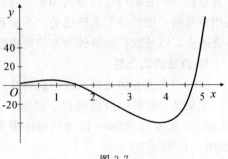

图 3-7

3. 函数的最大值和最小值

上面介绍了极值，但在实际问题中往往要求我们计算的不是极值，而是最大值、最小值. 如：在一定条件下，怎样使"产量最高"、"用量最省"、"效率最高"等等，这类问题可归结为求某一函数的最大值或最小值问题. 函数的最大值、最小值要在某个给定区间上考虑，而函数的极值只是在一点的邻近考虑，它们的概念是不同的. 一个闭区间上的连续函数必然存在最大、最小值，它们可能就是区间内的极大、极小值，但也可能是区间端点的函数值. 所以，我们在求函数的最大、最小值时，只要计算出极大、极小值及端点处的函数值，然后进行比较就行了. 甚至可以这样做，求驻点、导数不存在点（如有的话）及端点的函数值，再进行比较就行了.

例 8　求函数 $y=x^4-2x^2+5$ 在区间 $[0,2]$ 上的最大值与最小值.

解　$y'=4x^3-4x=4x(x-1)(x+1)$，令 $y'=0$，求得 $(0,2)$ 内驻点 $x=1$.

比较 $y(0)=5$、$y(1)=4$、$y(2)=13$ 的大小，

所以，$x=2$ 时，$y(2)=13$ 为最大值；$x=1$ 时，$y(1)=4$ 为最小值.

若函数在区间内只有唯一极值，则该极值就是最值.

若实际问题可以断定最值存在，且函数在区间内只有唯一驻点，则该点就是最值点.

例 9　口服中药罗勒（又名兰香、香草）胶囊，经药效-时程分析，体外血栓抑制率的净升率与时间 t 的关系为 $C_m=133\ (\mathrm{e}^{-0.2112t}-\mathrm{e}^{-2.3358t})$，求净升率的最大值.

解　函数定义域 $D=[0,+\infty)$，求得

$$C'_m=133(-0.2112\mathrm{e}^{-0.2112t}+2.3358\mathrm{e}^{-2.3358t})$$

令 $C'_m=0$，有 $\mathrm{e}^{2.1246t}=11.0597$，$2.1246t=\ln 11.0597$，解得 D 内唯一驻点 $t=1.1312$，由实际问题可知，净升率的最大值一定存在，唯一驻点就是最值点.

所以，当 $t=1.1312$ 时，$C_m(1.1312)=95.2679$ 为净升率的最大值.

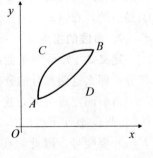

图 3-8

3.2.2　曲线的凹凸性与拐点

除了函数的单调性和极值，进一步了解函数的其它性态有助于我们准确地掌握反映函数图形的主要特性. 例如图 3-8 中有两条曲线弧 ACB 和 ADB，虽然它们都是上升的，但在

上升过程中，它们的弯曲方向却不一样，因而图形显著不同. 曲线的弯曲方向在几何上是用曲线的"凹凸性"来描述的. 下面我们就来研究曲线的弯曲方向及弯曲时方向发生转变的点，以使我们能够较为准确地描绘函数的图形.

1. 曲线的凹凸性

曲线的弯曲方向是用曲线与其切线的相对位置来描述的.

定义 2　如果一段曲线位于其每一点处切线的上方，我们就称这段曲线是**凹曲线**（如图 3-9 所示）；如果一段曲线位于其每一点处切线的下方，则称这段曲线是**凸曲线**（如图 3-10 所示）.

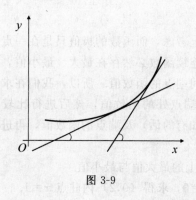

图 3-9　　　　　　　　　　图 3-10

由图 3-9 和 3-10 可见，一段曲线的切线位置的变化状况可以反映该曲线的凹凸性. 曲线为凹时，随着 x 的增大，切线与 x 轴的夹角也增大，切线的斜率 $f'(x)$ 是增大的，$f'(x)$ 是增函数，故 $f'(x)$ 的导数 $f''(x) \geqslant 0$. 同理曲线为凸时，$f''(x) \leqslant 0$. 由此可得通过二阶导数的符号来判定曲线的凹凸性的方法.

设函数 $y=f(x)$ 在 (a,b) 上具有二阶导数

（1）如果在 (a,b) 内，总有 $f''(x)>0$，则曲线 $y=f(x)$ 在 (a,b) 上是凹的；

（2）如果在 (a,b) 内，总有 $f''(x)<0$，则曲线 $y=f(x)$ 在 (a,b) 上是凸的.

例 10　判断正弦曲线 $y=\sin x$ 在区间 $(0,2\pi)$ 上的凹凸性.

解　$y'=\cos x$，$y''=-\sin x$，当 $0<x<\pi$ 时，$y''<0$；当 $\pi<x<2\pi$ 时，$y''>0$. 即正弦曲线在 $(0,\pi)$ 上是凸的，在 $(\pi,2\pi)$ 上是凹的，如图 3-11 所示.

2. 曲线的拐点

定义 3　如果一条曲线既有凹的部分也有凸的部分，那么这两部分的分界点叫**拐点**.

由前面定理可知，连续曲线在凹段上 $f''(x) \geqslant 0$，在凸段上 $f''(x) \leqslant 0$，所以曲线在经过拐点时，

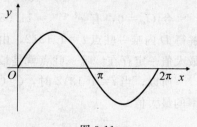

图 3-11

$f''(x)$ 要变号，因此，在拐点处如果 $f''(x)$ 存在，则必有 $f''(x)=0$. 但反之，使 $f''(x)=0$ 的点则不一定是曲线的拐点，例如 $y=x^4$，$y''(0)=0$，但点 $(0,0)$ 不是曲线的拐点. 另外，$f''(x)$ 不存在的点也可能为曲线的拐点.

下面给出用二阶导数确定曲线 $y=f(x)$ 的拐点的方法：

(1) 求 $f''(x)$，找出 $f''(x)=0$ 和 $f''(x)$ 不存在的点，以这些点为分界点，把定义域分成若干区间；

(2) 在各区间上判别 $f''(x)$ 符号，以此确定 $f(x)$ 的凹凸区间；

(3) 确定曲线上使 $y=f(x)$ 的凹凸性发生变化的点，这些点便是曲线的拐点.

例 11 求函数 $f(x)=x^3-6x^2+9x+5$ 的凹凸区间和拐点.

解 在前面已经讨论了该函数的单调性与极值，由前述计算结果进一步计算得 $f''(x)=6x-12=6(x-2)$，无二阶不可导点.

令 $f''(x)=0$，解得 $x=2$. 列表讨论如下：

表 3-3

x	$(-\infty,2)$	2	$(2,+\infty)$
$f''(x)$	$-$	0	$+$
$f(x)$	凸	拐点	凹

由表中可以看出，曲线在区间 $(-\infty,2)$ 上是凸的，在 $(2,+\infty)$ 上是凹的，点 $(2,7)$ 为拐点.

例 12 求函数 $f(x)=(x-1)\sqrt[3]{x}$ 的凹凸区间和拐点.

解 $f(x)$ 的定义域为 $(-\infty,+\infty)$

$$f'(x)=\sqrt[3]{x}+\frac{1}{3}(x-1)\frac{1}{\sqrt[3]{x^2}}$$

$$f''(x)=\frac{1}{3\sqrt[3]{x^2}}+\frac{1}{3\sqrt[3]{x^2}}-\frac{2(x-1)}{9\sqrt[3]{x^5}}=\frac{2(2x+1)}{9\sqrt[3]{x^5}}$$

当 $x=-\frac{1}{2}$ 时，$f''(x)=0$；当 $x=0$ 时，$f''(x)$ 不存在. 以 $-\frac{1}{2}$ 和 0 把定义域分成三个区间，列表讨论如下：

表 3-4

x	$\left(-\infty,-\frac{1}{2}\right)$	$-\frac{1}{2}$	$\left(-\frac{1}{2},0\right)$	0	$(0,+\infty)$
$f''(x)$	$+$	0	$-$	不存在	$+$
$f(x)$	$\cup$	$\frac{3}{4}\sqrt[3]{4}$拐点	$\cap$	0拐点	$\cup$

从表中知 $f(x)$ 在 $\left(-\infty,-\frac{1}{2}\right)$ 和 $(0,+\infty)$ 上是凹的，在 $\left(-\frac{1}{2},0\right)$ 上是凸的，点 $\left(-\frac{1}{2},\frac{3}{4}\sqrt[3]{4}\right)$ 和 $(0,0)$ 为曲线的拐点.

3.2.3 曲线的渐近线

有些函数的定义域与值域都是有限区间，此时函数的图形局限于一定的范围之内，如圆、椭圆等. 而有些函数的定义域或值域是无穷区间，此时函数的图形向无穷远处延伸，如双曲线、抛物线等. 有些向无穷远处延伸的曲线，呈现出越来越接近某一直线的形态，这种直线就是曲线的渐近线.

定义 4 如果曲线上的一点沿着曲线趋于无穷远时，与某条直线的距离趋于 0，则称此直线为**曲线的渐近线**.

如果给定曲线的方程 $y=f(x)$，如何确定该曲线是否有渐近线呢？如果有渐近线又怎样求出呢？下面分三种情况讨论：

（1）水平渐近线

如果 $\lim\limits_{x\to\infty}f(x)=C$（或 $\lim\limits_{x\to-\infty}f(x)=C$，$\lim\limits_{x\to+\infty}f(x)=C$），则直线 $y=C$ 是曲线 $y=f(x)$ 的一条水平渐近线，如图 3-12 和图 3-13 所示.

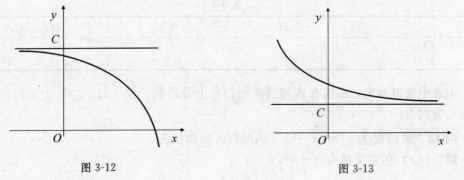

图 3-12   图 3-13

（2）垂直渐近线

如果 $\lim\limits_{x\to x_0}f(x)=\infty$（或 $\lim\limits_{x\to x_0^+}f(x)=\infty$，$\lim\limits_{x\to x_0^-}f(x)=\infty$），则直线 $x=x_0$ 是曲线 $y=f(x)$ 的一条垂直渐近线，如图 3-14 所示.

（3）斜渐近线

如果当 $x\to\infty$（或 $x\to+\infty$，$x\to-\infty$）时，曲线 $y=f(x)$ 上的点到直线 $y=ax+b$ 的距离趋近于零，则直线 $y=ax+b$ 称为曲线 $y=f(x)$ 的一条斜渐近线，如图 3-15 所示.

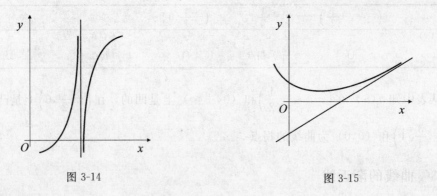

图 3-14   图 3-15

下面我们来求 $y=f(x)$ 的斜渐近线.

若直线 $y=ax+b$ 是曲线 $y=f(x)$ 的一条斜渐近线，则由定义知

$$\lim_{x \to \pm\infty}[f(x)-(ax+b)]=0$$

根据极限的性质，我们有 $\lim\limits_{x \to \pm\infty}[f(x)-ax]=b$.

由于当 $x \to \pm\infty$ 时，$f(x)-ax$ 的极限存在，所以

$$\lim_{x \to \pm\infty}\frac{f(x)-ax}{x}=0$$

即

$$\lim_{x \to \pm\infty}\frac{f(x)}{x}=a$$

如果给定一个函数 $y=f(x)$，它有渐近线，那么把它代入上述的两个公式，求出 a、b，就可得到渐近线 $y=ax+b$.

例 13 求曲线 $y=\dfrac{(x-3)^2}{4(x-1)}$ 的渐近线.

解 函数的定义域为 $(-\infty,1) \bigcup (1,+\infty)$.

由于 $\lim\limits_{x \to 1}\dfrac{(x-3)^2}{4(x-1)}=\infty$，故 $x=1$ 是曲线的一条垂直渐近线.

由于

$$a=\lim_{x \to \infty}\frac{f(x)}{x}=\lim_{x \to \infty}\frac{(x-3)^2}{4x(x-1)}=\frac{1}{4}$$

$$b=\lim_{x \to \infty}[f(x)-ax]=\lim_{x \to \infty}\left[\frac{(x-3)^2}{4(x-1)}-\frac{x}{4}\right]=\lim_{x \to \infty}\frac{-5x+9}{4(x-1)}=-\frac{5}{4}$$

所以直线 $y=\dfrac{1}{4}x-\dfrac{5}{4}$ 是曲线的一条斜渐近线，如图 3-16 所示.

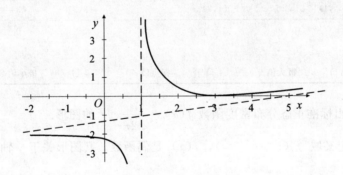

图 3-16

3.2.4 函数图形的描绘

对于给定的函数 $f(x)$，在初等数学中我们可以用描点法作出函数图形，这种图形一般是粗糙的，在一些关键性点的附近，函数的变化状态不能确切地反映出来. 现在我们可以利用函数的一、二阶导数及其某些性质，较准确地描述函数性态了.

一般地，描绘函数图形的步骤如下：

（1）确定函数的定义域；

（2）确定函数的对称性、周期性等特殊性质；

（3）计算一、二阶导数，并求方程 $f'(x)=0$ 和 $f''(x)=0$ 的根及不可导点；

（4）确定函数的单调性与极值、凹凸与拐点（最好列出表格）；

（5）如果有渐近线，求出渐近线；

（6）描出已求得的各点，必要时可补充一些点，如曲线与坐标轴的交点等，最后描绘函数图形.

下面我们简单讨论曲线光滑的判别问题.

可以想象，曲线光滑首先是建立在曲线连续的基础上的，我们只讨论什么样的连续曲线不光滑. 本章 3.2.1 的例 3 已给出了一个实例，$y=\sqrt[3]{x^2}$ 在点 $x=0$ 处曲线不光滑，特点是出现了一个"尖点"，即曲线虽在邻域内处处有切线存在，但在该点处切线不存在或切线是垂直的. 用高等数学描述，就是在该点不可导. 由此我们可以清楚：在区间内有连续的一阶导数的函数，其对应的曲线是光滑的. 因此这时用光滑曲线连接各关键点才是合理的.

例 14 作出函数 $y=x^3-6x^2+9x+5$ 的图形.

解 前面已讨论了本题的单调性、极值、凹凸、拐点，现将讨论结果归纳列表如下：

该题无对称性，无渐近线. 根据极值、拐点、增减区间、凹凸区间，补充点 $(4,9)$ 及与 y 轴交点 $(0,5)$，作出如图 3-17 所示的图形.

表 3-5

x	$(-\infty,1)$	1	$(1,2)$	2	$(2,3)$	3	$(3,+\infty)$
y'	$+$	0	$-$	$-$	$-$	0	$+$
y''	$-$		$-$	0	$+$	$+$	$+$
y	$\uparrow\cap$	极大值9	$\downarrow\cap$	拐点$(2,7)$	$\downarrow\cup$	极小值5	$\uparrow\cup$

例 15 作出标准正态分布密度函数 $f(x)=\dfrac{1}{\sqrt{2\pi}}\mathrm{e}^{-\frac{x^2}{2}}$ 的图形.

解 函数定义域为 $(-\infty,+\infty)$，$f(x)$ 是偶函数，其图形关于 y 轴对称.

求导得到

$$f'(x)=\frac{-x}{\sqrt{2\pi}}\mathrm{e}^{-\frac{x^2}{2}}, \quad f''(x)=\frac{x^2-1}{\sqrt{2\pi}}\mathrm{e}^{-\frac{x^2}{2}}$$

令 $f'(x)=0$，得 $x=0$；令 $f''(x)=0$，得 $x=\pm1$. 无不可导点.

因为 $\lim\limits_{x\to\infty}\dfrac{1}{\sqrt{2\pi}}\mathrm{e}^{-\frac{x^2}{2}}=0$，所以 $y=0$ 是曲线的水平渐近线.

由于 $y=f(x)$ 关于 y 轴对称，我们只需将右半部分 $[0,+\infty)$ 讨论的结果列表如下：

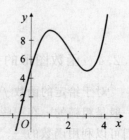

图 3-17

表 3-6

x	0	$(0,1)$	1	$(1,+\infty)$
$f'(x)$	0	$-$	$-$	$-$
$f''(x)$	$-$	$-$	0	$+$
$y=f(x)$	极大值 0.399	↓ ∩	拐点$(1,0.242)$	↓ ∪

根据极值、拐点、增减区间、凹凸区间，作出如图 3-18 所示图形. 这条草帽形曲线也称高斯(Gauss)曲线，在概率统计中要用到它.

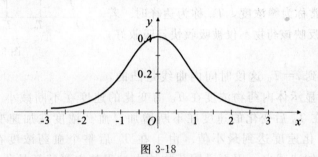

图 3-18

例 16 C-t 曲线的性态分析：

如果口服药后，体内血药浓度的变化关系是

$$C(t)=A(e^{-k_e t}-e^{-k_a t})$$

这里 A、k_e、$k_a(k_e、k_a>0)$ 为参数. 根据函数绘制图形：

(1) 定义域为 $(0,+\infty)$；

(2) 求 $C(t)$ 的一、二阶导数

$$C'(t)=A(-k_e e^{-k_e t}+k_a e^{-k_a t})$$

$$C''(t)=A(k_e^2 e^{-k_e t}-k_a^2 e^{-k_a t})$$

(3) 求 $C(t)$ 的一、二阶导数等于零的解

由 $C'(t)=0$，解得 $t=T_m=\dfrac{\ln\dfrac{k_a}{k_e}}{k_a-k_e}$

由 $C''(t)=0$，解得 $t=T_0=2\dfrac{\ln\dfrac{k_a}{k_e}}{k_a-k_e}=2T_m$

(4) 因为 $\lim\limits_{t\to\infty}C(t)=0$，所以 $C=0$ 是曲线的水平渐近线

(5) 列出药时曲线的性态特征表（表 3-7）

表 3-7

范围	$(0,T_m)$	T_m	(T_m,T_0)	T_0	$(T_0,+\infty)$
$C'(t)$	$+$	0	$-$	$-$	$-$
$C''(t)$	$-$	$-$	$-$	0	$+$
曲线性态	凸增	最大值	凸减	拐点	凹减

按表中列出的曲线性态特征,可绘出药时曲线图(图 3-19).

根据曲线的性态特征分析体内血药过程的性质及其意义,可知:

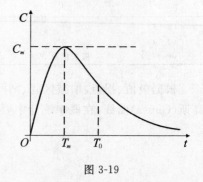

图 3-19

(1)服药后,体内血药浓度的变化规律是:从 0 到 T_m 这段时间内体内药物浓度不断增高,T_m 以后逐渐减少.

(2)服药后到 T_m 时,体内药物浓度达到最大值 $C(T_m)=C_m$,通常称为峰浓度,T_m 称为达峰时. 若 T_m 小 C_m 大,则反映该药物不仅被吸收快且吸收好,有速效之优点.

(3)服药后到 $t=T_0$ 这段时间内曲线是凸的,其后为凹的. 这显示体内药物浓度在 T_0 前变化的速度在不断减小(即血药浓度在减速变化),而在 T_0 后变化的速度在不断增加(血药浓度在加速变化),在 $t=T_0$ 处血药浓度的变化速度达到最小值. 由于在 T_0 后整个血药浓度在不断减少,所以,血药浓度在加速减少,因而说明药物体内过程的主要特征是药物的消除,故通常把 $t=T_0$ 后的这段时间的体内过程称为药物的消除相,$t=T_0$ 是药物消除相的标志和起点.

(4)当 $t \to \infty$ 时,$C(t) \to 0$,即渐近线是时间轴,表明药物最终全部从体内消除.

3.3　函数展为幂级数

3.3.1　用多项式近似表示函数

随着生产和科学技术的不断发展,需要分析的函数关系也日趋复杂,有些函数由于它的复杂性,不方便进行理论分析,也难于按照需要进行计算. 甚至我们熟悉的对数函数和三角函数等也不能直接进行数值计算. 这样很自然地就提出一个问题:能否构造一个比较简单的函数去代替原来的函数,以便在允许的精确度之下,使计算大为简化,或使计算得以进行. 多项式是结构上最简单而运算上又较容易的一种函数,对它进行微分和积分运算都很方便,所以,如果能用一个多项式近似表示一个函数,将会给理论分析和计算带来很大方便. 我们现在的问题是:对给定的函数 $f(x)$,如何寻找一个在指定点 x_0 附近与 $f(x)$ 很近似的多项式. 不妨设此多项式的形式为

$$p_n(x)=a_0+a_1(x-x_0)+a_2(x-x_0)^2+\cdots+a_n(x-x_0)^n$$

下面讨论如何确定这个多项式.

我们在 2.4.4 的讨论中知道,若函数 $f(x)$ 在点 x_0 可微,则对于 x_0 附近的任何点 x,有

$$f(x) \approx f(x_0)+f'(x_0)(x-x_0)$$

其误差是一个较 $\Delta x = x - x_0$ 为高阶的无穷小，这里 $p_1(x) = f(x_0) + f'(x_0)(x - x_0)$ 是一次多项式，在几何上 $y = f(x_0) + f'(x_0)(x - x_0)$ 正是曲线 $f(x)$ 在点 $(x_0, f(x_0))$ 处的切线，因此这是用直线近似代替曲线，通常称多项式 $p_1(x)$ 是函数 $f(x)$ 的一阶（线性）近似. 显然一阶近似比较粗糙.

如果要提高近似程度，比如要使误差是一个较 $\Delta x = x - x_0$ 高二阶、三阶甚至更高阶的无穷小量，那么这个多项式又该如何构造呢？对此我们从几何上来作一个分析，在几何上，$y = p_n(x)$ 与 $y = f(x)$ 代表两条曲线，要使 $p_n(x)$ 在 x_0 附近与 $f(x)$ 很近似，首先要求这两条曲线交于点 $(x_0, f(x_0))$，即要求满足

$$p_n(x_0) = f(x_0)$$

要想这两条曲线在点 $(x_0, f(x_0))$ 附近靠得更近，显然应该进一步要求它们在点 $(x_0, f(x_0))$ 有公切线，即应同时满足

$$p_n(x_0) = f(x_0), \quad p'_n(x_0) = f'(x_0)$$

满足这两个条件的多项式 $p_n(x)$ 可以有很多，它们与曲线 $y = f(x)$ 在点 $(x_0, f(x_0))$ 都有公切线，但与 $y = f(x)$ 的靠近程度可以有很大差别. 要想从中找出靠得更近的曲线，自然要找与曲线 $y = f(x)$ 有同一弯曲方向且有相同弯曲程度的那条曲线. 我们知道符合这个要求的条件是 $p''_n(x_0) = f''(x_0)$，即要想曲线 $y = p_n(x)$ 与曲线 $y = f(x)$ 在点 $(x_0, f(x_0))$ 附近靠得更近，就要求 $p_n(x)$ 同时满足

$$p_n(x_0) = f(x_0), \quad p'_n(x_0) = f'(x_0), \quad p''_n(x_0) = f''(x_0)$$

由此可以推想，如果 $p_n(x)$ 与 $f(x)$ 在点 x_0 的三阶导数，以至更高阶的导数都相等，即

$$p_n(x_0) = f(x_0), \quad p'_n(x_0) = f'(x_0), \cdots, p_n^{(n)}(x_0) = f^{(n)}(x_0)$$

那么在点 $(x_0, f(x_0))$ 附近曲线 $y = p_n(x)$ 与曲线 $y = f(x)$ 靠近程度就会更高.

按照这个要求，我们就可以构造出所需要的多项式. 由

$$p_n(x) = a_0 + a_1(x - x_0) + a_2(x - x_0)^2 + \cdots + a_n(x - x_0)^n$$

得 $p_n(x_0) = a_0$，$p'_n(x_0) = a_1$，$p''_n(x_0) = 2!a_2$，$\cdots$，$p_n^{(n)}(x_0) = n!a_n$

这样，上面所说 $p_n(x)$ 应该满足的条件就变成

$$a_0 = f(x_0), a_1 = f'(x_0), 2!a_2 = f''(x_0), \cdots, n!a_n = f^{(n)}(x_0)$$

由此得出

$$a_0 = f(x_0), a_1 = f'(x_0), a_2 = \frac{f''(x_0)}{2!}, \cdots, a_n = \frac{f^{(n)}(x_0)}{n!}$$

于是对给定的函数 $f(x)$ 所要寻求的多项式为

$$p_n(x) = f(x_0) + f'(x_0)(x - x_0) + \frac{f''(x_0)}{2!}(x - x_0)^2 + \cdots + \frac{f^{(n)}(x_0)}{n!}(x - x_0)^n$$

这时 $f(x) \approx f(x_0) + f'(x_0)(x - x_0) + \frac{f''(x_0)}{2!}(x - x_0)^2 + \cdots + \frac{f^{(n)}(x_0)}{n!}(x - x_0)^n$

其中 $(x - x_0)$ 充分小，称 $p_n(x)$ 为 $f(x)$ 的 n 阶近似. 特别当 $x_0 = 0$，$|x|$ 充分小时，有

$$f(x) \approx f(0) + \frac{f'(0)}{1!}x + \frac{f''(0)}{2!}x^2 + \cdots + \frac{f^{(n)}(0)}{n!}x^n$$

例 1　求出 $y = \sin x$ 在 $x = 0$ 附近的近似式.

解　设 $f(x) = \sin x$，则

$$f'(x) = \cos x = \sin\left(x + \frac{\pi}{2}\right)$$

$$f''(x) = \cos\left(x + \frac{\pi}{2}\right) = \sin\left(x + 2 \cdot \frac{\pi}{2}\right)$$

$$f'''(x) = \cos(x + \pi) = \sin\left(x + 3 \cdot \frac{\pi}{2}\right)$$

$$\cdots\cdots$$

$$f^{(n)}(x) = \sin\left(x + n \cdot \frac{\pi}{2}\right)$$

把 $x = 0$ 依次代入上述各式，得

$$f(0) = 0, f'(0) = 1, f''(0) = 0, f'''(0) = -1$$

$$f^{(4)}(0) = 0, f^{(5)}(0) = 1, f^{(6)}(0) = 0, f^{(7)}(0) = -1$$

$$\cdots\cdots$$

所以　　　$$\sin x \approx x - \frac{x^3}{3!} + \frac{x^5}{5!} - \frac{x^7}{7!} + \frac{x^9}{9!} - \cdots + (-1)^k \frac{x^{2k+1}}{(2k+1)!}$$

$$p_1(x) = p_2(x) = x$$

$$p_3(x) = p_4(x) = x - \frac{x^3}{3!} = x - \frac{x^3}{6}$$

$$p_5(x) = p_6(x) = x - \frac{x^3}{3!} + \frac{x^5}{5!}$$

$$= x - \frac{x^3}{6} + \frac{x^5}{120}$$

$$\cdots\cdots$$

下面是 $\sin x$ 的常用近似式：

$$\sin x \approx x$$

$$\sin x \approx x - \frac{x^3}{6}$$

$$\sin x \approx x - \frac{x^3}{6} + \frac{x^5}{120}$$

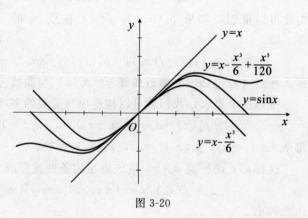

图 3-20

这三个近似式的精确度是依次提高的，它们与函数 $\sin x$ 的图形位置关系如图 3-20 所示，我们可以从图形上去理解它们之间的近似关系.

3.3.2　常用的几个函数的幂级数展开式

1. 幂级数

设已给数列 u_1，u_2，$\cdots$，u_n，$\cdots$，则式子

$$u_1 + u_2 + \cdots + u_n + \cdots = \sum_{n=1}^{\infty} u_n$$

称为**无穷级数**，或简称**级数**. 第 n 项 u_n 称为**通项**或**一般项**.

如果级数的每一项都是常数，这级数称为**常数项级数**或**数项级数**；如果级数的每一项都是函数，这级数叫做**函数项级数**. 即为

$$u_1(x) + u_2(x) + u_3(x) + \cdots + u_n(x) + \cdots = \sum_{n=1}^{\infty} u_n(x)$$

特别地，函数项级数中每一项都是幂函数，则此函数项级数叫做**幂级数**. 形如

$$a_0 + a_1 x + a_2 x^2 + \cdots + a_n x^n + \cdots = \sum_{n=0}^{\infty} a_n x^n$$

或

$$a_0 + a_1(x - x_0) + a_2(x - x_0)x^2 + \cdots + a_n(x - x_0)^n + \cdots = \sum_{n=0}^{\infty} a_n(x - x_0)^n$$

2. $f(x)$ 的幂级数展开式

前面指出，在 $x = 0$ 的附近可以用多项式 $p_n(x)$ 来近似代替函数 $f(x)$，并且近似式

$$f(x) \approx f(0) + \frac{f'(0)}{1!}x + \frac{f''(0)}{2!}x^2 + \cdots + \frac{f^{(n)}(0)}{n!}x^n$$

中，n 越大，近似的精确度越高. 当 n 无限增大时，$p_n(x)$ 就变成一个具有无限多项的"多项式"，即为一个幂级数.

$$f(0) + \frac{f'(0)}{1!}x + \frac{f''(0)}{2!}x^2 + \cdots + \frac{f^{(n)}(0)}{n!}x^n + \cdots = \sum_{n=0}^{\infty} \frac{f^{(n)}(0)}{n!}x^n$$

如果等式

$$f(x) = f(0) + \frac{f'(0)}{1!}x + \frac{f''(0)}{2!}x^2 + \cdots + \frac{f^{(n)}(0)}{n!}x^n + \cdots$$

成立，则称等式右端为**函数** $f(x)$ **在点** $x = 0$ **处的幂级数展开式**.

例 2 将函数 $f(x) = \dfrac{1}{1-x}$ 展为幂级数.

解 $f'(x) = \dfrac{1}{(1-x)^2}$, $f''(x) = \dfrac{1 \cdot 2}{(1-x)^3} = \dfrac{2!}{(1-x)^3}$

$f'''(x) = \dfrac{3!}{(1-x)^4}$, $\cdots$, $f^{(n)}(x) = \dfrac{n!}{(1-x)^{n+1}}$

所以 $f(0) = 1$, $f'(0) = 1$, $f''(0) = 2!$, $f'''(0) = 3!$, $\cdots$, $f^{(n)}(0) = n!$

由此得

$$p_n(x) = 1 + x + x^2 + \cdots + x^n$$

在 $x=0$ 附近，用 $p_n(x)$ 近似代替 $f(x)$ 得

$$\frac{1}{1-x}\approx 1+x+x^2+\cdots+x^n$$

现在我们来讨论 $f(x)$ 与 $p_n(x)$ 的差，它叫做余项. 用 $R_n(x)$ 表示.

$$R_n(x)=f(x)-p_n(x)=\frac{1}{1-x}-(1+x+x^2+\cdots+x^n)$$

$$=\frac{1}{1-x}-\frac{1-x^{n+1}}{1-x}=\frac{x^{n+1}}{1-x}$$

当 $|x|<1$ 时，$\lim\limits_{n\to\infty}R_n(x)=\lim\limits_{n\to\infty}\dfrac{x^{n+1}}{1-x}=0$

所以 $\qquad\lim\limits_{n\to\infty}[f(x)-p_n(x)]=\lim\limits_{n\to\infty}\left[\dfrac{1}{1-x}-(1+x+x^2+\cdots+x^n)\right]=0$

即 $\qquad\qquad\dfrac{1}{1-x}=\lim\limits_{n\to\infty}(1+x+x^2+\cdots+x^n)$

或 $\qquad\qquad\dfrac{1}{1-x}=1+x+x^2+\cdots+x^n+\cdots\quad(-1<x<1)$

这表明当 $-1<x<1$ 时，函数 $\dfrac{1}{1-x}$ 可以展为幂级数. 这时，我们说幂级数 $1+x+x^2+\cdots+x^n+\cdots$ 收敛于 $\dfrac{1}{1-x}$. 区间 $(-1,1)$ 叫做收敛区间，它表示公式的适用范围.

3. 常用的几个函数的幂级数展开式

(1) 正弦函数的展开式（x 以弧度表示）

$$\sin x=x-\frac{x^3}{3!}+\frac{x^5}{5!}-\frac{x^7}{7!}+\frac{x^9}{9!}-\cdots+(-1)^n\frac{x^{2n+1}}{(2n+1)!}+\cdots\quad(-\infty<x<+\infty)$$

(2) 余弦函数的展开式（x 以弧度表示）

$$\cos x=1-\frac{x^2}{2!}+\frac{x^4}{4!}-\frac{x^6}{6!}+\frac{x^8}{8!}-\cdots+(-1)^n\frac{x^{2n}}{(2n)!}+\cdots\quad(-\infty<x<+\infty)$$

(3) 指数函数 e^x 的展开式

$$e^x=1+x+\frac{x^2}{2!}+\frac{x^3}{3!}\cdots+\frac{x^n}{n!}+\cdots\quad(-\infty<x<+\infty)$$

(4) $\ln(1+x)$ 的展开式

$$\ln(1+x)=x-\frac{x^2}{2}+\frac{x^3}{3}-\frac{x^4}{4}+\cdots+(-1)^{n+1}\frac{x^n}{n}+\cdots\quad(-1<x\leqslant 1)$$

(5) $(1+x)^\alpha$ 的展开式（α 是常数）

$$(1+x)^\alpha=1+\alpha x+\frac{\alpha(\alpha-1)}{2!}x^2+\cdots+\frac{\alpha(\alpha-1)\cdots(\alpha-n+1)}{n!}x^n+\cdots\quad(-1<x<1)$$

特别是当 α 为正整数 n 时，由于这时 $f^{(n)}(x)=n(n-1)\cdots3\cdot2\cdot1=n!$ 是一常数，所以

第$n+1$阶以后的导数为零，因此 $(1+x)^n$ 的展开式只有 $n+1$ 项．变成一个 n 次多项式，即

$$(1+x)^n=1+nx+\frac{n(n-1)}{2!}x^2+\cdots+\frac{n(n-1)(n-2)}{3!}x^3+\cdots+x^n$$

这就是初等数学中大家熟知的二项式定理．

例3 计算 e 的近似值．

解 由 $e^x=1+x+\frac{x^2}{2!}+\frac{x^3}{3!}\cdots+\frac{x^n}{n!}+\cdots$ $\quad(-\infty<x<+\infty)$

令 $x=1$，得 $e=1+1+\frac{1}{2!}+\frac{1}{3!}+\cdots+\frac{1}{n!}+\cdots$

若取 $n=6$，算得

$$\frac{1}{3!}=0.1667,\quad \frac{1}{4!}=0.0417,\quad \frac{1}{5!}=0.0083,\quad \frac{1}{6!}=0.0014$$

所以 $\qquad\qquad e=2+\frac{1}{2!}+\frac{1}{3!}+\frac{1}{4!}+\frac{1}{5!}+\frac{1}{6!}=2.7181$

例4 常用对数表的编制．

解 $\ln(1+x)=x-\frac{x^2}{2}+\frac{x^3}{3}-\frac{x^4}{4}+\cdots$ $\quad(-1<x\leqslant 1)$

在上式中以 $-x$ 替代 x，得

$$\ln(1-x)=-x-\frac{x^2}{2}-\frac{x^3}{3}-\frac{x^4}{4}\cdots$$

两式相减，得

$$\ln\frac{1+x}{1-x}=2\left(x+\frac{x^3}{3}+\frac{x^5}{5}+\cdots\right)$$

令 $x=\frac{1}{2N+1}$，其中 N 是任意自然数，因为

$$\frac{1+x}{1-x}=\frac{1+\frac{1}{2N+1}}{1-\frac{1}{2N+1}}=\frac{N+1}{N}$$

所以 $\qquad \ln\frac{N+1}{N}=2\left[\frac{1}{2N+1}+\frac{1}{3(2N+1)^3}+\frac{1}{5(2N+1)^5}+\cdots\right]$

或 $\qquad \ln(N+1)=\ln N+2\left[\frac{1}{2N+1}+\frac{1}{3(2N+1)^3}+\frac{1}{5(2N+1)^5}+\cdots\right]$

若取 $N=1,2,3,\cdots$，就可以得到 $\ln 2,\ln 3,\ln 4,\cdots$ 值（注意 $\ln 1=0$）．即

$$\ln 2=2\left[\frac{1}{3}+\frac{1}{3}\cdot\frac{1}{3^3}+\frac{1}{5}\cdot\frac{1}{3^5}+\cdots\right]\approx 0.6931$$

$$\ln 3=\ln 2+2\left[\frac{1}{5}+\frac{1}{3}\cdot\frac{1}{5^3}+\frac{1}{5}\cdot\frac{1}{5^5}+\cdots\right]\approx 1.0985$$

……

利用换底公式 $\lg N = \dfrac{1}{\ln 10} \cdot \ln N = 0.4343 \ln N$，便求得

$$\lg 2 = 0.4343 \cdot \ln 2 = 0.4343 \times 0.6931 = 0.3010$$
$$\lg 3 = 0.4343 \cdot \ln 3 = 0.4343 \times 1.0985 = 0.4771$$

从而编制出常用对数表.

习　题　3

1. 验证拉格朗日中值定理对函数 $y = 4x^3 - 5x^2 + x - 2$ 在区间 $[0,1]$ 上的正确性.

2. 在 $0 < a < b$、$n > 1$ 时，证明 $na^{n-1}(b-a) < b^n - a^n < nb^{n-1}(b-a)$.

3. 求下列极限.

① $\lim\limits_{x \to a} \dfrac{x^m - a^m}{x^n - a^n}$；

② $\lim\limits_{x \to 0} \dfrac{e^{x^2} - 1}{\cos x - 1}$；

③ $\lim\limits_{x \to 0} \dfrac{a^x - b^x}{x}$；

④ $\lim\limits_{y \to 0} \dfrac{e^y + \sin y - 1}{\ln(1 + y)}$；

⑤ $\lim\limits_{x \to +\infty} \dfrac{x^n}{e^x} \ (n \in \mathrm{I})$；

⑥ $\lim\limits_{x \to +\infty} \dfrac{\ln x}{e^x}$.

4. 验证 $\lim\limits_{x \to \infty} \dfrac{x - \sin x}{x + \sin x}$ 存在，但不能用洛必达法则计算.

5. 求下列极限.

① $\lim\limits_{x \to 0} x \cot 2x$；

② $\lim\limits_{x \to 1} \left(\dfrac{x}{x-1} - \dfrac{1}{\ln x} \right)$；

③ $\lim\limits_{x \to \frac{\pi}{2}^-} (\cos x)^{\frac{\pi}{2} - x}$；

④ $\lim\limits_{x \to 1} x^{\frac{1}{1-x}}$；

⑤ $\lim\limits_{x \to 0} x^2 e^{\frac{1}{x^2}}$；

⑥ $\lim\limits_{x \to 0^+} x^{\sin x}$.

6. 求下列各函数的单调区间.

① $f(x) = x^3 - 3x + 2$；

② $y = (x-1)(x+1)^3$；

③ $y = \dfrac{10}{4x^3 - 9x^2 + 6x}$；

④ $y = x - \ln(x+1)$.

7. 求下列各函数的极值.

① $y = 2x^3 - 3x^2$；

② $y = x + \dfrac{a^2}{x} \ (a > 0)$；

③ $f(x) = (x-1)^3 (2x+3)^2$；

④ $y = x - \ln(x^2 + 1)$.

8. 求下列各函数的最值.

① $y = (x^2 - 1)^3 + 1, [-2, 1]$；

② $y = x^5 - 5x^4 + 5x^3 + 1, [-1, 2]$；

③ $y = \sqrt{100 - x^2}, [-6, 8]$；

④ $y = 3^x, [-1, 4]$.

9. 肌肉或皮下注射后, 血药浓度为 $y = \dfrac{A}{a_2 - a_1}(e^{-a_1 t} - e^{-a_2 t})$, 其中 $A > 0$, $0 < a_1 < a_2$. 求血药浓度的最大值.

10. 某厂有一个圆柱形油罐, 直径 6m、高 2m, 想用车高 1.5m、吊臂长 15m 的汽车吊把油罐吊到 6.5m 高的柱子上去安装. 试问, 能不能吊上去?

11. 求曲线 $y = x^3 - 5x^2 + 3x - 5$ 的凹凸区间和拐点.

12. 作出下列函数图形.

① $y = 2x^3 - 3x^2$;   ② $y = x^4 - 2x^2 - 5$;

③ $y = x + x^{-1}$;   ④ $y = \dfrac{x^2}{1+x}$.

13. 把下列函数展开为幂级数.

① $y = e^{-x^2}$;   ② $y = \sin(x+a)$.

14. 用幂级数展开式证明欧拉公式, 即 $e^{ix} = \cos x + i\sin x$.

4　不定积分

我们知道在数学运算上，有许多运算互为逆运算. 这不仅是数学理论本身完整性的需要，更重要的是许多实际问题的解决提出了这种需要. 正如有加法就有它的逆运算减法、有乘法就有它的逆运算除法一样，微分法也有它的逆运算——积分法. 不定积分是积分学中的重要一类.

4.1　不定积分的概念与性质

4.1.1　原函数

如某物体的运动规律由方程

$$s = f(t)$$

给出，其中 t 是时间，s 是物体经过的路程，函数 $f(t)$ 对 t 的导数

$$v = f'(t)$$

就是物体运动在时刻 t 的瞬时速度.

但是在力学中时常遇到相反的问题，如果已知物体的运动速度 v（就是已知函数 $f'(t)$），求物体的运动规律（就是求函数 $f(t)$）.

定义 1　设 $f(x)$ 是定义在某区间上的已知函数，如果存在一个函数 $F(x)$，对于该区间上每一点都满足

$$F'(x) = f(x) \quad \text{或} \quad \mathrm{d}F(x) = f(x)\mathrm{d}x$$

则称函数 $F(x)$ 是已知函数 $f(x)$ 在该区间上的一个**原函数.**

例如，运动规律

$$s = \frac{1}{2}gt^2 \quad （g \text{ 是常数}）$$

是速度 $v = gt$ 的原函数. 因为 $\left(\frac{1}{2}gt^2\right)' = gt$.

显然运动规律 $\frac{1}{2}gt^2 + 3$，$\frac{1}{2}gt^2 - 2$，或一般的 $\frac{1}{2}gt^2 + C$（C 是任意常数）也都是 $v = gt$ 的原函数，因为它们的导数都是 gt.

又如

$$(-\cos x)' = \sin x$$
$$(-\cos x + 3)' = \sin x$$

所以，函数 $-\cos x$，$(-\cos x + 3)$ 都是函数 $\sin x$ 的原函数.

综上所述，如果在区间 (a,b) 上 $f(x)$ 有原函数，则原函数不是唯一的. 若 $F(x)$ 是 $f(x)$ 的一个原函数，即 $F'(x)=f(x)$，因为 $[F(x)+C]'=f(x)$（C 是任意常数），所以 $F(x)+C$ 也是 $f(x)$ 的原函数. 由 C 的任意性可知，如果 $f(x)$ 有一个原函数 $F(x)$，则它一定有无穷多个形如 $F(x)+C$ 的原函数.

反过来，假设 $\Phi(x)$ 也是 $f(x)$ 的一个原函数，那么 $\Phi'(x)=f(x)$. 但已知 $F'(x)=f(x)$，所以 $\Phi'(x)=F'(x)$，于是有

$$[\Phi(x)-F(x)]'=\Phi'(x)-F'(x)=f(x)-f(x)=0$$

由微分中值定理的推论知

$$\Phi(x)-F(x)=C$$

即

$$\Phi(x)=F(x)+C$$

因此，若 $F(x)$ 是 $f(x)$ 的一个原函数，则函数族 $F(x)+C$ 包含了 $f(x)$ 的所有原函数，也就是说，$f(x)$ 的原函数必是 $F(x)+C$ 的形式，它们彼此之间只相差一个常数.

4.1.2　不定积分的概念

定义 2　函数 $f(x)$ 的原函数的全体 $F(x)+C$ 称 $f(x)$ 的**不定积分**，记作

$$\int f(x)\mathrm{d}x$$

其中符号"$\int$"称**积分号**，它表示积分运算；$f(x)\mathrm{d}x$ 称**被积表达式**；$f(x)$ 称**被积函数**；x 称**积分变量**.

据上面的定义可知，若 $F(x)$ 是 $f(x)$ 的一个原函数，则 $f(x)$ 的不定积分 $\int f(x)\mathrm{d}x$ 就是它的原函数的全体 $F(x)+C$，即

$$\int f(x)\mathrm{d}x=F(x)+C$$

其中任意常数 C 称**积分常数**. 因此，求不定积分时只需求出它的一个原函数，然后再加上任意常数 C 就行了.

求已知函数的原函数的方法称为不定积分法或简称积分法. 由于求原函数（或不定积分）与求导数是两种互逆的运算，我们就说积分法是微分法的逆运算.

4.1.3　不定积分的几何意义

若 $F(x)$ 是 $f(x)$ 的一个原函数，$y=F(x)$ 的图形为曲线 AB（图 4-1 所示），称为函数 $f(x)$ 的**积分曲线**.

对于 $y=\int f(x)\mathrm{d}x=F(x)+C$ 的图形，因它们在点

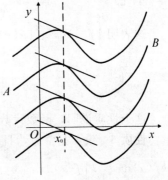

图 4-1

$(x_0, F(x_0))$ 处切线斜率均为 $F'(x)$，故这些曲线在点 $(x_0, F(x_0)+C)$ 处的切线是相互平行的. 所以 $y = \int f(x)\mathrm{d}x = F(x)+C$ 的图形，可由曲线 AB 沿 y 轴方向平行移动一段距离 $|C|$ 而得到. 当 $C>0$ 时，曲线向上移动 C 个单位；当 $C<0$ 时，曲线向下移动 $|C|$ 个单位，从而得到无穷多条积分曲线，这些积分曲线称为 $f(x)$ 的**积分曲线族**.

4.1.4　不定积分的简单性质

由不定积分的定义，我们很容易得到如下的一些性质.

性质 1　由定义知

$$\frac{\mathrm{d}}{\mathrm{d}x}\int f(x)\mathrm{d}x = f(x) \text{ 或 } \mathrm{d}\int f(x)\mathrm{d}x = f(x)\mathrm{d}x$$

也就是说，一个函数先积分后求导，仍然等于这个函数.

性质 2　由定义可知

$$\int f'(x)\mathrm{d}x = f(x)+C \text{ 或 } \int \mathrm{d}f(x) = f(x)+C$$

这说明，一个函数先微分后积分，等于这个函数加上任意常数.

性质 1 和性质 2 充分表明了微分运算与积分运算是一对互逆运算.

性质 3　如果 $\int f(x)\mathrm{d}x = F(x)+C$，$u$ 为 x 的任何可微函数，则有

$$\int f(u)\mathrm{d}u = F(u)+C$$

此性质称为积分形式的**不变性**，可由微分形式不变性推之.

性质 4　$\int [f(x) \pm g(x)]\mathrm{d}x = \int f(x)\mathrm{d}x \pm \int g(x)\mathrm{d}x$

证　将上式右端求导得

$$\left[\int f(x)\mathrm{d}x \pm \int g(x)\mathrm{d}x\right]' = \left[\int f(x)\mathrm{d}x\right]' \pm \left[\int g(x)\mathrm{d}x\right]' = f(x) \pm g(x)$$

这表明 $\int f(x)\mathrm{d}x \pm \int g(x)\mathrm{d}x$ 是 $f(x) \pm g(x)$ 的原函数的全体.

于是

$$\int [f(x) \pm g(x)]\mathrm{d}x = \int f(x)\mathrm{d}x \pm \int g(x)\mathrm{d}x$$

这个性质说明，函数代数和的不定积分等于它们不定积分的代数和.

性质 5　设 k 是常数，且 $k \neq 0$，则

$$\int kf(x)\mathrm{d}x = k\int f(x)\mathrm{d}x$$

证明类似性质 4，这个性质说明常数因子可从积分号内提出.

4.2 不定积分的基本公式

4.2.1 基本公式

我们已经知道，求不定积分是求导数的逆运算，因此把求微分的基本公式逆过来，就得到相应的不定积分的基本公式.

$$\int 0 \mathrm{d}x = C \qquad\qquad \int \mathrm{d}x = x + C$$

$$\int x^{\mu} \mathrm{d}x = \frac{1}{\mu+1}x^{\mu+1} + C \,(\mu \neq -1) \qquad \int \frac{1}{x}\mathrm{d}x = \ln\mid x \mid + C$$

$$\int \mathrm{e}^x \mathrm{d}x = \mathrm{e}^x + C \qquad\qquad \int a^x \mathrm{d}x = \frac{a^x}{\ln a} + C$$

$$\int \cos x \mathrm{d}x = \sin x + C \qquad\qquad \int \sin x \mathrm{d}x = -\cos x + C$$

$$\int \sec^2 x \mathrm{d}x = \tan x + C \qquad\qquad \int \csc^2 x \mathrm{d}x = -\cot x + C$$

$$\int \frac{1}{\sqrt{1-x^2}}\mathrm{d}x = \arcsin x + C \qquad \int \frac{1}{1+x^2}\mathrm{d}x = \arctan x + C$$

$$\int \sec x \tan x \mathrm{d}x = \sec x + C \qquad \int \csc x \cot x \mathrm{d}x = -\csc x + C$$

需要说明的是公式 $\int \frac{1}{x}\mathrm{d}x = \ln|x| + C$. 在导数公式中自变量 $x \in (0, \infty)$，但在积分公式中 x 的定义域是 $x \neq 0$. 可以验证无论 $x > 0$ 或 $x < 0$，都有 $\int \frac{1}{x}\mathrm{d}x = \ln|x| + C$.

4.2.2 直接积分法

直接运用或经过适当恒等变换后运用基本积分公式和不定积分的性质进行积分的方法，称为直接积分法.

例 1 求 $\int \sqrt[3]{x}(x^2 + 4)\mathrm{d}x$.

解 原式 $= \int (x^{\frac{7}{3}} + 4x^{\frac{1}{3}})\mathrm{d}x = \int x^{\frac{7}{3}}\mathrm{d}x + \int 4x^{\frac{1}{3}}\mathrm{d}x = \frac{3}{10}x^{\frac{10}{3}} + C_1 + 4 \times \frac{3}{4}x^{\frac{4}{3}} + C_2$

$$= \frac{3}{10}x^{\frac{10}{3}} + 3x^{\frac{4}{3}} + C$$

从本例的计算可见，凡分项积分后每个不定积分的结果都含有一个任意常数，但由于常数与常数之和仍是常数，因此只要总的写一个任意常数即可.

另外，检验积分结果正确与否，只要把结果求导，看导数是否等于被积函数. 若相等，积分正确，否则不正确. 例如，对例 1 结果求导有：

$$\left(\frac{3}{10}x^{\frac{10}{3}} + 3x^{\frac{4}{3}} + C\right)' = x^{\frac{7}{3}} + 4x^{\frac{1}{3}} = \sqrt[3]{x}(x^2 + 4)$$

求导后正好等于被积函数，故积分正确.

例 2　求 $\int \frac{(x-1)^3}{x^2}\mathrm{d}x$.

解　原式 $= \int \frac{x^3 - 3x^2 + 3x - 1}{x^2}\mathrm{d}x = \int \left(x - 3 + \frac{3}{x} - \frac{1}{x^2}\right)\mathrm{d}x$

$$= \int x\mathrm{d}x - 3\int \mathrm{d}x + 3\int \frac{1}{x}\mathrm{d}x - \int \frac{1}{x^2}\mathrm{d}x = \frac{1}{2}x^2 - 3x + 3\ln|x| + \frac{1}{x} + C$$

例 3　求 $\int \frac{x^4}{1+x^2}\mathrm{d}x$.

解　原式 $= \int \frac{x^4 - 1 + 1}{1 + x^2}\mathrm{d}x = \int (x^2 - 1)\mathrm{d}x + \int \frac{1}{1+x^2}\mathrm{d}x$

$$= \frac{1}{3}x^3 - x + \arctan x + C$$

例 4　求 $\int \frac{1+2x^2}{x^2(1+x^2)}\mathrm{d}x$.

解　原式 $= \int \frac{1 + x^2 + x^2}{x^2(1+x^2)}\mathrm{d}x = \int \frac{1}{x^2}\mathrm{d}x + \int \frac{1}{1+x^2}\mathrm{d}x = -\frac{1}{x} + \arctan x + C$

例 5　求 $\int \frac{1}{\sin^2 x\cos^2 x}\mathrm{d}x$.

解　原式 $= \int \frac{\sin^2 x + \cos^2 x}{\sin^2 x\cos^2 x}\mathrm{d}x = \int \sec^2 x\mathrm{d}x + \int \csc^2 x\mathrm{d}x = \tan x - \cot x + C$

例 6　求 $\int \sin^2 \frac{t}{2}\mathrm{d}t$.

解　原式 $= \int \frac{1}{2}(1 - \cos t)\mathrm{d}t = \frac{1}{2}\int \mathrm{d}t - \frac{1}{2}\int \cos t\mathrm{d}t = \frac{t}{2} - \frac{1}{2}\sin t + C$

4.3　两种积分法

　　利用不定积分的简单性质及基本公式，虽然能求出一些函数的不定积分，但毕竟是有限的，许多不定积分都不能用直接积分法解决. 因此，我们需要进一步掌握其它积分法则，以便求出更多的初等函数的积分.

4.3.1　换元积分法

　　所谓换元积分就是将积分变量作适当的变换，使被积式化成与某一基本公式相同的形式，从而求得原函数. 它是把复合函数求导法则反过来使用的一种积分法.

1. 第一类换元法（凑微分法）

首先考察两个例子：

例 1　求 $\int 2x\sin x^2\mathrm{d}x$.

解 原式 $= \int \sin x^2 (x^2)' \mathrm{d}x = \int \sin x^2 \mathrm{d}x^2 \xlongequal{\text{令 } u=x^2} \int \sin u \mathrm{d}u = -\cos u + C$

$$\xlongequal{\text{代回}} -\cos x^2 + C$$

例 2 求 $\int \dfrac{1}{x-1} \mathrm{d}x$.

解 原式 $= \int \dfrac{1}{x-1}(x-1)' \mathrm{d}x = \int \dfrac{1}{x-1} \mathrm{d}(x-1) \xlongequal{\text{令 } x-1=u} \int \dfrac{1}{u} \mathrm{d}u = \ln|u| + C$

$$\xlongequal{\text{代回}} \ln|x-1| + C$$

以上两例有一个共同的特点,被积函数可分离成 $g[\varphi(x)]\varphi'(x)$ 的形式,其中 $u = \varphi(x)$ 在某区间上可导,$g(u)$ 具有原函数 $G(u)$,则可以从 $\int g[\varphi(x)]\varphi'(x)\mathrm{d}x$ 的被积表达式中,凑 $\varphi'(x)\mathrm{d}x = \mathrm{d}\varphi(x)$ 变成新的微分,并令 $\varphi(x) = u$,然后对以积分变量为 u 的函数进行积分,即

$$\int f(x)\mathrm{d}x \xlongequal{\text{分离}} \int g[\varphi(x)]\varphi'(x)\mathrm{d}x \xlongequal{\text{凑成}} \int g[\varphi(x)]\mathrm{d}\varphi(x)$$

$$\xlongequal{\text{令 } u=\varphi(x)} \int g(u)\mathrm{d}u \xlongequal{\text{求积分}} G(u) + C \xlongequal{\text{代回 } u=\varphi(x)} G[\varphi(x)] + C$$

事实上,由复合函数的求导法则可得

$$\frac{\mathrm{d}\{G[\varphi(x) + C]\}}{\mathrm{d}x} = \frac{\mathrm{d}\{G[\varphi(x)]\}}{\mathrm{d}x} = \frac{\mathrm{d}G(u)}{\mathrm{d}u} \cdot \frac{\mathrm{d}u}{\mathrm{d}x}$$

$$= g(u) \cdot \frac{\mathrm{d}u}{\mathrm{d}x} = g[\varphi(x)]\varphi'(x) = f(x)$$

这就证明了上述结论.

例 3 求 $\int \sin 2x \mathrm{d}x$.

解 $\displaystyle\int \sin 2x \mathrm{d}x = \frac{1}{2}\int \sin 2x (2x)' \mathrm{d}x = \frac{1}{2}\int \sin 2x \mathrm{d}(2x)$

$$\xlongequal{\text{令 } u=2x} \frac{1}{2}\int \sin u \mathrm{d}u = -\frac{1}{2}\cos u + C = -\frac{1}{2}\cos 2x + C$$

另一种解法

$$\int \sin 2x \mathrm{d}x = \int 2\sin x \cos x \mathrm{d}x$$

$$= 2\int \sin x (\sin x)' \mathrm{d}x = 2\int \sin x \mathrm{d}(\sin x)$$

$$\xlongequal{\text{令 } u=\sin x} 2\int u \mathrm{d}u = u^2 + C \xlongequal{\text{代回}} \sin^2 x + C$$

使用了两种不同的换元,所得结果在形式上不一样. 但实际上 $-\dfrac{1}{2}\cos 2x = -\dfrac{1}{2}$ $(1 - 2\sin^2 x) = -\dfrac{1}{2} + \sin^2 x$,两结果之间只相差一个常数 $-\dfrac{1}{2}$. 因此,只要结果正确,没有必要把它们化为相同的形式.

在运算比较熟练之后，不必把中间的代换过程 $u=\varphi(x)$ 明确地写出来.

例 4 求 $\int\tan x\mathrm{d}x$.

解 原式 $=\int\dfrac{\sin x}{\cos x}\mathrm{d}x=-\int\dfrac{(\cos x)'}{\cos x}\mathrm{d}x=-\int\dfrac{\mathrm{d}(\cos x)}{\cos x}=-\ln|\cos x|+C$

例 5 求 $\int\dfrac{\ln x}{x}\mathrm{d}x$.

解 原式 $=\int\ln x\mathrm{d}(\ln x)=\dfrac{1}{2}(\ln x)^2+C$

例 6 求 $\int\dfrac{1}{x^2+a^2}\mathrm{d}x$.

解 原式 $=\dfrac{1}{a^2}\int\dfrac{\mathrm{d}x}{1+\left(\dfrac{x}{a}\right)^2}=\dfrac{1}{a}\int\dfrac{\mathrm{d}\left(\dfrac{x}{a}\right)}{1+\left(\dfrac{x}{a}\right)^2}=\dfrac{1}{a}\arctan\dfrac{x}{a}+C$

例 7 求 $\int\dfrac{1}{x^2-a^2}\mathrm{d}x$.

解 原式 $=\dfrac{1}{2a}\int\left(\dfrac{1}{x-a}-\dfrac{1}{x+a}\right)\mathrm{d}x=\dfrac{1}{2a}\left[\int\dfrac{\mathrm{d}(x-a)}{x-a}-\int\dfrac{\mathrm{d}(x+a)}{x+a}\right]$

$\qquad\quad=\dfrac{1}{2a}\ln\left|\dfrac{x-a}{x+a}\right|+C$

例 8 求 $\int\dfrac{\mathrm{d}x}{\sqrt{a^2-x^2}}$.

解 原式 $=\int\dfrac{\mathrm{d}\left(\dfrac{x}{a}\right)}{\sqrt{1-\left(\dfrac{x}{a}\right)^2}}=\arcsin\dfrac{x}{a}+C$

例 9 求 $\int\dfrac{1}{\sin x}\mathrm{d}x$.

解 原式 $=\int\dfrac{\mathrm{d}\left(\dfrac{x}{2}\right)}{\sin\dfrac{x}{2}\cos\dfrac{x}{2}}=\int\dfrac{\mathrm{d}\left(\dfrac{x}{2}\right)}{\tan\dfrac{x}{2}\cos^2\dfrac{x}{2}}=\int\dfrac{1}{\tan\dfrac{x}{2}}\mathrm{d}\left(\tan\dfrac{x}{2}\right)=\ln\left|\tan\dfrac{x}{2}\right|+C$

答案的另一种形式：

$$\ln\left|\tan\dfrac{x}{2}\right|+C=\ln\left|\dfrac{\sin x}{1+\cos x}\right|+C=\ln|\csc x-\cot x|+C$$

例 10 求 $\int\sec x\mathrm{d}x$.

解法 1 原式 $=\int\dfrac{1}{\cos x}\mathrm{d}x=\int\dfrac{\cos x}{\cos^2 x}\mathrm{d}x$

$\qquad\quad=\int\dfrac{\mathrm{d}(\sin x)}{1-\sin^2 x}=-\int\dfrac{\mathrm{d}(\sin x)}{\sin^2 x-1}=-\dfrac{1}{2}\ln\left|\dfrac{\sin x-1}{\sin x+1}\right|+C$

答案的另一种形式：

$$-\ln\left|\frac{\sin x-1}{\sin x+1}\right|^{\frac{1}{2}}+C=\ln\left|\frac{\sin x+1}{\sin x-1}\right|^{\frac{1}{2}}+C=\ln\left|\frac{(1+\sin x)^2}{1-\sin^2 x}\right|^{\frac{1}{2}}+C$$

$$=\ln\left|\frac{1+\sin x}{\cos x}\right|+C=\ln|\sec x+\tan x|+C$$

解法 2 原式 $=\displaystyle\int\frac{\sec x(\sec x+\tan x)\mathrm{d}x}{\sec x+\tan x}=\int\frac{\sec^2 x+\sec x\tan x}{\sec x+\tan x}\mathrm{d}x$

$$=\int\frac{\mathrm{d}(\sec x+\tan x)}{\sec x+\tan x}=\ln|\sec x+\tan x|+C$$

例 11 求 $\displaystyle\int\frac{\mathrm{d}x}{x^2+6x+10}$.

解 原式 $=\displaystyle\int\frac{\mathrm{d}(x+3)}{(x+3)^2+1}=\arctan(x+3)+C$

例 12 求 $\displaystyle\int\frac{\mathrm{d}x}{\sqrt{2+6x-9x^2}}$.

解 原式 $=\displaystyle\int\frac{\mathrm{d}x}{\sqrt{3-(3x-1)^2}}=\frac{1}{3}\int\frac{\mathrm{d}(3x-1)}{\sqrt{(\sqrt 3)^2-(3x-1)^2}}=\frac{1}{3}\arcsin\frac{3x-1}{\sqrt 3}+C$

例 13 求 $\displaystyle\int\tan^3 x\mathrm{d}x$.

解 原式 $=\displaystyle\int\tan x(\sec^2 x-1)\mathrm{d}x=\int\tan x\cdot\sec^2 x\mathrm{d}x-\int\tan x\mathrm{d}x$

$$=\int\tan x\mathrm{d}(\tan x)+\int\frac{\mathrm{d}(\cos x)}{\cos x}=\frac{1}{2}\tan^2 x+\ln|\cos x|+C$$

例 14 求 $\displaystyle\int\sin^3 x\cos^5 x\mathrm{d}x$.

解 原式 $=-\displaystyle\int(1-\cos^2 x)\cos^5 x\mathrm{d}(\cos x)=\int(\cos^7 x-\cos^5 x)\mathrm{d}(\cos x)$

$$=\frac{1}{8}\cos^8 x-\frac{1}{6}\cos^6 x+C$$

例 15 求 $\displaystyle\int\sin\alpha x\cdot\sin\beta x\mathrm{d}x$.

解 原式 $=-\dfrac{1}{2}\displaystyle\int[\cos(\alpha+\beta)x-\cos(\alpha-\beta)x]\mathrm{d}x$

$$=-\frac{1}{2}\left[\frac{1}{\alpha+\beta}\sin(\alpha+\beta)x-\frac{1}{\alpha-\beta}\sin(\alpha-\beta)x\right]+C$$

$$=\frac{1}{2(\alpha-\beta)}\sin(\alpha-\beta)x-\frac{1}{2(\alpha+\beta)}\sin(\alpha+\beta)x+C$$

通过以上例题，我们可以看到第一换元法中关键的一步是把被积表达式 $f(x)\mathrm{d}x$ 分离成两部分的乘积：一部分是中间变量 $u=\varphi(x)$ 的函数，即 $g[\varphi(x)]=g(u)$；另一部分是中间变量 $u=\varphi(x)$ 的微分，即 $\varphi'(x)\mathrm{d}x=\mathrm{d}\varphi(x)=\mathrm{d}u$，就是所说的凑微分.

常见的凑微分法可归纳为如下类型：

(1) $\displaystyle\int f(ax+b)\mathrm{d}x = \frac{1}{a}\int f(ax+b)\mathrm{d}(ax+b)$ $(a \neq 0)$

(2) $\displaystyle\int x^{\mu-1}f(x^{\mu})\mathrm{d}x = \frac{1}{\mu}\int f(x^{\mu})\mathrm{d}(x^{\mu})$ $(\mu \neq 0)$

(3) $\displaystyle\int \frac{f(\ln x)}{x}\mathrm{d}x = \int f(\ln x)\mathrm{d}(\ln x)$

(4) $\displaystyle\int f(\sin x)\cos x\,\mathrm{d}x = \int f(\sin x)\mathrm{d}\sin x$

(5) $\displaystyle\int \mathrm{e}^{x}f(\mathrm{e}^{x})\mathrm{d}x = \int f(\mathrm{e}^{x})\mathrm{d}(\mathrm{e}^{x})$

(6) $\displaystyle\int \frac{f(\tan x)}{\cos^{2}x}\mathrm{d}x = \int f(\tan x)\mathrm{d}(\tan x)$

(7) $\displaystyle\int \frac{f(\arctan x)}{1+x^{2}}\mathrm{d}x = \int f(\arctan x)\mathrm{d}(\arctan x)$

(8) $\displaystyle\int \frac{f(\arcsin x)}{\sqrt{1-x^{2}}}\mathrm{d}x = \int f(\arcsin x)\mathrm{d}(\arcsin x)$

2. 第二类换元法

在第一类换元法中，把 $\displaystyle\int f(x)\mathrm{d}x$ 中的 $f(x)$ 作变换 $\varphi(x)=u$，凑成 $g[\varphi(x)]\varphi'(x)$，从而转化为计算积分 $\displaystyle\int g(u)\mathrm{d}u$．第二类换元法则是从相反的方向处理问题：通过变换 $x=\psi(u)$，把积分 $\displaystyle\int f(x)\mathrm{d}x$ 转化为积分 $\displaystyle\int f[\psi(u)]\psi'(u)\mathrm{d}u$．若后者较容易计算，那么积分后，再把 $u=\psi^{-1}(x)$ 代回．此处 $\psi^{-1}(x)$ 是 $x=\psi(u)$ 的反函数，因此必须设 $\psi(u)$ 是单调、可导，且 $\psi'(u)\neq 0$．第二类换元法的过程如下：

$$\int f(x)\mathrm{d}x \xrightarrow{\ \text{令}\ x=\psi(u)\ } \int f[\psi(u)]\psi'(u)\mathrm{d}u \xrightarrow{\ \text{求积分}\ } F(u)+C \xrightarrow{\ \text{令}\ u=\psi^{-1}(x)\ } F[\psi^{-1}(x)]+C$$

由复合函数求导法可证明这一结论

$$\frac{\mathrm{d}\{F[\psi^{-1}(x)]\}}{\mathrm{d}x} = \frac{\mathrm{d}F}{\mathrm{d}u}\cdot\frac{\mathrm{d}u}{\mathrm{d}x} = f[\psi(u)]\psi'(u)\cdot\frac{1}{\psi'(u)} = f[\psi(u)] = f(x)$$

例 16 求 $\displaystyle\int \frac{1}{1+\sqrt{x}}\,\mathrm{d}x$．

解 设 $\sqrt{x}=u$，则 $x=u^{2}$，$\mathrm{d}x=2u\mathrm{d}u$，于是

$$原式 = \int \frac{2u\mathrm{d}u}{1+u} = 2\int \frac{1+u-1}{1+u}\mathrm{d}u = 2\left[\int \mathrm{d}u - \int \frac{\mathrm{d}u}{1+u}\right] = 2[u-\ln|1+u|]+C$$

$$= 2[\sqrt{x}-\ln(1+\sqrt{x})]+C$$

例 17 求 $\displaystyle\int \frac{x-1}{\sqrt[3]{3x+1}}\mathrm{d}x$．

解 设 $\sqrt[3]{3x+1}=u$，$u^{3}=3x+1$，则 $x=\dfrac{u^{3}-1}{3}$，$\mathrm{d}x=u^{2}\mathrm{d}u$，于是

$$原式 = \int \frac{\frac{u^3-1}{3}-1}{u} u^2 \mathrm{d}u = \frac{1}{3}\int (u^4 - 4u)\mathrm{d}u$$

$$= \frac{1}{15}u^5 - \frac{2}{3}u^2 + C = \frac{1}{15}(3x+1)^{\frac{5}{3}} - \frac{2}{3}(3x+1)^{\frac{2}{3}} + C$$

例 18 求 $\displaystyle\int \frac{\mathrm{d}x}{\sqrt{x}(1+\sqrt[3]{x})}$.

解 令 $x=u^6$, 则 $\mathrm{d}x=6u^5\mathrm{d}u$, $\sqrt{x}=u^3$, $\sqrt[3]{x}=u^2$, 于是

$$原式 = \int \frac{6u^5\mathrm{d}u}{u^3(1+u^2)} = 6\int \frac{u^2}{1+u^2}\mathrm{d}u = 6\int \frac{1+u^2-1}{1+u^2}\mathrm{d}u = 6u - 6\arctan u + C$$

$$= 6\sqrt[6]{x} - 6\arctan \sqrt[6]{x} + C$$

例 19 求 $\displaystyle\int \sqrt{a^2-x^2}\,\mathrm{d}x \quad (a>0)$.

解 为了去掉根号作三角代换, 设 $x=a\sin u$ $\left(-\frac{\pi}{2}<u<\frac{\pi}{2}\right)$, 则 $\sqrt{a^2-x^2}=a\cos u$, 而 $\mathrm{d}x=a\cos u\mathrm{d}u$. 于是

$$原式 = a^2\int \cos^2 u\mathrm{d}u = a^2\int \frac{1+\cos 2u}{2}\mathrm{d}u$$

$$= \frac{a^2}{2}\left[u + \frac{1}{2}\sin 2u\right] + C = \frac{a^2}{2}[u + \sin u\cos u] + C$$

为了将新变量 u 还原成 x, 可借助图 4-2 的直角三角形, 得

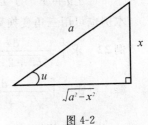

图 4-2

$$\sin u = \frac{x}{a}, \quad \cos u = \frac{\sqrt{a^2-x^2}}{a}$$

所以

$$\int \sqrt{a^2-x^2}\,\mathrm{d}x = \frac{x}{2}\sqrt{a^2-x^2} + \frac{a^2}{2}\arcsin \frac{x}{a} + C$$

这种方法叫三角代换法. 常用的变量代换有下面四种:

(1) 在 $\displaystyle\int R(x,\sqrt{a^2-x^2})\mathrm{d}x$ 中, 可令 $x=a\sin u$ 或 $x=a\cos u$ $\left(-\frac{\pi}{2}<u<\frac{\pi}{2}\right)$;

(2) 在 $\displaystyle\int R(x,\sqrt{a^2+x^2})\mathrm{d}x$ 中, 可令 $x=a\tan u$ 或 $x=a\cot u$ $\left(-\frac{\pi}{2}<u<\frac{\pi}{2}\right)$;

(3) 在 $\displaystyle\int R(x,\sqrt{x^2-a^2})\mathrm{d}x$ 中, 可令 $x=a\sec u$ 或 $x=a\csc u$ $\left(0<u<\frac{\pi}{2}\right)$;

(4) 在 $\displaystyle\int R(x,\sqrt[n]{ax+b})\mathrm{d}x$ 中, 可令 $\sqrt[n]{ax+b}=u$.

例 20 求 $\displaystyle\int \frac{3x-2}{x^2-2x+10}\mathrm{d}x$.

解 $\displaystyle 原式 = \int \frac{3x-2}{(x-1)^2+3^2}\mathrm{d}x$

设 $x = u + 1$, $\mathrm{d}x = \mathrm{d}u$, 于是

$$原式 = \int \frac{3u + 1}{u^2 + 3^2} \mathrm{d}u = \frac{3}{2} \int \frac{\mathrm{d}(u^2 + 3^2)}{u^2 + 3^2} + \int \frac{\mathrm{d}u}{u^2 + 3^2}$$

$$= \frac{3}{2} \ln|u^2 + 9| + \frac{1}{3} \arctan \frac{u}{3} + C$$

$$= \frac{3}{2} \ln|x^2 - 2x + 10| + \frac{1}{3} \arctan \frac{x - 1}{3} + C$$

例 21 求 $\displaystyle\int \frac{\mathrm{d}x}{\sqrt{x^2 \pm a^2}}$ $(a > 0)$.

解 利用欧拉代换式 $\sqrt{x^2 \pm a^2} = u - x$

两边平方得 $\pm a^2 = u^2 - 2ux$

两边微分得 $0 = 2u\mathrm{d}u - 2u\mathrm{d}x - 2x\mathrm{d}u$

或 $u\mathrm{d}x = (u - x)\mathrm{d}u$

即 $\dfrac{\mathrm{d}x}{u - x} = \dfrac{\mathrm{d}u}{u}$, 于是

$$原式 = \int \frac{\mathrm{d}x}{u - x} = \int \frac{\mathrm{d}u}{u} = \ln|u| + C = \ln\left|x + \sqrt{x^2 \pm a^2}\right| + C$$

本例也可用三角变换来解, 但较麻烦.

例 22 求 $\displaystyle\int \frac{\mathrm{d}x}{\sqrt{x^2 + 2x - 15}}$.

解 $原式 = \displaystyle\int \frac{\mathrm{d}x}{\sqrt{(x+1)^2 - 4^2}} = \int \frac{\mathrm{d}(x+1)}{\sqrt{(x+1)^2 - 4^2}}$

$$= \ln\left|x + 1 + \sqrt{(x+1)^2 - 4^2}\right| + C$$

$$= \ln\left|x + 1 + \sqrt{x^2 + 2x - 15}\right| + C$$

例 23 求 $\displaystyle\int \frac{\mathrm{d}x}{x\sqrt{3x^2 - 2x - 1}}$.

解 作倒数代换. 设 $x = \dfrac{1}{u}$, $\mathrm{d}x = -\dfrac{1}{u^2}\mathrm{d}u$, 于是

$$原式 = \int \frac{1}{\dfrac{1}{u}\sqrt{\dfrac{3}{u^2} - \dfrac{2}{u} - 1}}\left(-\frac{\mathrm{d}u}{u^2}\right) = \int \frac{-\mathrm{d}u}{\sqrt{3 - 2u - u^2}}$$

$$= -\int \frac{1}{\sqrt{4 - (u+1)^2}}\mathrm{d}(u+1) = -\arcsin\frac{u+1}{2} + C$$

$$= -\arcsin\frac{x+1}{2x} + C$$

例 24 求 $\displaystyle\int \frac{\mathrm{d}x}{x\sqrt{4 - x^2}}$.

解法 1 设 $\sqrt{4 - x^2} = t$, 则 $x = \sqrt{4 - t^2}$, $\mathrm{d}x = \dfrac{-t}{\sqrt{4 - t^2}}\mathrm{d}t$, 于是

$$原式 = \int \frac{-t\mathrm{d}t}{\sqrt{4-t^2} \cdot t \cdot \sqrt{4-t^2}} = \int \frac{\mathrm{d}t}{t^2-4} = \frac{1}{4}\ln\left|\frac{t-2}{t+2}\right| + C$$

$$= \frac{1}{4}\ln\left|\frac{\sqrt{4-x^2}-2}{\sqrt{4-x^2}+2}\right| + C$$

解法 2 设 $x = 2\sin t\left(-\frac{\pi}{2} < t < \frac{\pi}{2}\right)$，则 $\mathrm{d}x = 2\cos t\mathrm{d}t$，$\sqrt{4-x^2} = 2\cos t$，于是

$$原式 = \int \frac{2\cos t\mathrm{d}t}{2\sin t \cdot 2\cos t} = \frac{1}{2}\int \frac{\mathrm{d}t}{\sin t} = \frac{1}{2}\ln\left|\tan\frac{t}{2}\right| + C = \frac{1}{2}\ln\left|\tan\left(\frac{1}{2}\arcsin\frac{x}{2}\right)\right| + C$$

解法 3 设 $x = \frac{1}{t}$，则 $\mathrm{d}x = -\frac{1}{t^2}\mathrm{d}t$，于是

$$原式 = \int \frac{-\frac{1}{t^2}\mathrm{d}t}{\frac{1}{t}\sqrt{4-\left(\frac{1}{t}\right)^2}} = -\int \frac{\mathrm{d}t}{\sqrt{4t^2-1}} = -\frac{1}{2}\int \frac{\mathrm{d}t}{\sqrt{t^2-\left(\frac{1}{2}\right)^2}}$$

$$= -\frac{1}{2}\ln\left|t+\sqrt{t^2-\frac{1}{4}}\right| + C = -\frac{1}{2}\ln\left|\frac{1}{x}+\sqrt{\left(\frac{1}{x}\right)^2-\frac{1}{4}}\right| + C$$

$$= -\frac{1}{2}\ln\left|\frac{2+\sqrt{4-x^2}}{2x}\right| + C$$

4.3.2 分部积分法

换元积分法能够解决很大一类积分问题，但仍有些积分用换元法还不能计算，如 $\int x\ln x\mathrm{d}x$、$\int x\mathrm{e}^x\mathrm{d}x$、$\int \mathrm{e}^x\sin x\mathrm{d}x$ 等，这种积分的被积函数是两种不同类型的函数的乘积. 既然积分法是微分法的逆运算，我们就可把函数乘积的微分公式转化为函数乘积的积分公式.

设函数 $u = u(x)$ 及 $v = v(x)$ 具有连续导数，则由函数乘积的微分公式得

$$\mathrm{d}(u \cdot v) = u\mathrm{d}v + v\mathrm{d}u$$

移项得

$$u\mathrm{d}v = \mathrm{d}(u \cdot v) - v\mathrm{d}u$$

两边积分得

$$\int u\mathrm{d}v = uv - \int v\mathrm{d}u$$

这个公式叫做分部积分公式. 运用此公式时，关键是把被积表达式 $f(x)\mathrm{d}x$ 分成 u 和 $\mathrm{d}v$ 两部分乘积的形式. 即

$$\int f(x)\mathrm{d}x = \int u(x)v'(x)\mathrm{d}x = \int u(x)\mathrm{d}v(x)$$

然后再使用公式 $\int u\mathrm{d}v = uv - \int v\mathrm{d}u$.

单从形式上看，似乎看不出这个公式会给我们带来什么好处，然而当不定积分

$\int v\mathrm{d}u$ 比较容易求得时，通过该公式就易求得 $\int u\mathrm{d}v$ ，所以起到了化难为易的作用.

例 25 求 $\int x\mathrm{e}^x\mathrm{d}x$.

解 令 $u=x$, $\mathrm{d}v=\mathrm{e}^x\mathrm{d}x=\mathrm{d}\mathrm{e}^x$, $\mathrm{d}u=\mathrm{d}x$, $v=\mathrm{e}^x$

$$原式 = \int x\mathrm{d}\mathrm{e}^x = x\mathrm{e}^x - \int \mathrm{e}^x\mathrm{d}x = x\mathrm{e}^x - \mathrm{e}^x + C = (x-1)\mathrm{e}^x + C$$

在选择 u、v 时，有两点值得注意：

(1) 选择 u 时，应使 u' 比 u 简单；

(2) 选择 $\mathrm{d}v$ ，使 v 比较容易求出，尤其要使 $\int v\mathrm{d}u$ 容易求出.

因此，一般当被积函数是多项式与指数函数的积或多项式与正（余）弦函数的乘积时，选择多项式为 u ，这样经过求 $\mathrm{d}u$ ，可以降低多项式的次数.

例 26 求 $\int x^2\cos x\mathrm{d}x$.

解
$$原式 = \int x^2\mathrm{d}\sin x = x^2\sin x - \int \sin x\mathrm{d}(x^2)$$
$$= x^2\sin x - 2\int x\sin x\mathrm{d}x$$
$$= x^2\sin x + 2\int x\mathrm{d}(\cos x)$$
$$= x^2\sin x + 2x\cos x - 2\int \cos x\mathrm{d}x$$
$$= x^2\sin x + 2x\cos x - 2\sin x + C$$
$$= (x^2 - 2)\sin x + 2x\cos x + C$$

当被积函数是对数函数或反三角函数与其它函数的乘积时，一般可选对数函数或反三角函数为 u ，经过求 $\mathrm{d}u$ ，将其转化为多项式函数的形式.

例 27 (1) 求 $\int \ln x\mathrm{d}x$ ； (2) 求 $\int x\arctan x\mathrm{d}x$.

解 (1) $原式 = x\ln x - \int x\mathrm{d}(\ln x) = x\ln x - \int \mathrm{d}x = x\ln x - x + C$

(2) $原式 = \dfrac{1}{2}\int \arctan x\mathrm{d}x^2 = \dfrac{1}{2}x^2\arctan x - \dfrac{1}{2}\int x^2\mathrm{d}(\arctan x)$

$$= \dfrac{1}{2}x^2\arctan x - \dfrac{1}{2}\int \dfrac{x^2}{1+x^2}\mathrm{d}x = \dfrac{1}{2}x^2\arctan x - \dfrac{1}{2}(x - \arctan x) + C$$

$$= \dfrac{1}{2}(x^2 + 1)\arctan x - \dfrac{1}{2}x + C$$

当被积函数是指数函数与正（余）弦函数的乘积时，两者均可选为 u ，可根据具体问题灵活选取.

例 28 求 $\int \mathrm{e}^x\sin x\mathrm{d}x$.

解 原式 $=\displaystyle\int e^x d(-\cos x)=-e^x\cos x+\displaystyle\int\cos x de^x$

$=-e^x\cos x+\displaystyle\int e^x\cos x dx=-e^x\cos x+\displaystyle\int e^x d(\sin x)$

$=-e^x\cos x+e^x\sin x-\displaystyle\int\sin x de^x$

$=e^x(\sin x-\cos x)-\displaystyle\int e^x\sin x dx$

上式右端第二项即为所求的积分 $\displaystyle\int e^x\sin x dx$，把它移到等式左边去，两端再除以 2，
即得

$$\int e^x\sin x dx=\frac{1}{2}e^x(\sin x-\cos x)+C$$

当然上式也可将被积表达式写成 $\sin x de^x$，运用分部积分公式，结果是一样的.

在很多不定积分计算中，需把换元积分法与分部积分法结合起来使用，这就需要根据问题来选择好两种方法的运算顺序. 如果选得不当，会给计算带来极大的麻烦，甚至算不出来.

例 29 求 $\displaystyle\int\sin^2\sqrt{u}du$.

解 先用换元法去掉根号：

设 $\sqrt{u}=t$，$u=t^2$，$du=2tdt$

原式 $=\displaystyle\int\sin^2 t\cdot 2t dt=2\int t\sin^2 t dt=2\int\frac{t(1-\cos2t)}{2}dt=\int(t-t\cos2t)dt$

$=\frac{1}{2}t^2-\displaystyle\int t\cos2t dt$

再使用分部积分法：

上式 $=\frac{1}{2}t^2-\displaystyle\int t d\left(\frac{1}{2}\sin2t\right)=\frac{1}{2}t^2-\frac{1}{2}t\sin2t+\frac{1}{2}\int\sin2t dt$

$=\frac{1}{2}t^2-\frac{1}{2}t\sin2t-\frac{1}{4}\cos2t+C=\frac{1}{2}u-\frac{1}{2}\sqrt{u}\sin2\sqrt{u}-\frac{1}{4}\cos2\sqrt{u}+C$

例 30 求 $\displaystyle\int\sqrt{x^2\pm a^2}dx$.

解 原式 $=x\sqrt{x^2\pm a^2}-\displaystyle\int x d\sqrt{x^2\pm a^2}=x\sqrt{x^2\pm a^2}-\int\frac{x^2 dx}{\sqrt{x^2\pm a^2}}$

$=x\sqrt{x^2\pm a^2}-\displaystyle\int\frac{x^2\pm a^2\mp a^2}{\sqrt{x^2\pm a^2}}dx$

$=x\sqrt{x^2\pm a^2}-\displaystyle\int\sqrt{x^2\pm a^2}dx\pm a^2\int\frac{dx}{\sqrt{x^2\pm a^2}}$

移项后再两端除以 2，得

$$\int\sqrt{x^2\pm a^2}dx=\frac{1}{2}\left[x\sqrt{x^2\pm a^2}\pm a^2\int\frac{dx}{\sqrt{x^2\pm a^2}}\right]$$

$$= \frac{x}{2} \sqrt{x^2 \pm a^2} \pm \frac{a^2}{2} \ln \left| x + \sqrt{x^2 \pm a^2} \right| + C$$

例 31　求 $\int (x+1) \sqrt{x^2 - 2x + 5} \mathrm{d}x$.

解　原式 $= \frac{1}{2} \int \sqrt{x^2 - 2x + 5} \mathrm{d}(x^2 - 2x + 5) + 2 \int \sqrt{x^2 - 2x + 5} \mathrm{d}x$

$$= \frac{1}{3} \sqrt{(x^2 - 2x + 5)^3} + 2 \int \sqrt{(x-1)^2 + 2^2} \mathrm{d}x$$

$$= \frac{1}{3} \sqrt{(x^2 - 2x + 5)^3} + 2 \left[\frac{x-1}{2} \sqrt{x^2 - 2x + 5} + \right.$$

$$\left. \frac{4}{2} \ln \left| x - 1 + \sqrt{(x^2 - 2x + 5)} \right| \right] + C$$

$$= \frac{1}{3} \sqrt{x^2 - 2x + 5}(x^2 + x + 2) + 4\ln \left| x - 1 + \sqrt{x^2 - 2x + 5} \right| + C$$

上面积分例题中，有 8 个典型例题可作为积分常用公式，它们是

(1) $\int \frac{\mathrm{d}x}{x^2 - a^2} = \frac{1}{2a} \ln \left| \frac{x-a}{x+a} \right| + C$

(2) $\int \frac{\mathrm{d}x}{x^2 + a^2} = \frac{1}{a} \arctan \frac{x}{a} + C$

(3) $\int \frac{\mathrm{d}x}{\sqrt{a^2 - x^2}} = \arcsin \frac{x}{a} + C$

(4) $\int \sqrt{a^2 - x^2} \mathrm{d}x = \frac{x}{2} \sqrt{a^2 - x^2} + \frac{a^2}{2} \arcsin \frac{x}{a} + C$

(5) $\int \frac{\mathrm{d}x}{\sqrt{x^2 \pm a^2}} = \ln \left| x + \sqrt{x^2 \pm a^2} \right| + C$

(6) $\int \sqrt{x^2 \pm a^2} \mathrm{d}x = \frac{x}{2} \sqrt{x^2 \pm a^2} \pm \frac{a^2}{2} \ln \left| x + \sqrt{x^2 \pm a^2} \right| + C$

(7) $\int \frac{\mathrm{d}x}{\sin x} = \int \csc x \mathrm{d}x = \ln \left| \tan \frac{x}{2} \right| + C$

(8) $\int \frac{\mathrm{d}x}{\cos x} = \int \sec x \mathrm{d}x = \ln \left| \sec x + \tan x \right| + C$

由于积分运算是微分运算的逆运算，因此积分的计算比导数的计算灵活、复杂、技巧性强，需要多做练习才能掌握. 而且，也不是所有的初等函数的积分都可以求出来，如下列不定积分

$$\int \sin x^2 \mathrm{d}x, \int \frac{\sin x}{x} \mathrm{d}x, \int \mathrm{e}^{-x^2} \mathrm{d}x, \int \frac{\mathrm{d}x}{\sqrt{1 + x^3}}, \int \frac{\mathrm{d}x}{\ln x}$$

虽然积分都是存在的，但却求不出来，其原因是原函数不能用初等函数表达. 由此看出，初等函数的导数仍是初等函数，但初等函数的不定积分却不一定是初等函数，可以超出初等函数的范围.

习　题　4

1. 验证 $y=2\ln x$ 与 $y=\ln(3x^2)$ 是同一函数的原函数.

2. 用直接积分法求不定积分.

① $\int \sqrt[n]{x^m}\,\mathrm{d}x,(m、n$ 为正整数$)$；

② $\int \dfrac{5}{\sqrt{1-x^2}}\,\mathrm{d}x$；

③ $\int \dfrac{x^3-3x^2+2x+4}{x^2}\,\mathrm{d}x$；

④ $\int x(4x^3-4x-1)\,\mathrm{d}x$；

⑤ $\int (x^{\frac{1}{2}}-x^{-\frac{1}{2}})^2\,\mathrm{d}x$；

⑥ $\int \dfrac{\sqrt{x}-x^3\mathrm{e}^x+5x^2}{x^3}\,\mathrm{d}x$；

⑦ $\int \dfrac{x+5}{\sqrt{x}}\,\mathrm{d}x$；

⑧ $\int (\cos x-a^x+\csc^2 x)\,\mathrm{d}x$；

⑨ $\int (\sqrt{x}+1)(\sqrt{x^3}-1)\,\mathrm{d}x$；

⑩ $\int (\sec^2 x+\dfrac{2}{1+x^2}+\sin x)\,\mathrm{d}x$.

3. 用直接积分法求不定积分.

① $\int \cot^2 t\,\mathrm{d}t$；

② $\int \dfrac{1+x+x^2}{x(1+x^2)}\,\mathrm{d}x$；

③ $\int \dfrac{\sqrt{1+x^2}}{\sqrt{1-x^4}}\,\mathrm{d}x$；

④ $\int (2^x+2\cdot 3^x)^2\,\mathrm{d}x$；

⑤ $\int \dfrac{\tan^3 x+\tan^2 x-\tan x-1}{\tan x+1}\,\mathrm{d}x$；

⑥ $\int \dfrac{x^3+1}{x+1}\,\mathrm{d}x$；

⑦ $\int \dfrac{\cos 2x}{\cos x-\sin x}\,\mathrm{d}x$；

⑧ $\int \dfrac{\cos 2x}{\sin^2 x}\,\mathrm{d}x$.

4. 用凑微分法求不定积分.

① $\int \cos 2t\,\mathrm{d}t$；

② $\int (1+x)^6\,\mathrm{d}x$；

③ $\int \dfrac{1}{\sqrt{2x-1}}\,\mathrm{d}x$；

④ $\int \dfrac{1}{1-x}\,\mathrm{d}x$.

⑤ $\int x\sqrt{1+x^2}\,\mathrm{d}x$；

⑥ $\int \dfrac{x\,\mathrm{d}x}{(2x^2-3)^{10}}$；

⑦ $\int (\ln x)^3\,\dfrac{\mathrm{d}x}{x}$；

⑧ $\int x\mathrm{e}^{x^2}\,\mathrm{d}x$；

⑨ $\int \mathrm{e}^\theta\cos\mathrm{e}^\theta\,\mathrm{d}\theta$；

⑩ $\int \dfrac{\sin x\,\mathrm{d}x}{\cos^3 x}$；

⑪ $\int \dfrac{\mathrm{d}x}{x^2-6x+5}$；

⑫ $\int \dfrac{3x-1}{x^2+9}\,\mathrm{d}x$；

⑬ $\int \dfrac{\mathrm{d}x}{\sqrt{6x-9x^2}}$；

⑭ $\int \dfrac{3x^3-4x+1}{x^2-2}\,\mathrm{d}x$.

5. 用变量替换法求不定积分.

① $\int \dfrac{\mathrm{d}x}{\sqrt{x}\,(1+x)}$;

② $\int \dfrac{\sin\sqrt{x}\,\mathrm{d}x}{\sqrt{x}}$;

③ $\int \dfrac{x\,\mathrm{d}x}{3\sqrt{1-x}}$;

④ $\int \dfrac{\mathrm{d}x}{(1-x^2)^{3/2}}$;

⑤ $\int \dfrac{x^2}{\sqrt{a^2-x^2}}\mathrm{d}x$;

⑥ $\int \dfrac{\mathrm{d}x}{(x^2+a^2)^{3/2}}$;

⑦ $\int \dfrac{\sqrt{x^2-9}}{x}\mathrm{d}x$;

⑧ $\int \dfrac{x^4}{(1-x^2)^{3/2}}\mathrm{d}x$;

⑨ $\int \dfrac{x^3\,\mathrm{d}x}{(1+x^2)^{3/2}}$;

⑩ $\int x^3(1+x^2)^{1/2}\mathrm{d}x$.

6. 用分部积分法求下列不定积分.

① $\int \arccos x\mathrm{d}x$;

② $\int \dfrac{x\mathrm{d}x}{\cos^2 x}$;

③ $\int x\sin 2x\mathrm{d}x$;

④ $\int x\mathrm{e}^{-x}\mathrm{d}x$;

⑤ $\int x^5\ln x\mathrm{d}x$;

⑥ $\int \ln^2 x\mathrm{d}x$;

⑦ $\int x^2\sin x\mathrm{d}x$;

⑧ $\int \sin^2\sqrt{u}\mathrm{d}u$.

7. 求下列不定积分.

① $\int \sin^5 x\mathrm{d}x$;

② $\int \dfrac{\mathrm{e}^x-\mathrm{e}^{-x}}{\mathrm{e}^x+\mathrm{e}^{-x}}\mathrm{d}x$;

③ $\int \dfrac{\sqrt{x^2+4}}{x}\mathrm{d}x$;

④ $\int x\arcsin\dfrac{x}{2}\mathrm{d}x$;

⑤ $\int \dfrac{\mathrm{d}x}{\sqrt{1-2x-x^2}}$;

⑥ $\int \dfrac{x+5}{x^2-2x-1}\mathrm{d}x$.

5 定积分及其应用

在实践中，常常需要计算这样一些量：由曲线围成图形的面积、不规则几何体的体积、物体在变力作用下移动所做的功、密度不均匀物体的质量等等．本章我们将讨论积分学的第二类问题，就是求一种和式的极限问题，即定积分．首先从数学和物理的具体问题引出定积分的概念，再介绍定积分的性质、计算方法和一些实际应用．

5.1 定积分的概念

5.1.1 两个实际问题

例 1 求曲边梯形的面积．

曲边梯形，是由直线 $x=a$、$x=b$、$y=0$ 及连续曲线 $y=f(x)$，$a \leqslant x \leqslant b$，（假定 $f(x)>0$）围成的图形，如图 5-1 所示．

为求得曲边梯形的面积，我们可以先将曲边梯形分割成许多小曲边梯形，每个小曲边梯形的面积可以用相应的小矩形面积近似代替．把这些小矩形的面积累加起来，就得到曲边梯形面积的近似值．分割的越细，面积近似值就会越接近曲边梯形的面积值．类似于公元三世纪刘徽的"割圆术"，当分割为无限时，面积的近似值将会无限的接近曲边梯形的面积．

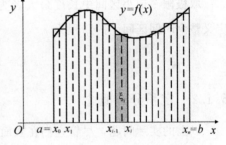

图 5-1

具体可归结为如下四步：

分割 用分点 $a=x_0<x_1<x_2<\cdots<x_{i-1}<x_i<\cdots<x_{n-1}<x_n=b$ 把区间 $[a,b]$ 分为 n 个小区间 Δx_1、Δx_2、$\cdots$、Δx_n，并用它们表示各小区间的长度 $\Delta x_i = x_i - x_{i-1}(i=1,2,\cdots,n)$，过各小区间的端点，作 x 轴的垂线，把整个曲边梯形分为 n 个小的曲边梯形，小曲边梯形的面积用 ΔA_1、ΔA_2、$\cdots$、ΔA_n 表示．

近似代替 在小区间 $\Delta x_i(i=1,2,\cdots,n)$ 上任取点 ξ_i，以 Δx_i 为底、$f(\xi_i)$ 为高的小矩形近似代替小曲边梯形，得到

$$\Delta A_i \approx f(\xi_i)\Delta x_i$$

求和 把整个曲边梯形的面积 A 用 n 个小矩形面积之和近似代替，得到

$$A \approx \sum_{i=1}^{n} f(\xi_i)\Delta x_i$$

取极限 记小区间中长度最大者为 $\lambda = \max\limits_{i=1}^{n}(\Delta x_i)$. 若 $\lambda \to 0$ 时和式的极限存在，则定义曲边梯形面积为

$$A = \lim_{\lambda \to 0} \sum_{i=1}^{n} f(\xi_i)\Delta x_i$$

例 2 求变速直线运动的路程.

解 设物体作变速直线运动，速度为 $v(t)$，物体从时刻 $t=a$ 到时刻 $t=b$ 的路程为 s.

用"分割、近似代替、求和、取极限"的方法计算.

分割 把闭区间 $[a,b]$ 任分为 n 个小的时间区间 Δt_1、Δt_2、$\cdots$、Δt_n，$\Delta t_i = t_i - t_{i-1}$. 物体在 n 个小的时间区间的相应路程为

$$\Delta s_1、\quad \Delta s_2、\quad \cdots、\quad \Delta s_n$$

近似代替 在小区间 $\Delta t_i (i=1, 2, \cdots, n)$ 内任取一点 ξ_i 并以匀速近似代替变速，得到

$$\Delta s_i \approx v(\xi_i)\Delta t_i$$

求和 整个时间区间上的路程用 n 个小区间路程之和计算，得到

$$s \approx \sum_{i=1}^{n} v(\xi_i)\Delta t_i$$

取极限 记小区间中长度最大者为 $\lambda = \max\limits_{i=1}^{n}(\Delta t_i)$. 若 $\lambda \to 0$ 时和式的极限存在，则定义整个时间区间上的路程为

$$s = \lim_{\lambda \to 0} \sum_{i=1}^{n} v(\xi_i)\Delta t_i$$

5.1.2 定积分的概念

以上的实际问题，尽管它们在表面上、形式上来看是各不相关、各不相同的，但是却提出了一个同样的要求：计算一个和式的极限，这就是定积分的概念. 为此我们抽象出它们数量上的共性关系，得到下述定义：

定义 1 设函数 $f(x)$ 在区间 $[a,b]$ 上有界，把 $[a,b]$ 任分为小区间 Δx_1、Δx_2、$\cdots$、Δx_n，在小区间 $\Delta x_i (i=1,2,\cdots,n)$ 上任取点 x_i，记小区间中长度最大者为 $\lambda = \max\limits_{i=1}^{n}(\Delta x_i)$. 若 $\lambda \to 0$ 时，和式极限 $\lim\limits_{\lambda \to 0} \sum\limits_{i=1}^{n} f(x_i)\Delta x_i$ 为定数且与区间 $[a,b]$ 的分法及点 x_i 取法无关，则称函数 $f(x)$ 在 $[a,b]$ 区间上可积，此和式极限为 $f(x)$ 在 $[a,b]$ 上的**定积分**，记为

$$\int_a^b f(x)\mathrm{d}x = \lim_{\lambda \to 0} \sum_{i=1}^{n} f(x_i)\Delta x_i$$

区间 $[a,b]$ 称为**积分区间**，a、b 分别称为**积分下、上限**.

定积分存在的必要条件是：若 $f(x)$ 在闭区间 $[a,b]$ 上可积，则 $f(x)$ 在 $[a,b]$

上有界.

定积分存在的充分条件是：若 $f(x)$ 在闭区间 $[a,b]$ 上连续，则 $f(x)$ 在 $[a,b]$ 上可积.

由定义可知，定积分是一个确定常数，它只与被积函数、积分区间有关，与积分变量的记号无关，因而

$$\frac{\mathrm{d}}{\mathrm{d}x}\left[\int_a^b f(x)\mathrm{d}x\right]=0, \quad \int_a^b f(t)\mathrm{d}t=\int_a^b f(x)\mathrm{d}x$$

由此定义还可知，定积分与小区间的分法及 x_i 的取法无关. 因此常用等分的方法，并取小区间端点作 x_i.

由例 1 可知，当 $y \geqslant 0$ 时，定积分的几何意义是由 $y=f(x)$，$y=0$ 及 $x=a$，$x=b$ ($a<b$) 围成的曲边梯形的面积，即

$$A=\int_a^b f(x)\mathrm{d}x$$

当 $y \leqslant 0$ 时，定积分的值为面积的相反数；

当 $f(x)$ 在 $[a,b]$ 上有正有负时，定积分的值是 x 轴上方与下方曲边梯形面积之差.

由例 2 可知，其物理意义是速度为 $v(t)$ 的物体在时间区间 $[a,b]$ 上的运动路程，即

$$s=\int_a^b v(t)\mathrm{d}t.$$

例 3 计算 $y=x^2$、$y=0$、$x=1$ 围成的曲边三角形的面积.

解 这是一个曲边三角形，将其底边 n 等分，计算 n 个小矩形面积之和得

$$S_n=0^2 \cdot \frac{1}{n}+\left(\frac{1}{n}\right)^2 \cdot \frac{1}{n}+\left(\frac{2}{n}\right)^2 \cdot \frac{1}{n}+\cdots+\left(\frac{n-1}{n}\right)^2 \cdot \frac{1}{n}$$

$$=\frac{1}{n^3}[1^2+2^2+3^2+\cdots+(n-1)^2]$$

$$=\frac{1}{6n^3}(n-1)n(2n-1) \quad \text{（用数学归纳法可以证明）}$$

得到曲边三角形面积的近似值，取极限得出面积的精确值

$$\int_0^1 x^2\mathrm{d}x=\lim_{n\to\infty}S_n=\lim_{n\to\infty}\frac{1}{6n^3}(n-1)n(2n-1)$$

$$=\lim_{n\to\infty}\frac{1}{6}\left(1-\frac{1}{n}\right)\left(2-\frac{1}{n}\right)=\frac{1}{3}$$

5.2 定积分的简单性质

为以后计算及应用方便起见，我们先对定积分作以下两点补充规定：

(1) $\int_a^a f(x)\mathrm{d}x=0$

(2) $\displaystyle\int_b^a f(x)\mathrm{d}x = -\int_a^b f(x)\mathrm{d}x$

由上式可知，交换定积分的上、下限，定积分的绝对值不变而符号相反.

下面我们讨论定积分的性质. 假设 $f(x)$、$g(x)$ 在区间 $[a,b]$ 上可积，k 为常数. 利用定义可证明定积分的如下性质.

性质 1 常数因子 k 可提到积分号外.

$$\int_a^b kf(x)\mathrm{d}x = k\int_a^b f(x)\mathrm{d}x$$

证 $\displaystyle\int_a^b kf(x)\mathrm{d}x = \lim_{\lambda\to 0}\sum_{i=1}^n kf(x_i)\Delta x_i = k\lim_{\lambda\to 0}\sum_{i=1}^n f(x_i)\Delta x_i = k\int_a^b f(x)\mathrm{d}x$

性质 2 函数代数和的积分等于它们积分的代数和.

$$\int_a^b [f(x)\pm g(x)]\mathrm{d}x = \int_a^b f(x)\mathrm{d}x \pm \int_a^b g(x)\mathrm{d}x$$

证 $\displaystyle\int_a^b [f(x)\pm g(x)]\mathrm{d}x = \lim_{\lambda\to 0}\sum_{i=1}^n [f(x_i)\pm g(x_i)]\Delta x_i$

$$= \lim_{\lambda\to 0}\sum_{i=1}^n f(x_i)\Delta x_i \pm \lim_{\lambda\to 0}\sum_{i=1}^n g(x_i)\Delta x_i = \int_a^b f(x)\mathrm{d}x \pm \int_a^b g(x)\mathrm{d}x$$

性质 3 设 $a<c<b$，则

$$\int_a^b f(x)\mathrm{d}x = \int_a^c f(x)\mathrm{d}x + \int_c^b f(x)\mathrm{d}x$$

证 因为函数 $f(x)$ 在区间 $[a,b]$ 上可积，所以不论把 $[a,b]$ 怎样划分，积分和的极限总是不变的. 所以 c 是划分区间上的一个分点，有

$$\sum_{[a,b]} f(x_i)\Delta x_i = \sum_{[a,c]} f(x_i)\Delta x_i + \sum_{[c,b]} f(x_i)\Delta x_i$$

在区间 $[a,b]$ 上 $\lambda\to 0$ 时，在区间 $[a,c]$ 和 $[c,b]$ 上也有同样情况. 故此

$$\int_a^b f(x)\mathrm{d}x = \int_a^c f(x)\mathrm{d}x + \int_c^b f(x)\mathrm{d}x$$

对性质 3，可积区间中任意位置的 a、b、c 三点，即使 c 在 $[a,b]$ 外，也有同样结论.

性质 4 $f(x)=k$，则

$$\int_a^b k\mathrm{d}x = k(b-a)$$

特别地，当 $k=1$ 时，$\displaystyle\int_a^b \mathrm{d}x = b-a$.

这个性质的证明请读者自己完成.

性质 5 若 $f(x)\leqslant g(x)$，则 $f(x)$ 的积分不大于 $g(x)$ 的积分，即

$$\int_a^b f(x)\mathrm{d}x \leqslant \int_a^b g(x)\mathrm{d}x$$

证 因为 $f(x)\leqslant g(x)$，所以 $f(x_i)\leqslant g(x_i)$；又由于 $\Delta x_i>0$，

故 $f(x_i)\Delta x_i \leqslant g(x_i)\Delta x_i (i=1,2,\cdots n)$，从而有 $\displaystyle\sum_{i=1}^n f(x_i)\Delta x_i \leqslant \sum_{i=1}^n g(x_i)\Delta x_i$，

$$\lim_{\lambda \to 0} \sum_{i=1}^{n} f(x_i) \Delta x_i \leqslant \lim_{\lambda \to 0} \sum_{i=1}^{n} g(x_i) \Delta x_i,\ 即 \int_a^b f(x)\mathrm{d}x \leqslant \int_a^b g(x)\mathrm{d}x$$

性质 6 若函数 $f(x)$ 在区间 $[a,b]$ 上的最大值与最小值分别为 M、m，则

$$m(b-a) \leqslant \int_a^b f(x)\mathrm{d}x \leqslant M(b-a)$$

证 由 $m \leqslant f(x) \leqslant M$，从性质 5 可得

$$m(b-a) = \int_a^b m\mathrm{d}x \leqslant \int_a^b f(x)\mathrm{d}x \leqslant \int_a^b M\mathrm{d}x = M(b-a)$$

上式的几何意义：曲边梯形面积介于以 $(b-a)$ 为底、m 为高的矩形面积与以 $(b-a)$ 为底、M 为高的矩形面积之间.

性质 7（积分中值定理） 若 $f(x)$ 在 $[a,b]$ 上连续，则至少 $\exists \xi \in [a,b]$，使

$$\int_a^b f(x)\mathrm{d}x = f(\xi)(b-a)$$

证 $f(x)$ 在 $[a,b]$ 上连续，在 $[a,b]$ 上必有最大值 M、最小值 m，由性质 6 得到

$$m(b-a) \leqslant \int_a^b f(x)\mathrm{d}x \leqslant M(b-a)$$

$$m \leqslant \frac{1}{b-a}\int_a^b f(x)\mathrm{d}x \leqslant M$$

根据连续函数介值定理，$\exists \xi \in [a,b]$，使得

$$f(\xi) = \frac{1}{b-a}\int_a^b f(x)\mathrm{d}x$$

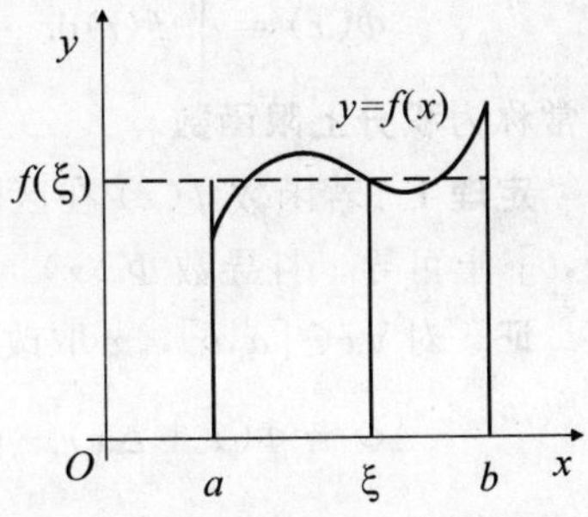

图 5-2

积分中值定理的几何意义：曲边梯形面积与以 $(b-a)$ 为底、$f(\xi)$ 为高的矩形的面积相等，且把这个矩形的高 $f(\xi)$ 称为**连续函数 $f(x)$ 在 $[a,b]$ 上的平均值 $\overline{y}$**. 即

$$\overline{y} = f(\xi) = \frac{1}{b-a}\int_a^b f(x)\mathrm{d}x$$

例 1 判断定积分 $\int_0^{\frac{\pi}{2}} \sin^6 x\mathrm{d}x$ 与 $\int_0^{\frac{\pi}{2}} \sin^4 x\mathrm{d}x$ 的大小.

解 在积分区间 $[0, \frac{\pi}{2}]$ 上，$0 \leqslant \sin x \leqslant 1$，从而有 $\sin^6 x \leqslant \sin^4 x$，由性质 4 得到

$$\int_0^{\frac{\pi}{2}} \sin^6 x\mathrm{d}x \leqslant \int_0^{\frac{\pi}{2}} \sin^4 x\mathrm{d}x$$

例 2 求证不等式 $6 \leqslant \int_1^4 (x^2+1)\mathrm{d}x \leqslant 51$.

证 x^2+1 在 $[1,4]$ 上的最大值、最小值分别为 2、17，由性质 6 得到

$$6 = 2(4-1) \leqslant \int_1^4 (x^2+1)\mathrm{d}x \leqslant 17(4-1) = 51$$

5.3　定积分的计算

根据定积分定义计算定积分显然很麻烦，有时也很困难．本节将揭示定积分与不定积分的关系，引出定积分的一般计算方法．

5.3.1　牛顿-莱布尼茨公式

由定积分的定义，它是一个确定的数，其值只与被积函数 $f(x)$、积分区间 $[a,b]$（积分上、下限）有关，现固定被积函数与积分下限，则积分就只与积分上限有关，令上限为 x，定积分就是积分上限 x 的函数，如图 5-3 所示．记为

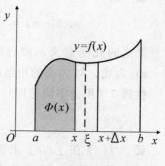

图 5-3

$$\Phi(x) = \int_a^x f(t)\mathrm{d}t \quad (a \leqslant x \leqslant b)$$

通常称为**积分上限函数**．

定理 1　若函数 $f(x)$ 在区间 $[a,b]$ 上连续，$x \in [a,b]$，则积分上限函数 $\Phi(x)$ 在 $[a,b]$ 上可导，且导数 $\Phi'(x) = f(x)$．

证　对 $\forall x \in [a,b]$，x 取改变量 Δx 时，函数 $\Phi(x)$ 在 $[x, x+\Delta x]$ 的改变量为

$$\Delta\Phi = \Phi(x+\Delta x) - \Phi(x) = \int_a^{x+\Delta x} f(t)\mathrm{d}t - \int_a^x f(t)\mathrm{d}t = \int_x^{x+\Delta x} f(t)\mathrm{d}t$$

由积分中值定理得 $\int_x^{x+\Delta x} f(t)\mathrm{d}t = f(\xi)\Delta x, (x \leqslant \xi \leqslant x+\Delta x)$

从而有 $\lim\limits_{\Delta x \to 0} \dfrac{\Delta\Phi}{\Delta x} = \lim\limits_{\xi \to x} f(\xi) = f(x)$

故

$$\Phi'(x) = f(x)$$

由定理 1 可知，只要 $f(x)$ 连续，$f(x)$ 的原函数总是存在的，积分上限函数 $\Phi(x)$ 就是 $f(x)$ 的一个原函数．因此，定理 1 也称为**原函数存在定理**．

定理 2　若 $F(x)$ 为连续函数 $f(x)$ 在 $[a,b]$ 上的任一个原函数，则

$$\int_a^b f(x)\mathrm{d}x = F(b) - F(a)$$

证　设 $F(x)$、$\Phi(x)$ 都是 $f(x)$ 的原函数，得 $\Phi(x) = F(x) + C$，从而有

$$\begin{cases} \Phi(a) = F(a) + C \\ \Phi(b) = F(b) + C \end{cases}$$

后式减前式，注意到 $\Phi(a) = \int_a^a f(x)\mathrm{d}x = 0$，$\Phi(b) = \int_a^b f(x)\mathrm{d}x$，解得

$$\int_a^b f(x)\mathrm{d}x = F(b) - F(a)$$

定理 2 表明：连续函数的定积分，等于其任一原函数在积分区间上的改变量（任一

原函数上限处的函数值减去下限处的函数值). 这个定理揭示了定积分与不定积分之间的联系, 把定积分计算由求和式极限简化成求原函数的函数值, 称为**微积分基本定理**.

定理 2 的结论, 也称为牛顿 (Newton)-莱布尼兹 (Leibniz) 公式, 简称**牛-莱公式**. 结论中, 原函数的改变量可记作 $F(b) - F(a) = [F(x)]_a^b = F(x)|_a^b$, 于是牛-莱公式可以记为

$$\int_a^b f(x)\mathrm{d}x = [F(x)]_a^b = F(x)\big|_a^b = F(b) - F(a)$$

例 1 求 $\int_0^1 x^2 \mathrm{d}x$.

解 先视为不定积分求原函数, 再把上、下限代入原函数求改变量, 得到

$$\int_0^1 x^2 \mathrm{d}x = \frac{1}{3}x^3\big|_0^1 = \frac{1}{3}(1-0) = \frac{1}{3}$$

此题与 5.1.2 例 3 的结果是一样的, 但使用牛-莱公式大大简化了定积分的计算.

例 2 求 $\int_0^\pi (\mathrm{e}^{2x} - \sin 3x)\mathrm{d}x$.

解 先视为不定积分进行凑微分, 代入上、下限时注意符号, 得到

$$\int_0^\pi (\mathrm{e}^{2x} - \sin 3x)\mathrm{d}x = \frac{1}{2}\int_0^\pi \mathrm{e}^{2x}\mathrm{d}(2x) - \frac{1}{3}\int_0^\pi \sin 3x\,\mathrm{d}(3x) = \frac{1}{2}[\mathrm{e}^{2x}]_0^\pi + \frac{1}{3}[\cos 3x]_0^\pi$$

$$= \frac{1}{2}\mathrm{e}^{2\pi} - \frac{7}{6}$$

例 3 检查运算 $\int_{-1}^1 \frac{1}{x^2}\mathrm{d}x = -\frac{1}{x}\big|_{-1}^1 = -2$ 是否正确.

解 不正确. 被积函数在积分区间 $[-1,1]$ 上不连续, 不能使用牛-莱公式. 更进一步分析, 被积函数在 $x=0$ 处无界, 在区间 $[-1,1]$ 上不可积.

5.3.2 定积分的换元法和分部积分法

用微积分基本定理计算定积分, 是定积分计算的基本方法. 但是, 也有很多时候求原函数比较复杂, 进而计算定积分时书写上较为繁琐. 为了解决这一问题, 下面将给出定积分计算的换元法、分部积分法.

定理 3 若函数 $f(x)$ 在区间 $[a,b]$ 上连续, 函数 $x = \varphi(t)$ 满足条件:

(1) $\varphi(\alpha) = a$, $\varphi(\beta) = b$,

(2) $x = \varphi(t)$ 在 $[\alpha, \beta]$ 上单值且具有连续导数, 则有

$$\int_a^b f(x)\mathrm{d}x = \int_\alpha^\beta f[\varphi(t)]\varphi'(t)\mathrm{d}t$$

称为定积分换元公式.

证 设 $F(x)$ 是 $f(x)$ 的一个原函数, 由微积分基本定理有

$$\int_a^b f(x)\mathrm{d}x = F(b) - F(a)$$

设 $x = \varphi(t)$, 由复合函数求导法则可知 $F[\varphi(t)]$ 是 $f[\varphi(t)]\varphi'(t)$ 的原函数, 从而又有

$$\int_\alpha^\beta f[\varphi(t)]\varphi'(t)\mathrm{d}t = F[\varphi(\beta)] - F[\varphi(\alpha)] = F(b) - F(a)$$

两式比较得到

$$\int_a^b f(x)\mathrm{d}x = \int_\alpha^\beta f[\varphi(t)]\varphi'(t)\mathrm{d}t$$

定理 3 的结论也可以写为

$$\int_a^b f(x)\mathrm{d}x = \int_\alpha^\beta f[\varphi(t)]\mathrm{d}[\varphi(t)]$$

这表明，被积函数为 $f(x)$ 的定积分，可令 $x = \varphi(t)$ 换元，把被积函数 $f(x)$ 换为 $f[\varphi(t)]$，微分 $\mathrm{d}x$ 换为 $\mathrm{d}[\varphi(t)]$，下、上限 a、b 换为新的 α、β. 即在使用定积分的换元法时不仅被积表达式要变化，积分上、下限也要作相应变化.

例 4 求 $\int_0^a \sqrt{a^2 - x^2}\,\mathrm{d}x$.

解 作三角变换，令 $x = a\sin t$（$0 < t < \dfrac{\pi}{2}$），在 $x=0$ 时 $t=0$，$x=a$ 时 $t=\dfrac{\pi}{2}$，得到

$$\int_0^a \sqrt{a^2 - x^2}\,\mathrm{d}x = \int_0^{\frac{\pi}{2}} \sqrt{a^2 - a^2\sin^2 t}\ \mathrm{d}(a\sin t) = a^2 \int_0^{\frac{\pi}{2}} \cos^2 t\,\mathrm{d}t$$

$$= a^2 \int_0^{\frac{\pi}{2}} \frac{1 + \cos 2t}{2}\mathrm{d}t = a^2 \left[\frac{t}{2} + \frac{1}{4}\sin 2t\right]_0^{\frac{\pi}{2}} = \frac{\pi a^2}{4}$$

根据定积分的几何意义，$\sqrt{a^2 - x^2}$ 在 $[0, a]$ 上的定积分，表示圆 $x^2 + y^2 = a^2$ 在第一象限的面积，其值当然为圆面积的四分之一. 这个结论可以用来简化一些定积分的计算.

例 5 求 $\int_0^4 \dfrac{\mathrm{d}x}{1 + \sqrt{x}}$.

解 作升幂变换，令 $t = \sqrt{x}$，则 $x = t^2$，在 $x=0$ 时 $t=0$，$x=4$ 时 $t=2$，得到

$$\int_0^4 \frac{\mathrm{d}x}{1 + \sqrt{x}} = \int_0^2 \frac{\mathrm{d}(t^2)}{1 + t} = 2\int_0^2 \frac{t\mathrm{d}t}{1 + t}$$

$$= 2\int_0^2 \left(1 - \frac{1}{1 + t}\right)\mathrm{d}t = 2[t - \ln|1 + t|]_0^2 = 4 - 2\ln 3$$

定理 4 若函数 $u(x)$、$v(x)$ 在区间 $[a, b]$ 上有连续导数，则有定积分的分部积分公式

$$\int_a^b u(x)\mathrm{d}v(x) = [u(x)v(x)]_a^b - \int_a^b v(x)\mathrm{d}u(x)$$

证 由两个函数乘积的微分公式 $\mathrm{d}(uv) = v\mathrm{d}u + u\mathrm{d}v$，移项得到

$$u\mathrm{d}v = \mathrm{d}(uv) - v\mathrm{d}u$$

等式两边求 $[a, b]$ 上的定积分，得到

$$\int_a^b u\mathrm{d}v = [uv]_a^b - \int_a^b v\mathrm{d}u$$

例 6 计算定积分 $\int_0^\pi x^2 \sin\dfrac{x}{2}\mathrm{d}x$.

解
$$\int_0^\pi x^2 \sin \frac{x}{2} \mathrm{d}x = -2\int_0^\pi x^2 \mathrm{d}\left(\cos \frac{x}{2}\right) = \left[-2x^2 \cos \frac{x}{2}\right]_0^\pi + 2\int_0^\pi \cos \frac{x}{2} \mathrm{d}(x^2)$$

$$= 4\int_0^\pi x\cos \frac{x}{2} \mathrm{d}x = 8\int_0^\pi x\mathrm{d}\left(\sin \frac{x}{2}\right)$$

$$= \left[8x\sin \frac{x}{2}\right]_0^\pi - 8\int_0^\pi \sin \frac{x}{2} \mathrm{d}x$$

$$= 8\pi + 16\left[\cos \frac{x}{2}\right]_0^\pi = 8\pi - 16$$

例 7 药物从患者的汗液和尿液中排出，排泄速率为时间 t 的函数 $r(t) = t\,\mathrm{e}^{-kt}$，其中 k 是常数. 求在时间间隔 $[0,T]$ 内排出药量 D.

解 在时间间隔 $[0,T]$ 内排出药量 D 为排泄速率的定积分，计算得到

$$D = \int_0^T r(t) \mathrm{d}t = \int_0^T t\,\mathrm{e}^{-kt} \mathrm{d}t = -\frac{1}{k}\left(t\,\mathrm{e}^{-kt} \mid_0^T - \int_0^T \mathrm{e}^{-kt} \mathrm{d}t\right) = -\frac{T}{k}\mathrm{e}^{-kT} - \frac{1}{k^2}\mathrm{e}^{-kt} \mid_0^T$$

$$= \frac{1}{k^2} - \mathrm{e}^{-kT}\left(\frac{T}{k} + \frac{1}{k^2}\right)$$

例 8 设 $f(x)$ 为 $[-a,a]$ 上连续的偶函数，求证 $\int_{-a}^a f(x)\mathrm{d}x = 2\int_0^a f(x)\mathrm{d}x$

证 令 $x = -t$，则 $\int_{-a}^o f(x)\mathrm{d}x = -\int_a^o f(-t)\mathrm{d}t = \int_o^a f(t)\mathrm{d}t = \int_o^a f(x)\mathrm{d}x$

$$\int_{-a}^a f(x)\mathrm{d}x = \int_{-a}^o f(x)\mathrm{d}x + \int_o^a f(x)\mathrm{d}x = 2\int_o^a f(x)\mathrm{d}x$$

类似地可证，如果 $f(x)$ 是连续奇函数，则 $\int_{-a}^a f(x)\mathrm{d}x = 0$

5.4 定积分的应用

微积分基本定理
$$\int_a^b f(x)\mathrm{d}x = F(x) \mid_a^b = \int_a^b \mathrm{d}[F(x)]$$
表明连续函数 $f(x)$ 的定积分，其本质是原函数微分的定积分，可简述为"微分的积累".

在实际问题中，若直接建立函数的定积分很困难，则可以先找出原函数的微分，再进行积累. 这种方法，通常称为**微元法**，是用微积分建立数学模型的一个强有力工具.

微元法基本步骤可分为两步，即

(1) 在区间 $[a,b]$ 中的任一小区间 $[x,x+\mathrm{d}x]$ 上，以均匀变化近似代替非均匀变化，列出所求量 A 的微元，即
$$\mathrm{d}A = f(x)\mathrm{d}x$$

(2) 在区间 $[a,b]$ 上对 $\mathrm{d}A = f(x)\mathrm{d}x$ 积分，则所求量为

$$A = \int_a^b f(x)\,\mathrm{d}x$$

5.4.1 平面图形的面积

1. 直角坐标系中平面图形的面积

两条连续曲线 $y=g(x)$、$y=h(x)(g(x) \leqslant h(x))$ 及两条直线 $x=a$、$x=b$ $(a<b)$ 围成的平面图形，称为 x-型区域.

x-型区域如图 5-4 所示. 可用不等式表示为

$$a \leqslant x \leqslant b, \ g(x) \leqslant y \leqslant h(x)$$

定理 1 x-型区域 $a \leqslant x \leqslant b$，$g(x) \leqslant y \leqslant h(x)$ 的面积为

$$A = \int_a^b [h(x) - g(x)]\,\mathrm{d}x$$

证 取微元 $[x, x+\mathrm{d}x] \subset [a, b]$，微元上的小 x-型区域视为矩形，面积为

$$\mathrm{d}A = [h(x) - g(x)]\,\mathrm{d}x$$

故整个 x-型区域面积为

$$A = \int_a^b [h(x) - g(x)]\,\mathrm{d}x$$

类似地，两条连续曲线 $x=i(y)$、$x=j(y)$ $(i(y) \leqslant j(y))$ 及两条直线 $y=c$、$y=d(c<d)$ 围成的平面图形，称为 y-型区域，如图 5-5 所示.

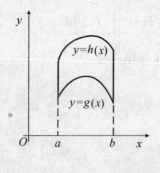

图 5-4

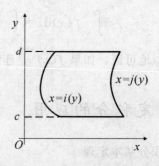

图 5-5

y-型区域可以用不等式表示为

$$c \leqslant y \leqslant d, \quad i(y) \leqslant x \leqslant j(y)$$

y-型区域的面积为

$$A = \int_c^d [j(y) - i(y)]\,\mathrm{d}y$$

例 1 计算 $y=x^2+1$ 与 $y=3-x$ 围成的图形面积.

解 由图 5-6 可知，$y=x^2+1$ 与 $y=3-x$ 围成 x-型区域，即

$$-2 \leqslant x \leqslant 1, \ x^2+1 \leqslant y \leqslant 3-x$$

故围成的图形面积为

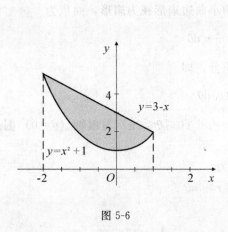

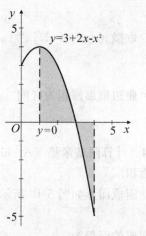

图 5-6

图 5-7

$$A = \int_{-2}^{1} \left[(3-x)-(x^2+1)\right]\mathrm{d}x = \int_{-2}^{1}(2-x-x^2)\mathrm{d}x = \left[2x - \frac{1}{2}x^2 - \frac{1}{3}x^3\right]_{-2}^{1} = \frac{9}{2}$$

例 2　求 $y=3+2x-x^2$、$y=0$、$x=1$、$x=4$ 围成的图形面积.

解　由图 5-7 可知，围成图形可分为两个 x-型区域 $D_1 + D_2$，即

$$D_1:\ 1 \leqslant x \leqslant 3,\ 0 \leqslant y \leqslant 3+2x-x^2,$$

$$D_2:\ 3 \leqslant x \leqslant 4,\ 3+2x-x^2 \leqslant y \leqslant 0,$$

$$A = \int_{1}^{3}(3+2x-x^2)\mathrm{d}x + \int_{3}^{4}\left[0-(3+2x-x^2)\right]\mathrm{d}x$$

$$= \left[3x+x^2-\frac{1}{3}x^3\right]_{1}^{3} - \left[3x+x^2-\frac{1}{3}x^3\right]_{3}^{4} = \frac{23}{3}$$

本例也可视为两个 y-型区域围成的图形，请读者按 y-型区域再计算一下.

例 3　求椭圆 $\dfrac{x^2}{a^2}+\dfrac{y^2}{b^2}=1$ 的面积.

解　由对称性，考虑第一象限部分，这是如图 5-8 所示 x-型区域，即

$$0 \leqslant x \leqslant a,\ 0 \leqslant y \leqslant \frac{b}{a}\sqrt{a^2-x^2}$$

$$A = 4\int_{0}^{a}\frac{b}{a}\sqrt{a^2-x^2}\,\mathrm{d}x = \frac{4b}{a}\int_{0}^{\frac{\pi}{2}}\sqrt{a^2-a^2\sin^2 t}\ \mathrm{d}(a\sin t)$$

$$= 4ab\int_{0}^{\frac{\pi}{2}}\frac{1+\cos 2t}{2}\mathrm{d}t = ab\left[2t+\sin 2t\right]_{0}^{\frac{\pi}{2}} = \pi ab$$

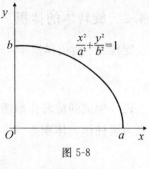

图 5-8

当 $a=b$ 时，$A=\pi a^2$ 为圆的面积.

2. 极坐标系中平面图形的面积

定理 2　在极坐标系中，曲线 $r=r(\theta)$ 与直线 $\theta=\alpha$、$\theta=\beta$ 围成的曲边扇形（如图 5-9，称 θ-型区域），区域不等式为 $\alpha \leqslant \theta \leqslant \beta$，$0 \leqslant r \leqslant r(\theta)$，则曲边扇形的面积为

$$A = \frac{1}{2}\int_\alpha^\beta r^2(\theta)\,\mathrm{d}\theta$$

证 取微元 $[\theta,\theta+\mathrm{d}\theta]\subset[\alpha,\beta]$，微元上的小曲边扇形视为扇形，面积为

$$\mathrm{d}A = \pi r^2\frac{\mathrm{d}\theta}{2\pi} = \frac{1}{2}r^2\,\mathrm{d}\theta$$

整个曲边扇形面积为区间 $[\alpha,\beta]$ 上的定积分，即

$$A = \frac{1}{2}\int_\alpha^\beta r^2(\theta)\,\mathrm{d}\theta$$

例 4 计算阿基米德（Archimedes）螺线 $r = a\theta$（$0\leqslant\theta\leqslant 2\pi$）与极轴（$\theta=0$）围成图形的面积.

解 围成图形如图 5-10 所示，区域不等式为

$$0\leqslant\theta\leqslant 2\pi,\ 0\leqslant r\leqslant a\theta$$

则围成的面积为

$$A = \frac{1}{2}\int_0^{2\pi}a^2\theta^2\,\mathrm{d}\theta = \frac{1}{6}a^2\theta^3\,\big|_0^{2\pi} = \frac{4}{3}a^2\pi^3$$

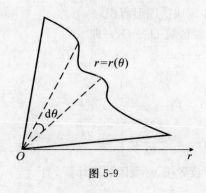

图 5-9

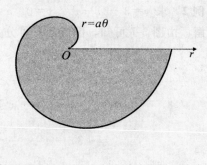

图 5-10

5.4.2 旋转体的体积

定理 3 曲边梯形 $a\leqslant x\leqslant b$，$0\leqslant y\leqslant f(x)$ 绕 x 轴旋转，生成旋转体的体积为

$$V_x = \pi\int_a^b f^2(x)\,\mathrm{d}x$$

证 生成的旋转体如图 5-11 所示，取微元 $[x,x+\mathrm{d}x]\subset[a,b]$，微元上的小旋转体视为圆柱体，体积为

$$\mathrm{d}V = \pi f^2(x)\,\mathrm{d}x$$

整个旋转体体积为

$$V_x = \pi\int_a^b f^2(x)\,\mathrm{d}x$$

类似地，x-型区域 $a\leqslant x\leqslant b$，$g(x)\leqslant y\leqslant h(x)$ 绕 x 轴旋转，生成的旋转体体积为

$$V_x = \pi \int_a^b [h^2(x) - g^2(x)] \mathrm{d}x$$

y-型区域 $c \leqslant y \leqslant d$，$i(y) \leqslant x \leqslant j(y)$ 绕 y 轴旋转，生成的旋转体体积为

$$V_y = \pi \int_c^d [j^2(y) - i^2(y)] \mathrm{d}y$$

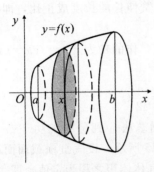
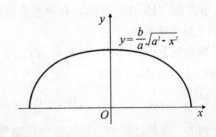

图 5-11   图 5-12

例 5   计算椭圆 $\dfrac{x^2}{a^2} + \dfrac{y^2}{b^2} = 1$ 绕 x 轴旋转所得椭球体的体积.

解   整个椭圆或上半椭圆绕 x 轴旋转所得椭球体相同，上半椭圆如图 5-12 所示.
这是 x-型区域 $-a \leqslant x \leqslant a$，$0 \leqslant y \leqslant b \sqrt{1 - x^2/a^2}$，绕 x 轴旋转，所得体积计算得

$$V_x = \pi \int_{-a}^a b^2 \left(1 - \frac{x^2}{a^2}\right) \mathrm{d}x = 2\pi b^2 \left[x - \frac{x^3}{3a^2}\right]_0^a = \frac{4}{3}\pi ab^2$$

绕 y 轴旋转所得椭球体的体积为 $\dfrac{4}{3}\pi a^2 b$，两者的体积一般情况下是不一样的.

当 $a = b$ 时，无论绕 x 轴还是绕 y 轴旋转，都生成相同的球体，体积为 $V = \dfrac{4}{3}\pi a^3$.

例 6   反应罐半椭球形封头是下半椭圆绕 y 轴旋转生成，求反应罐半椭球形封头部分的药液的体积.

解   设液面高度为 h （$0 < h \leqslant b$），下半椭圆如图5-13所示，这是 y-型区域 $-b \leqslant y \leqslant -b+h$，$-a \sqrt{1 - \dfrac{y^2}{b^2}} \leqslant x \leqslant a \sqrt{1 - \dfrac{y^2}{b^2}}$，封头部分的药液的体积可视为这区域绕 y 轴旋转生成，计算得到

图 5-13

$$V_y(h) = \pi \int_{-b}^{-b+h} a^2 \left(1 - \frac{y^2}{b^2}\right) \mathrm{d}y = \pi a^2 \left[y - \frac{y^3}{3b^2}\right]_{-b}^{-b+h} = \frac{\pi a^2 h^2}{3b^2}(3b - h)$$

5.4.3   变力作功

若恒力 F 使物体沿力的方向产生位移 s，则这个力作的功为 $W = Fs$.

若变力 $F(x)$ 使物体沿 x 轴从 $x = a$ 移动到 $x = b$，则可取微元 $[x, x+\mathrm{d}x] \subset [a, b]$，

微元上视变力 $F(x)$ 为恒力, 功微元为 $\mathrm{d}W = F(x)\mathrm{d}x$, 变力在 $[a,b]$ 作功为 $W = \int_a^b F(x)\mathrm{d}x$.

例 7　把一根弹簧从原来长度拉长 s, 计算拉力作的功.

解　设弹簧一端固定, 另一端未变形时位置为坐标原点建立坐标系, 如图 5-14 所示. 由虎克 (Hook) 定律: 在弹性限度内, 拉力与弹簧伸长的长度成正比, 即 $f = kx$, 其中 k 为弹性系数.

取微元 $[x, x+\mathrm{d}x] \subset [0, s]$, 微元上拉力视为不变, 作的功为 $\mathrm{d}W = f\mathrm{d}x = kx\mathrm{d}x$, 故拉力在 $[0, s]$ 作的功为

$$W = \int_0^s kx\,\mathrm{d}x = \frac{1}{2}kx^2 \Big|_0^s = \frac{1}{2}ks^2$$

例 8　等温过程中, 求气缸中压缩气体膨胀推动活塞从 s_1 到 s_2 作的功.

解　以气缸底部为坐标原点建立坐标系, 如图 5-15 所示. 设气缸横截面面积为 A, 气体推动活塞的压强为 p, 活塞位于 x 处时, 压强与气体体积之积为定值, 即

$$pV = pAx = k$$

取微元 $[x, x+\mathrm{d}x] \subset [s_1, s_2]$, 微元上气体压力视为不变, 即 $f = pA$, 微元上气体压力作功为 $\mathrm{d}W = f\mathrm{d}x = pA\mathrm{d}x$, 故气体膨胀推动活塞从 s_1 到 s_2 作的功为

$$W = \int_{s_1}^{s_2} pA\,\mathrm{d}x = \int_{s_1}^{s_2} \frac{k}{x}\,\mathrm{d}x = k\ln|x|\Big|_{s_1}^{s_2} = k\ln\frac{s_2}{s_1}$$

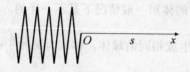

图 5-14

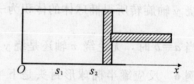

图 5-15

5.4.4　液体压力

若液体的比重为 ρ, 则液体表面下深度 h 处液体的压强为 $p = \rho gh$.

例 9　在水坝中有一个高为 $2\mathrm{m}$ 的等腰三角形闸门, 底边长 $3\mathrm{m}$, 平行于水面, 且距水面 $4\mathrm{m}$, 求闸门所受的压力.

解　以等腰三角形的高为 x 轴、水面为 y 轴, 建立如图 5-16 所示直角坐标系.

取微元 $[x, x+\mathrm{d}x] \subset [4, 6]$, 在微元上压强视为不变, 所受压力为

$$\mathrm{d}F = p \cdot 2y\mathrm{d}x = 2\rho gxy\mathrm{d}x$$

由两点式, 建立等腰三角形的腰 (第一象限) 的直线方程, 得到 $y - 0 = \dfrac{\frac{3}{2} - 0}{4 - 6}(x - $

6)，即 $y = \dfrac{3}{4}(6-x)$，等腰三角形闸门所受的压力为：

$$F = \frac{3}{2}\rho g \int_4^6 x(6-x)\mathrm{d}x = \frac{3}{2}\rho g \left[3x^2 - \frac{1}{3}x^3 \right]_4^6 = 14g\rho = 14g(\mathrm{N}).$$

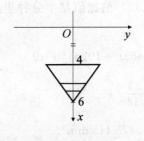

图 5-16

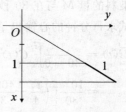

图 5-17

例 10 矩形薄板的长为 2m、宽为 1m，与水面成 30°角斜沉于水下，距水面最近的长边平行于水面位于深 1m 处，求薄板每面所受的压力.

解 竖直向下为 x 轴、水面为 y 轴，建立如图 5-17 所示的直角坐标系. 距水面最近的长边 x 坐标为 1，另一长边 x 坐标为 $1 + \sin 30° = \dfrac{3}{2}$，取微元 $[x, x + \mathrm{d}x] \subset [1, \dfrac{3}{2}]$，微元上压强视为不变，所受压力为 $\mathrm{d}F = P \cdot 2 \cdot \dfrac{\mathrm{d}x}{\sin 30°} = 4\rho g x \mathrm{d}x$，故薄板每面所受的压力为

$$F = 4\rho g \int_1^{\frac{3}{2}} x\mathrm{d}x = 2\rho g \left[x^2 \right]_1^{\frac{3}{2}} = \frac{5}{2}\rho g = 2.5g(\mathrm{N})$$

5.4.5 定积分在医学上的应用

例 11 先让病人禁食，以降低体内血糖浓度，然后通过注射给病人大量的糖，再测出血液中胰岛素的浓度. 假定由实验测得病人的血液中胰岛素的浓度（单位/毫升）为

$$C(t) = \begin{cases} t(10-t) & (0 \leqslant t \leqslant 5) \\ 25\mathrm{e}^{-k(t-5)} & (t > 5) \end{cases}$$

其中 $k = \dfrac{\ln 2}{20}$，时间 t 的单位是分钟，求血液中胰岛素在 1 小时内的平均浓度 $\overline{C}(t)$.

解 $\overline{C}(t) = \dfrac{1}{60-0} \int_0^{60} C(t)\mathrm{d}t = \dfrac{1}{60} \left[\int_0^5 C(t)\mathrm{d}t + \int_5^{60} C(t)\mathrm{d}t \right]$

$= \dfrac{1}{60} \left[\int_0^5 t(10-t)\mathrm{d}t + \int_5^{60} 25\mathrm{e}^{-k(t-5)}\mathrm{d}t \right] = \dfrac{25}{18} + \dfrac{25}{3\ln 2} - \dfrac{25\sqrt[4]{2}}{24\ln 2}$

≈ 11.624（单位/毫升）

例 12 心输出量是每分钟心脏输出的血量，在生理学实验中常用染料稀释法测定. 把一定量的染料注入静脉，染料将随血液循环通过心脏达到肺部，再返回心脏而进入动

脉系统. 假定注入 5mg 染料后, 在外周动脉连续 30 秒检测血液中染料的浓度 $C(t)$, 建立为时间 t 的函数

$$C(t) = \begin{cases} 0 & (0 \leqslant t \leqslant 3 \text{ 或 } 18 < t \leqslant 30) \\ (t^3 - 40t^2 + 453t - 1026)10^{-2} & (3 < t \leqslant 18) \end{cases}$$

注入染料的量 M 与在 30 秒之内测到的平均浓度 $\overline{C}(t)$ 的比值是半分钟里心脏输出的血量, 试求每分钟的心输出量 Q.

解 $\overline{C}(t) = \dfrac{1}{30-0} \displaystyle\int_0^{30} C(t)\mathrm{d}t = \dfrac{1}{30} \int_3^{18} (t^3 - 40t^2 + 453t - 1026)10^{-2}\mathrm{d}t$

$$= \frac{10^{-2}}{30} \left[\left(\frac{t^4}{4} - \frac{40t^3}{3} + \frac{453t^2}{2} - 1026t \right) \right]_3^{18} = \frac{51}{32}$$

故 $\qquad Q = \dfrac{2M}{\overline{C}(t)} = \dfrac{2 \times 5 \times 32}{51} = \dfrac{320}{51} \approx 6.275 \text{ (L/min)}.$

例 13 设有半径为 R, 长为 L 的一段刚性血管, 两端的血压分别为 p_1 和 p_2 ($p_1 > p_2$). 已知在血管的横截面上离血管中心 r 处的血流速度符合泊萧叶 (Poiseuille) 公式

$$V(r) = \frac{p_1 - p_2}{4\eta L} (R^2 - r^2)$$

其中 η 为血液黏滞系数. 试求在单位时间流过该横截面的血流量 Q.

解 取微元 $[r, r+\mathrm{d}r] \subset [0, R]$, 半径为 r、$r+\mathrm{d}r$ 圆环微元的面积为

$$\pi(r+\mathrm{d}r)^2 - \pi r^2 = 2\pi r\mathrm{d}r + \pi(\mathrm{d}r)^2$$

单位时间流过圆环微元的血流量为 $V(r)2\pi r\mathrm{d}r$, $[0, R]$ 上积分计算横截面的血流量得到

$$Q = \int_0^R V(r)2\pi r\mathrm{d}r = \int_0^R \frac{p_1 - p_2}{4\eta L} (R^2 - r^2)2\pi r\mathrm{d}r$$

$$= \frac{\pi(p_1 - p_2)}{2\eta L} \int_0^R (R^2 r - r^3)\mathrm{d}r = \frac{\pi(p_1 - p_2)R^4}{8\eta L}$$

5.5 定积分的近似计算

在实际工作中, 有些被积函数不是由解析式给出的; 还有一些被积函数虽由解析式给出, 但原函数不能用初等函数表达. 这些定积分, 可以通过近似计算来满足实际问题的需要. 常用的定积分近似计算方法, 有幂级数法、矩形法、梯形法、抛物线法四种.

幂级数法, 是把被积函数展开为幂级数, 再对展开式逐项积分得出定积分的近似值.

矩形法、梯形法、抛物线法, 都是把定积分 $\displaystyle\int_a^b f(x)\mathrm{d}x$ 视为曲边梯形的面积. 首先, 把积分区间等分为若干个小区间, 然后, 把分割产生的小曲边梯形, 分别用矩形、梯形、抛物线构成的小曲边梯形代替, 计算出面积作为定积分的近似值.

矩形法，将 $[a,b]$ 分成 n 等份，分点 $a=x_0<x_1<\cdots<x_n=b$，相应纵坐标为 y_0，y_1，$\cdots$，y_n，小区间长度为 $\Delta x=\dfrac{b-a}{n}$. 若在每个小区间上用小矩形近似替代小曲边梯形，以左端点的函数值用为小矩形的高，计算公式为

$$\int_a^b f(x)\mathrm{d}x \approx y_0\Delta x+y_1\Delta x+\cdots+y_{n-1}\Delta x=(y_0+y_1+\cdots+y_{n-1})\frac{b-a}{n}$$

若取小区间的右端点函数值作为小矩形的高，则得到矩形法的又一个公式

$$\int_a^b f(x)\mathrm{d}x \approx y_1\Delta x+y_2\Delta x+\cdots+y_n\Delta x=(y_1+y_2+\cdots+y_n)\frac{b-a}{n}$$

梯形法，分法同矩形法，在每个小区间上用如图 5-18 所示小梯形近似替代小曲边梯形，计算得到

$$\int_a^b f(x)\mathrm{d}x\approx\frac{1}{2}(y_0+y_1)\Delta x+\frac{1}{2}(y_1+y_2)\Delta x+\cdots+\frac{1}{2}(y_{n-1}+y_n)\Delta x$$

$$=\frac{b-a}{n}\left(\frac{1}{2}y_0+y_1+y_2+\cdots+y_{n-1}+\frac{1}{2}y_n\right)$$

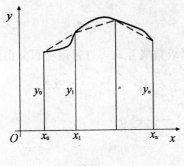

图 5-18

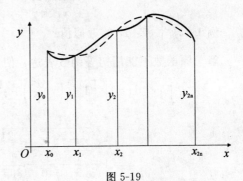

图 5-19

抛物线法，也称辛普生（Simpson）法，是把积分区间 $[a,b]$ 等分为 $2n$ 个小区间，分点为 $a=x_0<x_1<\cdots<x_{2n}=b$，相应纵坐标为 y_0，y_1，$\cdots$，y_{2n}，每两个小区间长度 $\Delta x=(b-a)/n$. 在每个小区间上，用如图 5-19 所示抛物线为边近似替代小曲边梯形的曲边.

设过曲线上 (x_0,y_0)、(x_1,y_1)、(x_2,y_2) 三点的抛物线为 $y=px^2+qx+r$，则有

$$y_i=px_i^2+qx_i+r\quad(i=0,1,2)$$

由于 $x_0+x_2=2x_1$，前两个小区间上，抛物线下方的面积为

$$\int_{x_0}^{x_2}(px^2+qx+r)\mathrm{d}x=\left[\frac{p}{3}x^3+\frac{q}{2}x^2+rx\right]_{x_0}^{x_2}$$

$$=\frac{1}{6}(x_2-x_0)[2p(x_2^2+x_2x_0+x_0^2)+3q(x_2+x_0)+6r]$$

$$=\frac{1}{6}(x_2-x_0)[(px_2^2+qx_2+r)+(px_0^2+qx_0+r)$$

$$+p(x_2+x_0)^2+2q(x_2+x_0)+4r]$$

$$= \frac{1}{6}(x_2 - x_0)(y_2 + y_0 + 4px_1^2 + 4qx_1 + 4r)$$

从而，前两个小区间上的定积分可近似计算为

$$\int_{x_0}^{x_2} f(x)\,\mathrm{d}x \approx \frac{b-a}{6n}(y_0 + 4y_1 + y_2)$$

同理，每两个小区间上的定积分可近似计算为

$$\int_{x_2}^{x_4} f(x)\,\mathrm{d}x \approx \frac{b-a}{6n}(y_2 + 4y_3 + y_4)$$

$$\cdots\cdots$$

$$\int_{x_{2n-2}}^{x_{2n}} f(x)\,\mathrm{d}x \approx \frac{b-a}{6n}(y_{2n-2} + 4y_{2n-1} + y_{2n})$$

故 $[a,b]$ 上的定积分可用抛物线法近似计算为

$$\int_a^b f(x)\,\mathrm{d}x \approx \frac{b-a}{6n}\big[(y_0 + 4y_1 + y_2) + (y_2 + 4y_3 + y_4) + \cdots + (y_{2n-2} + 4y_{2n-1} + y_{2n})\big]$$

$$= \frac{b-a}{6n}\big[(y_0 + y_{2n}) + 4(y_1 + y_3 + \cdots + y_{2n-1}) + 2(y_2 + y_4 + \cdots + y_{2n-2})\big]$$

例 1   求 $\int_0^1 \mathrm{e}^{-\frac{x^2}{2}}\,\mathrm{d}x$ 的近似值.

解   原函数不能用初等函数表达，使用 e^x 的幂级数展开式，进行逐项积分得到

$$\int_0^1 \mathrm{e}^{-\frac{x^2}{2}}\,\mathrm{d}x = \int_0^1 \Big[1 + \Big(-\frac{x^2}{2}\Big) + \frac{1}{2!}\Big(-\frac{x^2}{2}\Big)^2 + \frac{1}{3!}\Big(-\frac{x^2}{2}\Big)^3 + \cdots\Big]\,\mathrm{d}x$$

$$= \Big[x - \frac{1}{2\times 3}x^3 + \frac{1}{2!\times 4\times 5}x^5 - \frac{1}{3!\times 8\times 7}x^6 + \cdots\Big]_0^1$$

$$= 1 - \frac{1}{6} + \frac{1}{40} - \frac{1}{336} + \cdots$$

若取前 4 项，则得到定积分的近似值

$$\int_0^1 \mathrm{e}^{-\frac{x^2}{2}}\,\mathrm{d}x \approx 1 - \frac{1}{6} + \frac{1}{40} - \frac{1}{336} \approx 0.8554$$

例 2   一名健康男子口服 3g 氨基甲酸氯酚醚，测得血药浓度 C 和时间 t 的数据如表 5-1 所示，计算 C-t 曲线下面积 AUC（area under of curve）的近似值.

表 5-1   口服氨基甲酸氯酚醚的血药浓度 C 和时间 t 数据

t(h)	0	1	2	3	4	5	6	7	8	9	10
C(mg/L)	0	10.2	19.3	21.4	17.7	16.4	13.8	11.6	9.8	8.3	7.4

解   被积函数不是由解析式给出，但时间间隔是等分的，可用矩形法，计算得到

$$AUC = \int_0^{10} C(t)\,\mathrm{d}t \approx (0 + 10.2 + 19.3 + \cdots + 7.4)\times \frac{10-0}{10} = 135.9$$

时间间隔是等分的，也可用梯形法，计算得到

$$AUC = \int_0^{10} C(t)\,\mathrm{d}t \approx \frac{0}{2} + 10.2 + 19.3 + \cdots + 8.3 + \frac{7.4}{2} = 132.2$$

时间间隔是 $2n=10$ 等分的，还可以使用抛物线法，计算得到

$$AUC = \int_0^{10} C(t)\mathrm{d}t \approx \frac{10}{30}\big[(0+7.4)+4(10.2+21.4+\cdots+8.3)+2(19.3+\cdots+9.8)\big]$$
$$= 133.2$$

5.6 反常积分和 Γ 函数

函数可积的必要条件是函数在闭区间上连续，由闭区间上连续函数的性质可知该函数必有界. 这里闭区间指积分区间为有限闭区间，有界指被积函数在积分区间上有界. 但是，很多问题会遇到积分区间无限或者被积函数在积分区间上无界的情况. 把定积分概念推广到积分区间无限及被积函数在积分区间上无界时，分别得到**无穷积分**及**瑕积分**，统称为**反常积分**.

5.6.1 反常积分

1. 无穷积分——连续函数在无限区间上的积分

定义 1 设 $f(x)$ 在区间 $[a,+\infty)$ 上连续，规定 $f(x)$ 在区间 $[a,+\infty)$ 上的无穷积分为

$$\int_a^{+\infty} f(x)\mathrm{d}x = \lim_{b\to+\infty}\int_a^b f(x)\mathrm{d}x$$

设 $f(x)$ 在区间 $(-\infty,b]$ 上连续，规定 $f(x)$ 在区间 $(-\infty,b]$ 上的无穷积分为

$$\int_{-\infty}^b f(x)\mathrm{d}x = \lim_{a\to-\infty}\int_a^b f(x)\mathrm{d}x$$

当极限存在时称**无穷积分收敛**，极限不存在时称**无穷积分发散**.

若 $f(x)$ 在区间 $(-\infty,+\infty)$ 上连续，则规定 $f(x)$ 在区间 $(-\infty,+\infty)$ 上的无穷积分为

$$\int_{-\infty}^{+\infty} f(x)\mathrm{d}x = \lim_{a\to-\infty}\int_a^c f(x)\mathrm{d}x + \lim_{b\to+\infty}\int_c^b f(x)\mathrm{d}x$$

且 $f(x)$ 在区间 $(-\infty,c]$、$[c,+\infty)$ 上的两个无穷积分都收敛时，才称函数 $f(x)$ 在区间 $(-\infty,+\infty)$ 的无穷积分是收敛的.

定积分的几何意义、牛顿-莱布尼兹公式、微元法等，都可以推广到无穷积分中使用. 比如 $F(x)$ 是 $f(x)$ 的一个原函数，无穷积分的牛-莱公式为

$$\int_a^{+\infty} f(x)\mathrm{d}x = F(x)\big|_a^{+\infty} = F(+\infty)-F(a)$$

$$\int_{-\infty}^b f(x)\mathrm{d}x = F(x)\big|_{-\infty}^b = F(b)-F(-\infty)$$

$$\int_{-\infty}^{+\infty} f(x)\mathrm{d}x = F(x)\big|_{-\infty}^{+\infty} = F(+\infty)-F(-\infty)$$

其中，$F(+\infty)=\lim\limits_{x\to+\infty}F(x)$，$F(-\infty)=\lim\limits_{x\to-\infty}F(x)$.

例 1 求 $\int_1^{+\infty}\dfrac{\mathrm{d}x}{x}$.

解　由无穷积分的牛-莱公式，计算得到

$$\int_1^{+\infty} \frac{dx}{x} = [\ln x]_1^{+\infty} = \ln(+\infty) - \ln 1 = \lim_{x \to +\infty} \ln(x) = +\infty$$

无穷积分发散，表示区间 $[1,+\infty)$ 上曲线 $y = \frac{1}{x}$ 下面
积不是有限值，如图 5-20 所示.

例 2　求 $\int_{-\infty}^{+\infty} \frac{dx}{1+x^2}$.

解　由对称区间上偶函数积分及无穷积分牛-莱公式，
计算得到

$$\int_{-\infty}^{+\infty} \frac{dx}{1+x^2} = 2\int_0^{+\infty} \frac{dx}{1+x^2} = 2[\arctan x]_0^{+\infty} = 2\arctan(+\infty)$$

$$= 2\lim_{x \to +\infty} \arctan x = 2 \cdot \frac{\pi}{2} = \pi$$

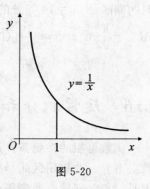

图 5-20

无穷积分收敛，表示 $(-\infty,+\infty)$ 区间上 $y = \frac{1}{1+x^2}$ 曲线下面积为 π，如图 5-21 所示.

例 3　静脉注射某药后，血药浓度 $C = C_0 e^{-kt}$（C_0 是 $t = 0$ 时血药浓度，k 为正常数），
求 C-t 曲线下的总面积 AUC.

解　AUC 是被积函数在 $[0,+\infty)$ 上的无穷积分，计算得到

$$AUC = \int_0^{+\infty} C_0 e^{-kt} dt = \int_0^{+\infty} \frac{C_0}{-k} e^{-kt} d(-kt) = \frac{C_0}{-k} e^{-kt} \Big|_0^{+\infty}$$

$$= \frac{C_0}{-k} [e^{-k(+\infty)} - 1] = \frac{C_0}{k} - \frac{C_0}{k} \lim_{t \to +\infty} e^{-kt} = \frac{C_0}{k}$$

无穷积分收敛，表示在 $[0,+\infty)$ 区间上 C-t 曲线下面积为定值，如图 5-22 所示.

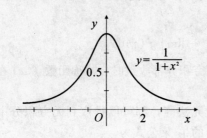

图 5-21

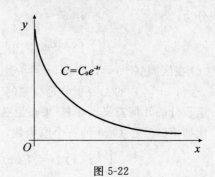

图 5-22

2. 瑕积分——无界函数的积分

定义 2　若 $f(x)$ 在 $[a,b]$ 上连续，$\lim_{x \to b^-} f(x) = \infty$，则称 b 为瑕点，规定 $[a,b]$
上瑕积分为

$$\int_a^b f(x)dx = \lim_{t \to b^-} \int_a^t f(x)dx$$

若函数 $f(x)$ 在 $(a,b]$ 上连续，$\lim\limits_{x \to a^+} f(x) = \infty$，则称 a 为瑕点，规定 $(a,b]$ 上瑕积分为

$$\int_a^b f(x)\mathrm{d}x = \lim_{t \to a^+} \int_t^b f(x)\mathrm{d}x$$

当极限存在时称**瑕积分收敛**，极限不存在时称**瑕积分发散**.

若 $f(x)$ 在 $[a,c) \bigcup (c,b]$ 连续，$\lim\limits_{x \to c} f(x) = \infty$，则称 c 为瑕点，规定 $[a,c) \bigcup (c,b]$ 上瑕积分为

$$\int_a^b f(x)\mathrm{d}x = \int_a^c f(x)\mathrm{d}x + \int_c^b f(x)\mathrm{d}x$$

且 $f(x)$ 在 $[a,c) \bigcup (c,b]$ 的两个瑕积分都收敛时，才称 $f(x)$ 在 $[a,c) \bigcup (c,b]$ 的瑕积分收敛.

由于瑕积分容易与定积分相混淆，一般不写成无穷积分的牛顿-莱布尼兹公式形式. 定积分的几何意义、微元法等，可以推广到瑕积分中使用.

例 4 求 $\int_0^R \dfrac{\mathrm{d}x}{\sqrt{R^2 - x^2}}$.

解 $x = R$ 为瑕点，计算得到

$$\int_0^R \frac{\mathrm{d}x}{\sqrt{R^2 - x^2}} = \lim_{t \to R^-} \int_0^t \frac{\mathrm{d}(x/R)}{\sqrt{1 - \left(\dfrac{x}{R}\right)^2}} = \lim_{t \to R^-} \left[\arcsin \frac{x}{R} \right]_0^t = \lim_{t \to R^-} \left[\arcsin \frac{t}{R} - 0 \right] = \frac{\pi}{2}$$

瑕积分收敛，表示 $[0,R)$ 区间上曲线 $y = \dfrac{1}{\sqrt{R^2 - x^2}}$ 下面积为 $\dfrac{\pi}{2}$，如图 5-23 所示.

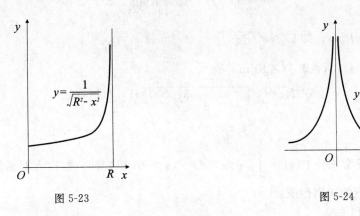

图 5-23　　　　　　　　　　　　　　　图 5-24

例 5 求 $\int_{-1}^1 \dfrac{\mathrm{d}x}{x^2}$.

解 $x = 0$ 为瑕点，计算得到

$$\int_0^1 \frac{\mathrm{d}x}{x^2} = \lim_{t \to 0^+} \int_t^1 x^{-2}\mathrm{d}x = \lim_{t \to 0^+} \left[-\frac{1}{x} \right]_t^1 = \lim_{t \to 0^+} \left(\frac{1}{t} - 1 \right) = +\infty$$

$\int_0^1 \dfrac{\mathrm{d}x}{x^2}$ 发散，故原瑕积分 $\int_{-1}^1 \dfrac{\mathrm{d}x}{x^2}$ 发散.

瑕积分发散，表示 $[-1,1]$ 区间上曲线 $y=\dfrac{1}{x^2}$ 下面积不是有限值，如图 5-24 所示.

3. 反常积分的应用

由万有引力定律，两个相距 r，质量为 m_1、m_2 的质点，引力为

$$F=k\frac{m_1 m_2}{r^2}$$

例 6 从地面垂直向上发射火箭，初速度为多少时，火箭方能超出地球的引力范围.

解 设地球半径为 R，质量为 M，火箭质量为 m. 取地面为坐标原点、竖直向上建立坐标系，如图 5-25 所示. 则火箭离于地面距离为 x 时，它受到的地球引力为

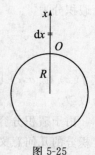

图 5-25

$$f(x)=\frac{kMm}{(R+x)^2}$$

由 $f(0)=mg$，得 $kMm=R^2 mg$，因此有 $f(x)=\dfrac{R^2 mg}{(R+x)^2}$，于是火箭由地面达到高度为 h 时所作的功 W_h 为

$$W_h=\int_0^h f(x)\,\mathrm{d}x=\int_0^h \frac{R^2 mg}{(R+x)^2}\,\mathrm{d}x=R^2 mg\left(\frac{1}{R}-\frac{1}{R+h}\right)$$

火箭要飞离地球，即 $h\to\infty$ 时，所作的功 W 为

$$W=\int_0^{+\infty} f(x)\,\mathrm{d}x=Rmg$$

此时必须有 $\dfrac{mv_0^2}{2}\geqslant Rmg$，即 $v_0\geqslant\sqrt{2Rg}$

取 $g=9.8\mathrm{m/s^2}$，$R=6.37\times10^6\mathrm{m}$，故

$$v_0\geqslant\sqrt{2Rg}=\sqrt{2\times9.8\times6370000}\approx11.2(\mathrm{km/s})$$

5.6.2 Γ 函数

定义 3 由反常积分 $\Gamma(s)=\displaystyle\int_0^{+\infty} \mathrm{e}^{-x}x^{s-1}\,\mathrm{d}x$ $(s>0)$ 确定的函数称为 **Γ 函数**.

Γ 函数有如下的常用性质：

性质 1 $\Gamma(1)=1$.

证 由定义知

$$\Gamma(1)=\int_0^{+\infty} \mathrm{e}^{-x}\,\mathrm{d}x=-\mathrm{e}^{-x}\,\big|_0^{+\infty}=1$$

性质 2 $\Gamma(s+1)=s\Gamma(s)$.

证 由分部积分法得到

$$\Gamma(s+1) = -\int_0^{+\infty} x^s \mathrm{d}(\mathrm{e}^{-x}) = -x^s \mathrm{e}^{-x}\Big|_0^{+\infty} + s\int_0^{+\infty} \mathrm{e}^{-x}x^{s-1}\mathrm{d}x = s\Gamma(s)$$

特别当 $s \in N$ 时有：$\Gamma(n+1) = n\Gamma(n) = n(n-1)(n-2)\cdots 3 \times 2 \times 1 = n!$

对任意的 $r > 1$，总有 $r = a + n$，n 为正整数，$0 < a \leqslant 1$. 逐次应用性质 2，计算得到

$$\Gamma(r) = \Gamma(a+n) = (a+n-1)(a+n-2)\cdots(a+1)a\Gamma(a)$$

因此，$\Gamma(s)$ 总可以化为 $0 < a \leqslant 1$ 的计算. 对 Γ 函数作变量替换，可以把很多积分表示为 Γ 函数，从而可以查 Γ 函数表计算出积分的数值.

性质 3 $\Gamma(0.5) = \sqrt{\pi}$（证明略）.

性质 4 $\Gamma(\alpha)\Gamma(1-\alpha) = \dfrac{\pi}{\sin\pi\alpha}$（证明略）.

例 7 用 Γ 函数表示概率积分 $\displaystyle\int_0^{+\infty} \mathrm{e}^{-x^2}\mathrm{d}x$.

解 作变量替换 $x = u^2$，计算得到

$$\Gamma(s) = \int_0^{+\infty} \mathrm{e}^{-u^2}u^{2(s-1)}\mathrm{d}(u^2) = 2\int_0^{+\infty} \mathrm{e}^{-u^2}u^{2s-1}\mathrm{d}u$$

取 $s = 0.5$，得到 $\Gamma(0.5) = 2\displaystyle\int_0^{+\infty} \mathrm{e}^{-u^2}\mathrm{d}u$，

故得 $\displaystyle\int_0^{+\infty} \mathrm{e}^{-x^2}\mathrm{d}x = \dfrac{1}{2}\Gamma(0.5) = \dfrac{1}{2}\sqrt{\pi}$.

习　题　5

1. 放射性物体的分解速度 v 是时间 t 的函数 $v = v(t)$，用定积分表示放射性物体从时间 T_0 到 T_1 的分解质量 m.

2. 计算由 $y = x^2/2$ 与 $x = 0$、$x = 3$、$y = 0$ 围成的曲边梯形的面积.

3. 一物体作直线运动，速度为 $v = 2t$，求第 10 秒经过的路程.

4. 判断定积分的大小.

① $\displaystyle\int_0^1 x\mathrm{d}x$，$\displaystyle\int_0^1 x^2\mathrm{d}x$；　　　　② $\displaystyle\int_{-2}^{-1} 3^{-x}\mathrm{d}x$，$\displaystyle\int_0^1 3^x\mathrm{d}x$.

5. 求下列函数在区间上的平均值.

① $f(x) = 2x^2 + 3x + 3$ 在区间 $[1,4]$ 上；

② $f(x) = 2/\sqrt[3]{x^2}$ 在区间 $[1,8]$ 上.

6. 计算下列定积分.

① $\displaystyle\int_0^1 (3x^2 - x + 1)\mathrm{d}x$；　　　　② $\displaystyle\int_1^2 (x + x^{-1})^2\mathrm{d}x$；

③ $\displaystyle\int_0^{\pi/2} \sin x\cos^2 x\mathrm{d}x$；　　　　④ $\displaystyle\int_0^{1/2} \dfrac{2+x}{x^2+4x-4}\mathrm{d}x$.

7. 计算下列定积分.

① $\int_0^{e-1} \ln(x+1)\mathrm{d}x$；

② $\int_{-1}^1 \dfrac{x\mathrm{d}x}{\sqrt{5-4x}}$；

③ $\int_0^1 \dfrac{x^{\frac{3}{2}}\mathrm{d}x}{1+x}$；

④ $\int_0^\pi x^3 \sin x\mathrm{d}x$；

⑤ $\int_0^1 x^2 \arctan x\mathrm{d}x$；

⑥ $\int_0^1 \dfrac{\mathrm{d}x}{1+e^x}$；

⑦ $\int_0^a x^2 \sqrt{a^2-x^2}\mathrm{d}x$；

⑧ $\int_0^1 \dfrac{\mathrm{d}x}{\sqrt{x+1}+\sqrt{(x+1)^3}}$.

8. 计算直角坐标系中下列平面图形的面积.

① $y=x^2-4x+5$、$x=3$、$x=5$、$y=0$ 围成；

② $y=\ln x$、$x=0$、$y=\ln a$、$y=\ln b$ （$0<a<b$）围成；

③ $y=e^x$、$y=e^{-x}$、$x=1$ 围成；

④ $y=x^2$、$y=x$、$y=2x$ 围成；

⑤ $y^2=(4-x)^3$、$x=0$ 围成；

⑥ $y=x^2/2$、$x^2+y^2=8$ 围成两部分图形的各自面积.

9. 计算极坐标系中下列平面图形的面积.

① 心形线 $r=a(1+\cos\theta)$ 围成；

② 三叶线 $r=a\sin3\theta$ 围成.

10. 计算下列旋转体体积.

① $xy=a$、$x=a$、$x=2a$、$y=0$ 围成的图形绕 x 轴旋转；

② $x^2+(y-5)^2=16$ 围成的图形绕 x 轴旋转.

11. 计算变力作功.

① 一物体由静止开始作直线运动，加速度为 $2t$，阻力与速度的平方成正比，比例系数 $k>0$，求物体从 $s=0$ 到 $s=c$ 克服阻力所作的功；

② 一圆台形贮水池，高 3m，上、下底半径分别为 1m、2m，求吸尽一池水所作的功.

12. 计算液体压力.

① 半径为 a(m) 的半圆形闸门，直径与水面相齐，求水对闸门的压力；

② 椭圆形薄板垂直插入水中一半，短轴与水面相齐，求水对薄板每面的压力.

13. 在放疗时，镭针长 a(cm)，均匀含有 m(mg) 镭，求作用在其延长线上距针近端 c(cm) 处的作用强度（作用强度与镭量成正比、与距离的平方成反比）.

14. 已知某化学反应的速度为 $v=ake^{-kt}$ （a、k 为常数），求反应在时间区间 $[0,t]$ 内的平均速度.

15. 用幂级数计算 $\int_1^2 \dfrac{\sin x}{x}\mathrm{d}x$ 的近似值，取 $n=3$.

16. 自动记录仪记录每半小时氢气流量如表 5-2 所示，用梯形法、抛物线法求 8 小时的总量.

表 5-2　每半小时氢气流量

t(h)	0	0.5	1.0	1.5	2.0	2.5	3.0	3.5	4.0	4.5	5.0	5.5	6.0	6.5	7.0	7.5	8.0
v(L/h)	25.0	24.5	24.1	24.0	25.0	26.0	25.5	25.8	24.2	23.8	24.5	25.5	25.0	24.6	24.0	23.5	23.0

17. 某烧伤病人需要植皮，根据测定，皮的大小和数据如图 5-26 所示（单位为 cm），求皮的面积.

18. 计算下列反常积分.

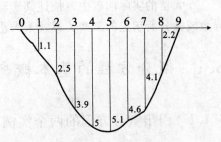

图 5-26　皮的面积

① $\displaystyle\int_{-\infty}^{1} \mathrm{e}^x \mathrm{d}x$；

② $\displaystyle\int_{e}^{+\infty} \frac{\mathrm{d}x}{x(\ln x)^2}$；

③ $\displaystyle\int_{-\infty}^{+\infty} \frac{\mathrm{d}x}{x^2+2x+2}$；

④ $\displaystyle\int_{0}^{+\infty} \mathrm{e}^{-x}\sin x \mathrm{d}x$；

⑤ $\displaystyle\int_{0}^{1} \frac{\mathrm{d}x}{\sqrt{1-x^2}}$；

⑥ $\displaystyle\int_{0}^{2} \frac{\mathrm{d}x}{x^2-4x+3}$.

19. 用 Γ 函数表示曲线 $f(x)=\dfrac{1}{\sqrt{2\pi}}\mathrm{e}^{-\frac{x^2}{2}}$ 下的面积.

6   微分方程

在大量的实际问题中，描述其运动规律的函数往往不能直接得到，有时要通过它的导数或微分所满足的某些关系式来求出，这就是微分方程所要讨论的问题.

6.1   微分方程的基本概念

6.1.1   引出微分方程的两个实例

下面我们通过两个具体例子介绍有关微分方程的基本概念.

例1   （几何问题）已知曲线通过点 $(1,3)$，且在任意点 (x,y) 处的切线斜率为 $4x$，求此曲线方程.

解   设所求曲线方程为 $y=f(x)$. 由导数的几何意义知未知函数 $y=f(x)$ 应满足关系式

$$\frac{\mathrm{d}y}{\mathrm{d}x}=4x$$

将上式两边对 x 积分，得到表达式

$$y=2x^2+C$$

其中 C 为任意常数.

此外，未知函数还应满足条件 $x=1$ 时，$y=3$. 把条件式代入，得

$$3=2\times1^2+C$$

由此定出 $C=1$，把 $C=1$ 代入表达式，即得所求曲线方程

$$y=2x^2+1$$

例2   （物理问题）质量为 m 的物体，受重力作用从静止开始自由下落，若不计运动中受到的阻力，求物体下落距离 s 与时间 t 的函数关系.

解   根据牛顿第二定律，s 与 t 应满足关系式

$$m\frac{\mathrm{d}^2s}{\mathrm{d}t^2}=mg\ \ 即\ \frac{\mathrm{d}^2s}{\mathrm{d}t^2}=g$$

将上式改写为

$$\mathrm{d}\left(\frac{\mathrm{d}s}{\mathrm{d}t}\right)=g\,\mathrm{d}t$$

两边积分，得

$$\frac{\mathrm{d}s}{\mathrm{d}t}=gt+C_1$$

改写为 $\mathrm{d}s=(gt+C_1)\mathrm{d}t$，并两边积分，得

$$s = \frac{1}{2}gt^2 + C_1 t + C_2$$

其中 C_1 和 C_2 为任意常数.

由题意知，$t=0$ 时，$\dfrac{\mathrm{d}s}{\mathrm{d}t}=0$，$s=0$

将条件代入后，可得 $C_1 = 0$，$C_2 = 0$，于是有

$$s = \frac{1}{2}gt^2$$

上述两个例子有一个共同的特点，即由实际问题抽象出的关系式中都含有未知函数的导数.

6.1.2 常微分方程

定义 1 含有未知函数的导数或微分的等式，叫做**微分方程**.

微分方程中，未知函数是一元函数的，叫做**常微分方程**，如例1和例2所给出的方程；未知函数是多元函数的，叫做**偏微分方程**. 例如，$x\dfrac{\partial z}{\partial x} + y\dfrac{\partial z}{\partial y} = 0$.

本章只讨论常微分方程，以下不另说明的，简称为微分方程或方程的都指常微分方程.

未知函数导数的最高阶数，称为**微分方程的阶**. 例1给出的是一阶微分方程；例2为二阶微分方程. 又如，方程

$$y''' + 4xy'' - 5xy' = \sin x$$

是三阶微分方程.

一般地，n 阶微分方程的形式是

$$F(x, y, y', \cdots, y^{(n)}) = 0$$

在此方程中，$y^{(n)}$ 是必须出现的，而 x，y，y'，$\cdots$，$y^{(n-1)}$ 等变量则可以不全出现. 例如四阶微分方程 $y^{(4)} + \sin x = 0$ 中，除 $y^{(4)}$ 和 x 外，其它变量都没有出现.

6.1.3 常微分方程的解

定义 2 使微分方程成为恒等式的函数，称为**微分方程的解**.

如果 n 阶微分方程的解中含有 n 个独立的任意常数，则此解叫做微分方程的**通解**. 所谓独立，是指这些常数中任意一个不能经线性变换而表达成解中的另一个常数.

由于通解中含有任意常数，所以它不能完全确定地反映某一客观事物的规律性. 要完全确定，就必须确定通解中的任意常数. 不含任意常数的解称微分方程的**特解**. 用来确定通解中任意常数的条件，称为**初始条件**.

在例1中的 $y = 2x^2 + C$ 是方程 $\dfrac{\mathrm{d}y}{\mathrm{d}x} = 4x$ 的通解，$y = 2x^2 + 1$ 是由初值条件 $y(1) = 3$ 确定的特解.

微分方程的通解在几何上表示以任意常数为参数的一族曲线，称为积分曲线族. 特

解则是曲线族中满足初始条件的一条积分曲线.

附加了初始条件的微分方程，称为**初值问题**. 如例 1 的 $\dfrac{dy}{dx}=4x$ 和 $x=1$ 时，$y=3$；

例 2 的 $\dfrac{d^2s}{dt^2}=g$ 和 $t=0$ 时，$\dfrac{ds}{dt}=0$，$s=0$，都构成初值问题. 解方程求出满足初始条件的特解的过程叫做**解初值问题**或柯西（Cauchy）**问题**.

6.2 常见微分方程的解法

6.2.1 可分离变量的微分方程

定义 1 可化为 $\dfrac{dy}{dx}=f(x)g(y)$ 形式的一阶微分方程，称为**可分离变量的微分方程**. 其中 $f(x)$ 和 $g(y)$ 都是已知的连续函数.

这种方程的求解步骤为：

（1）分离变量，就是把方程改写为

$$\frac{dy}{g(y)}=f(x)dx$$

的形式，使微分方程一边只含 y 的函数和 dy，另一边只含 x 的函数和 dx.

（2）两边进行积分

$$\int \frac{dy}{g(y)} = \int f(x)dx$$

$$G(y)=F(x)+C$$

这样就得到变量 x 和 y 的关系式，其中含有一个任意常数，它就是微分方程的**通解**.

当 $g(y)=0$ 有实根 $y=y_0$ 时，容易验证 $y=y_0$ 是可分离变量微分方程的一个特解. 这种不是由初始条件确定的特解，称为**奇解**. 通解与奇解的全体构成微分方程的**全部解**.

例 1 求微分方程 $\dfrac{dy}{dx}=\dfrac{x+xy^2}{y+yx^2}$ 的通解.

解 分离变量得

$$\frac{ydy}{1+y^2}=\frac{xdx}{1+x^2}$$

两边积分得

$$\int \frac{d(1+y^2)}{1+y^2} = \int \frac{d(1+x^2)}{1+x^2}$$

$$\ln(1+y^2)=\ln(1+x^2)+\ln C$$

故通解为

$$1+y^2=C(1+x^2)$$

在积分出对数时，由于有任意常数，真数的绝对值可以省去，且任意常数记为 $\ln C$ 便于化简.

例2 求 $\sqrt{1-y^2}=3x^2yy'$ 满足初始条件 $y(1)=0$ 的特解.

解 分离变量、积分得

$$\frac{y\,\mathrm{d}y}{\sqrt{1-y^2}}=\frac{\mathrm{d}x}{3x^2}$$

$$\frac{1}{2}\int(1-y^2)^{-\frac{1}{2}}\,\mathrm{d}(1-y^2)=-\frac{1}{3}\int x^{-2}\,\mathrm{d}x$$

得到通解

$$\sqrt{1-y^2}=\frac{1}{3x}+C$$

代入初始条件 $y(1)=0$ 得 $\sqrt{1-0^2}=\frac{1}{3}+C$，$C=\frac{2}{3}$，故特解为

$$\sqrt{1-y^2}=\frac{1}{3x}+\frac{2}{3}$$

奇解 $y=\pm 1$ 不满足初始条件 $y(1)=0$，不予考虑.

例3 药物的固体制剂，如片剂、丸剂、胶囊等，只有先溶解才能被吸收.

设 C 为 t 时刻溶液中药物的浓度，C_s 为扩散层中药物的浓度，S 为药物固体制剂的表面积. 由实验可知，药物固体制剂的溶解速率与表面积 S 及浓度差 C_s-C 的乘积成正比，比例系数 $k>0$ 称为溶解速率常数. 在 k、S、C_s 视为常数时，求固体药物溶解规律.

解 根据已知条件建立微分方程初值问题，即

$$\frac{\mathrm{d}C}{\mathrm{d}t}=kS(C_s-C)，C(0)=0$$

将微分方程分离变量，积分得

$$\int\frac{\mathrm{d}(C_s-C)}{C_s-C}=-kS\int\mathrm{d}t$$

$$\ln(C_s-C)=-kSt+\ln A$$

通解为 $C_s-C=Ae^{-kSt}$，初值问题的解为 $C=C_s(1-e^{-kSt})$.

6.2.2 齐次方程

定义2 如果一阶微分方程，可化为 $y'=f\left(\dfrac{y}{x}\right)$，则称这方程为**齐次微分方程**.

齐次微分方程中，x、y 的各次幂对应相齐. 只要引进新的未知函数 $u=\dfrac{y}{x}$，就可化为变量可分离的微分方程

$$u+x\frac{\mathrm{d}u}{\mathrm{d}x}=f(u)$$

分离变量后两边积分，得

$$\int \frac{\mathrm{d}u}{f(u)-u} = \int \frac{\mathrm{d}x}{x}$$

求出积分后，再用 $\frac{y}{x}$ 代替 u，便可得所给微分方程的通解.

例 4 在 $x>0$ 时，求微分方程 $\frac{\mathrm{d}y}{\mathrm{d}x} = \frac{y+\sqrt{x^2+y^2}}{x}$ 的通解.

解 微分方程可以变为齐次微分方程标准形式，即

$$\frac{\mathrm{d}y}{\mathrm{d}x} = \frac{y}{x} + \sqrt{1+\left(\frac{y}{x}\right)^2}$$

令 $y=ux$，则齐次方程化为可分离变量微分方程，即

$$x\frac{\mathrm{d}u}{\mathrm{d}x} + u = u + \sqrt{1+u^2}$$

分离变量，积分得

$$\int \frac{\mathrm{d}u}{\sqrt{1+u^2}} = \int \frac{\mathrm{d}x}{x}$$

$$\ln(u+\sqrt{1+u^2}) = \ln x + \ln C$$

用 $y=ux$ 回代，得到通解为

$$y+\sqrt{x^2+y^2} = Cx^2$$

6.2.3 一阶线性微分方程

定义 3 可化为 $y'+P(x)y=Q(x)$ 形式的微分方程，称为**一阶线性微分方程**.

所谓线性，是指它的未知函数 y 及其导数都是一次的. 若 $Q(x)\equiv 0$，则称为**一阶齐次线性微分方程**（这里的"齐次"与定义 2 的齐次含义是不同的）. 若 $Q(x)$ 不恒等于零，则称为**一阶非齐次线性微分方程**.

一阶齐次线性微分方程 $y'+P(x)y=0$，是可分离变量的微分方程. 分离变量后两边积分得

$$\int \frac{\mathrm{d}y}{y} = -\int P(x)\mathrm{d}x$$

$$\ln|y| = -\int P(x)\mathrm{d}x + \ln C$$

从而，可得一阶齐次线性微分方程的通解为

$$y = Ce^{-\int P(x)\mathrm{d}x}$$

下面我们进一步讨论非齐次方程的解法.

由于齐次方程的解中含有 e 的指数函数形式，且 $P(x)$ 的积分还可能积出 x 的非线性函数项，也就是说 y 会是一个具有乘积形式的复合函数. 不失一般性，我们把齐次线性微分方程通解中的常数 C 换为函数 $C(x)$，即

$$y = C(x)e^{-\int p(x)\mathrm{d}x}$$

猜测它是一阶非齐次线性微分方程 $y'+P(x)y=Q(x)$ 的解，代入微分方程得

$$\frac{\mathrm{d}}{\mathrm{d}x}\left[C(x)\mathrm{e}^{-\int P(x)\mathrm{d}x}\right] + P(x)C(x)\mathrm{e}^{-\int P(x)\mathrm{d}x} = Q(x)$$

$$\left\{C'(x)\mathrm{e}^{-\int P(x)\mathrm{d}x} + C(x)\cdot\mathrm{e}^{-\int P(x)\mathrm{d}x}\left[-P(x)\right]\right\} + P(x)C(x)\mathrm{e}^{-\int P(x)\mathrm{d}x} = Q(x)$$

$$C'(x)\mathrm{e}^{-\int P(x)\mathrm{d}x} = Q(x)$$

$$C(x) = \int Q(x)\mathrm{e}^{\int P(x)\mathrm{d}x}\mathrm{d}x + C$$

这样，就确定了 $y' + P(x)y = Q(x)$ 的解为

$$y = \mathrm{e}^{-\int P(x)\mathrm{d}x}\left[\int Q(x)\mathrm{e}^{\int P(x)\mathrm{d}x}\mathrm{d}x + C\right]$$

由于它含一个任意常数，因此它就是一阶非齐次线性微分方程 $y' + P(x)y = Q(x)$ 的通解. 这个通解可以改写为两项之和，即

$$y = C\mathrm{e}^{-\int P(x)\mathrm{d}x} + \mathrm{e}^{-\int P(x)\mathrm{d}x}\int Q(x)\mathrm{e}^{\int P(x)\mathrm{d}x}\mathrm{d}x$$

第一项是对应齐次线性微分方程 $y' + P(x)y = 0$ 的通解，第二项恰是当 $C=0$ 时非齐次线性微分方程 $y' + P(x)y = Q(x)$ 的一个特解. 这表明，对应齐次线性微分方程的通解与非齐次线性微分方程的一个特解相加，就是这个非齐次线性微分方程的通解.

把对应齐次线性微分方程通解中的常数 C 换成函数 $C(x)$，用来解非齐次线性微分方程的方法，称为**常数变易法**. 注意常数变易后，原微分方程一定会变为

$$C'(x)\mathrm{e}^{-\int P(x)\mathrm{d}x} = Q(x)$$

例5 求 $\dfrac{\mathrm{d}y}{\mathrm{d}x} + 3y = \mathrm{e}^{2x}$ 通解.

解 对应齐次线性微分方程为 $\dfrac{\mathrm{d}y}{\mathrm{d}x} + 3y = 0$，分离变量、积分得 $y = C\mathrm{e}^{-3x}$. 常数变易，令 $y = C(x)\mathrm{e}^{-3x}$，代入原微分方程得

$$C'(x)\mathrm{e}^{-3x} = \mathrm{e}^{2x}$$

$$C(x) = \int \mathrm{e}^{5x}\mathrm{d}x = \frac{1}{5}\mathrm{e}^{5x} + C$$

所以原微分方程的通解为

$$y = \mathrm{e}^{-3x}\left(\frac{1}{5}\mathrm{e}^{5x} + C\right)$$

例6 求 $y' + y\cos x = \cos x$ 满足初始条件 $y(0) = 1$ 的特解.

解 对应齐次线性微分方程为 $y' + y\cos x = 0$，分离变量并积分得 $y = C\mathrm{e}^{-\sin x}$.

常数变易，令 $y = C(x)\mathrm{e}^{-\sin x}$，代入原微分方程得

$$C'(x)\mathrm{e}^{-\sin x} = \cos x$$

$$C(x) = \int \mathrm{e}^{\sin x}\cos x\,\mathrm{d}x = \int \mathrm{e}^{\sin x}\mathrm{d}(\sin x) = \mathrm{e}^{\sin x} + C$$

原微分方程通解为 $\qquad\qquad y = 1 + C\mathrm{e}^{-\sin x}$

代入初始条件 $y(0) = 1$，有 $1 = 1 + C\mathrm{e}^0$，$C = 0$

所以原微分方程的特解为 $\qquad\qquad y = 1$

例 7   容器中有盐水 400L，其中含盐 25kg，现以每分钟 16L 的速率向容器中注入每升含有 1.5kg 的盐水，同时以每分钟 8L 的速率从容器中排出盐水，如图 6-1 所示。由于不断搅拌，容器中的溶液始终保持浓度均匀，求经过 t 分钟后容器中溶液的含盐量。

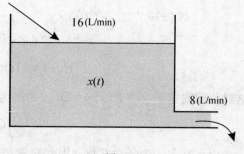

解   设 t 分钟后，容器中盐量为 x(kg)。容器中盐量的变化率

$$\frac{\mathrm{d}x}{\mathrm{d}t} = 盐量的注入速率 - 盐量流出的速率$$

盐量的注入速率为 $1.5 \times 16 = 24$(kg/min)，

图 6-1

盐量的流出速率为

$$\frac{x}{400 + (16-8)t} \times 8 = \frac{x}{50+t}(\mathrm{kg/min})$$

从而得容器中含盐量的变化率为：

$$\frac{\mathrm{d}x}{\mathrm{d}t} = 24 - \frac{x}{50+t}, \quad x(0) = 25$$

这是一阶线性非齐次方程，其对应齐次方程 $\dfrac{\mathrm{d}x}{\mathrm{d}t} + \dfrac{x}{50+t} = 0$ 的通解为

$$x = \frac{C}{50+t}$$

常数变易，将 x 代入原微分方程得

$$\frac{C'(t)}{50+t} = 24$$

求得原微分方程通解为

$$x = \frac{1200t + 12t^2 + C}{50+t}$$

代入初始条件 $x(0) = 25$，求得原微分方程特解为

$$x = \frac{1200t + 12t^2 + 1250}{50+t} \ (\mathrm{kg})$$

6.2.4   伯努利方程

定义 4   方程 $\dfrac{\mathrm{d}y}{\mathrm{d}x} + P(x)y = Q(x)y^n$（$n \neq 0$，1）叫做**伯努利**（Bernoulli）**方程**。当 $n = 0$ 或 $n = 1$ 时，它是线性微分方程。当 $n \neq 0$，$n \neq 1$ 时，它不是线性的，但可以通过变量代换，把它化为线性方程。我们令 $z = y^{1-n}$ 则

$$\frac{\mathrm{d}z}{\mathrm{d}x} = (1-n)y^{-n}\frac{\mathrm{d}y}{\mathrm{d}x}$$

将上式代入伯努利方程，得

$$\frac{y^n}{1-n}\frac{\mathrm{d}z}{\mathrm{d}x} + P(x)zy^n = Q(x)y^n$$

整理得

$$\frac{\mathrm{d}z}{\mathrm{d}x}+(1-n)P(x)z=(1-n)Q(x)$$

这样就把伯努利方程化为线性方程了，求出这方程的通解后，以 $z=y^{1-n}$ 回代，便可得伯努利方程的通解.

例 8 求 $y'+y=y^2\mathrm{e}^{-x}$ 在 $y(0)=-2$ 时的特解.

解 这是 $n=2$ 的伯努利方程，令 $z=y^{-1}$，则微分方程化为

$$\frac{\mathrm{d}z}{\mathrm{d}x}-z=-\mathrm{e}^{-x}$$

对应齐次线性微分方程分离变量，积分得 $z=C\mathrm{e}^x$.

常数变易，令 $z=C(x)\mathrm{e}^x$，代入原微分方程得

$$C'(x)\mathrm{e}^x=-\mathrm{e}^{-x}$$

$$C(x)=-\int\mathrm{e}^{-2x}\mathrm{d}x=\frac{1}{2}\mathrm{e}^{-2x}+C$$

原微分方程通解为

$$\frac{1}{y}=\frac{1}{2}\mathrm{e}^{-x}+C\mathrm{e}^x$$

代入初始条件 $y(0)=-2$，解得 $C=-1$，原微分方程特解为

$$y(\mathrm{e}^{-x}-2\mathrm{e}^x)=2$$

6.2.5 可降阶的二阶微分方程

前面，我们介绍了几种常见的一阶微分方程的解法，现在，我们来研究二阶和二阶以上的微分方程的求解. 二阶和二阶以上的微分方程，称为**高阶微分方程**. 有些高阶微分方程，可以通过变量代换化为较低阶的方程来求解. 这里主要讨论可降阶的二阶微分方程的求解方法. 二阶微分方程的一般形式为 $F(x,y,y',y'')=0$ 或 $y''=f(x,y,y')$.

1. $y''=f(x)$ 型的微分方程

微分方程 $y''=f(x)$ 的右端仅含有 x. 此时，只要把 y' 作为新的未知函数，写成

$$\frac{\mathrm{d}y'}{\mathrm{d}x}=f(x)$$

两边积分，就转化为一阶微分方程

$$y'=\int f(x)\mathrm{d}x+C_1$$

然后，解此一阶微分方程，即可获得原微分方程的解.

一般地，$y^{(n)}=f(x)$，只要把 $y^{(n-1)}$ 作为新的未知函数，写成

$$\frac{\mathrm{d}y^{(n-1)}}{\mathrm{d}x}=f(x)$$

两边积分后，得

$$y^{(n-1)}=\int f(x)\mathrm{d}x+C_1$$

将上式改写为

$$\frac{\mathrm{d}y^{(n-2)}}{\mathrm{d}x} = \int f(x)\mathrm{d}x + C_1$$

再两边积分，可得

$$y^{(n-2)} = \int \left[\int f(x)\mathrm{d}x + C_1 \right] \mathrm{d}x + C_2 .$$

依此类推，可求得高阶微分方程 $y^{(n)} = f(x)$ 的解.

例 9　求微分方程 $y'' = \mathrm{e}^x + 2x$ 的通解.

解　将原方程改写成

$$\frac{\mathrm{d}y'}{\mathrm{d}x} = \mathrm{e}^x + 2x$$

两边积分得

$$y' = \mathrm{e}^x + x^2 + C_1$$

再两边积分，便可得通解

$$y = \mathrm{e}^x + \frac{x^3}{3} + C_1 x + C_2$$

2. $y'' = f(x, y')$ 型微分方程

方程 $y'' = f(x, y')$ 不明显含有未知函数 y. 如果我们设 $y' = p(x) = p$，则 $y'' = p'(x)$. 代入微分方程，化为一阶微分方程

$$p' = f(x, p)$$

通常可用分离变量法或常数变易法求出这个一阶微分方程的通解为

$$p = g(x, C_1)$$

从而，求出原微分方程的通解

$$y = \int g(x, C_1)\mathrm{d}x + C_2$$

例 10　求 $xy'' + y' = 0$ 的通解.

解　令 $y' = p(x)$，则微分方程化为

$$xp' + p = 0$$

分离变量，积分得 $\ln|p| = -\ln|x| + \ln C_1$，即

$$p = \frac{C_1}{x}$$

原微分方程通解为

$$y = \int \frac{C_1}{x}\mathrm{d}x = C_1 \ln|x| + C_2$$

例 11　求 $y'' = \dfrac{2xy'}{x^2+1}$ 在 $y(0)=1$，$y'(0)=3$ 的特解.

解　令 $y' = p(x)$，则微分方程化为

$$p' = \frac{2xp}{x^2+1}$$

分离变量，积分得 $p = C_1(x^2+1)$，即

$$y' = C_1(x^2+1)$$

代入初始条件 $y'(0)=3$，求得 $C_1 = 3$，积分得

$$y = \int 3(x^2+1)\mathrm{d}x = x^3 + 3x + C_2$$

代入初始条件 $y(0)=1$，求得 $C_2=1$，故所求特解为

$$y=x^3+3x+1$$

3. $y''=f(y,y')$ 型微分方程

方程 $y''=f(y,y')$ 中，不明显地含有自变量 x. 我们设 $y'=p(y)=p$，利用复合函数的求导法则，可得

$$y''=\frac{\mathrm{d}p}{\mathrm{d}y}\frac{\mathrm{d}y}{\mathrm{d}x}=p\frac{\mathrm{d}p}{\mathrm{d}y}$$

于是原微分方程可化为

$$p\frac{\mathrm{d}p}{\mathrm{d}y}=f(y,p)$$

这是一个关于 y 和 p 的一阶微分方程，设它的通解为

$$p=g(y,C_1)$$

分离变量，求得原微分方程通解为

$$\int\frac{\mathrm{d}y}{g(y,C_1)}=x+C_2$$

例 12 求 $y''=2yy'$ 在 $y(0)=1$，$y'(0)=2$ 的特解.

解 令 $y'=p(y)$，则微分方程化为

$$p\frac{\mathrm{d}p}{\mathrm{d}y}=2yp$$

分离变量并积分得

$$p=y^2+C_1$$
$$y'=y^2+C_1$$

代入初始条件由 $y(0)=1$、$y'(0)=2$，求得 $C_1=1$，即

$$y'=y^2+1$$

再分离变量并积分，求得原微分方程通解为

$$\arctan y=x+C_2$$

代入初始条件由 $y(0)=1$，求得 $C_2=\arctan 1$，故所求特解为

$$y=\tan\left(x+\frac{\pi}{4}\right)$$

例 13 求 $y''+y^{-3}=0$ 通解.

解 令 $y'=p(y)$，则微分方程化为

$$p\frac{\mathrm{d}p}{\mathrm{d}y}+\frac{1}{y^3}=0$$

分离变量并积分得

$$p^2=y^{-2}+C_1$$
$$p=\pm\sqrt{y^{-2}+C_1}$$

再分离变量并积分得

$$\pm\frac{1}{2}\int(1+C_1y^2)^{-\frac{1}{2}}\mathrm{d}(1+C_1y^2)=C_1\int\mathrm{d}x$$

$$\pm\sqrt{1+C_1y^2}=C_1x+C_2$$

故原微分方程通解为

$$1+C_1 y^2 = (C_1 x + C_2)^2$$

6.2.6　二阶常系数线性微分方程

1. 二阶线性微分方程解的结构

定义 5　可以化为 $y'' + P(x)y' + Q(x)y = f(x)$ 的微分方程，称为**二阶线性微分方程**. 当方程右端 $f(x) \equiv 0$ 时，称为**二阶齐次线性微分方程**；否则称为**二阶非齐次线性微分方程**.

下面的一些定理解决了二阶线性微分方程解的结构问题.

定理 1　若 y_1、y_2 是二阶齐次线性微分方程 $y'' + P(x)y' + Q(x)y = 0$ 的两个解，那么

$$y = C_1 y_1 + C_2 y_2$$

也是该方程的解，其中 C_1、C_2 为任意常数.

证　因为 $y_i (i=1,2)$ 是二阶齐次线性微分方程的解，即

$$y_i'' + P(x)y_i' + Q(x)y_i = 0 \quad (i=1,2)$$

从而 $(C_1 y_1 + C_2 y_2)'' + P(x)(C_1 y_1 + C_2 y_2)' + Q(x)(C_1 y_1 + C_2 y_2)$

$$= C_1 [y_1'' + P(x)y_1' + Q(x)y_1] + C_2 [y_2'' + P(x)y_2' + Q(x)y_2] = 0$$

这就证明了 y_1、y_2 的线性组合 $y = C_1 y_1 + C_2 y_2$ 是该二阶齐次线性微分方程的解.

齐次方程的这个性质表明它的解符合叠加原理. 叠加起来的解 $y = C_1 y_1 + C_2 y_2$ 虽然有两个常数，但它不一定是通解. 例如 $y_1 = k y_2$ 时，

$$y = C_1 y_1 + C_2 y_2 = C_1 k y_2 + C_2 y_2 = (C_1 k + C_2)y_2 = C y_2$$

这时，解 $y = C_1 y_1 + C_2 y_2$ 实际上只有一个任意常数，因此，它不是原方程的通解.

定义 6　设 $y_1(x)$、$y_2(x)$ 是定义在区间 I 上的两个函数，若存在不全为零的常数 k_1、k_2，使一切 $x \in I$ 都有 $k_1 y_1 + k_2 y_2 = 0$，则称 y_1、y_2 在区间 I 上**线性相关**，否则称为**线性无关**.

有了线性无关的概念以后，我们有如下关于二阶线性齐次微分方程的通解结构的定理.

定理 2　若 y_1、y_2 是二阶齐次线性微分方程 $y'' + P(x)y' + Q(x)y = 0$ 的两个线性无关的特解，那么

$$y = C_1 y_1 + C_2 y_2$$

是它的通解.

例 14　已知 $y_1 = x$，$y_2 = e^x$ 是微分方程 $(x-1)y'' - xy' + y = 0$ 的两个特解，验证其通解是

$$y = C_1 x + C_2 e^x$$

解　该微分方程是二阶齐次线性微分方程，由题知由于 y_1 和 y_2 是方程的两个特解，而

$$\frac{y_1}{y_2}=\frac{x}{e^x}\neq 常数$$

即它们是线性无关的，因此它们的线性组合构成的是微分方程的通解.

下面讨论二阶非齐次方程 $y''+P(x)y'+Q(x)y=f(x)$ 的解的构成.

我们在研究一阶线性非齐次方程 $y'+P(x)y=Q(x)$ 时，发现它的通解由两部分组成：一部分是对应的齐次方程的通解，另一部分是非齐次方程本身的特解. 实际上，不仅一阶非齐次线性微分方程的通解具有这样的构成，而且二阶及更高阶的非齐次线性微分方程的通解都有这样的构成.

定理 3 设 $y^*(x)$ 是二阶非齐次线性方程 $y''+P(x)y'+Q(x)y=f(x)$ 的一个特解，$Y(x)$ 是对应的齐次方程 $y''+P(x)y'+Q(x)y=0$ 的通解，那么

$$y=Y(x)+y^*(x)$$

是二阶非齐次方程 $y''+P(x)y'+Q(x)y=f(x)$ 的通解.

证 由于 $y^*(x)$ 是二阶非齐次线性方程 $y''+P(x)y'+Q(x)y=f(x)$ 的一个特解，$Y(x)$ 是对应对齐次方程的通解，所以

$$y^{*''}+P(x)y^{*'}+Q(x)y^*=f(x),\quad Y''+P(x)Y'+Q(x)Y=0$$

把 $y=Y(x)+y^*(x)$ 代入二阶非齐次方程 $y''+P(x)y'+Q(x)y=f(x)$ 的左端

$$(Y''+y^{*''})+P(x)(Y'+y^{*'})+Q(x)(Y+y^*)$$
$$=[Y''+P(x)Y'+Q(x)Y]+[y^{*''}+P(x)y^{*'}+Q(x)y^*]=f(x)$$

由于齐次方程的通解 $Y(x)$ 中含有两个独立的任意常数，所以 $y=Y(x)+y^*(x)$ 也含有两个任意常数，从而它就是二阶非齐次线性方程 $y''+P(x)y'+Q(x)y=f(x)$ 的通解.

2. 二阶常系数齐次线性微分方程

定义 7 可化为 $y''+py'+qy=0$ （p、q 为常数）形式的方程，称为**二阶常系数齐次线性微分方程**.

由定理 2 知，如能求出两个线性无关的特解，则它们的线性组合就是方程的通解.

当 r 为常数时，指数函数 $y=e^{rx}$ 和它的各阶导数都只差一个常数因子，由于它有这样的特点，因此我们用 $y=e^{rx}$ 来尝试，看能否选取适当的 r，使 $y=e^{rx}$ 成为微分方程的解.

将 $y=e^{rx}$ 及其导数 $y'=re^{rx}$，$y''=r^2e^{rx}$ 代入微分方程，得

$$r^2e^{rx}+pre^{rx}+qe^{rx}=0$$

因为 $e^{rx}\neq 0$，故有代数方程

$$r^2+pr+q=0$$

由此可见，只要 r 满足上述代数方程，函数 $y=e^{rx}$ 就是微分方程的解. 我们把这个代数方程叫做**微分方程的特征方程**. 特征方程是一个二次代数方程，其中 r^2、r 的系数及常数项恰好依次是微分方程中 y''、y' 及 y 的系数. 特征方程的根称为**微分方程的特征根**，可以用公式

$$r_{1,2}=\frac{-p\pm\sqrt{p^2-4q}}{2}$$

求出. 对于它们的三种不同取值情形，二阶常系数齐次线性微分方程有不同的通解公式：

（1）特征根为不等二实根 r_1、r_2 时，$y_1 = e^{r_1 x}$，$y_2 = e^{r_2 x}$ 为微分方程的两个特解，且 $\dfrac{y_1}{y_2} = e^{(r_1 - r_2)x} \neq$ 常数，这时，微分方程的通解为

$$y = C_1 e^{r_1 x} + C_2 e^{r_2 x}$$

（2）特征根为二个相等的实根 $r_1 = r_2 = \dfrac{-p}{2}$ 时，只得到微分方程的一个特解 $y_1 = e^{rx}$. 为了得到微分方程通解，还需求出一个与 $y_1 = e^{rx}$ 线性无关的特解 y_2，即要求 $\dfrac{y_1}{y_2} \neq$ 常数.

最简单的猜测是 $y_2 = x e^{rx}$，把 y_2'、y_2'' 代入方程，可验证它也是方程的一个特解. 于是，微分方程的通解为

$$y = C_1 e^{rx} + C_2 x e^{rx} = e^{rx}(C_1 + C_2 x)$$

（3）特征根为一对共轭复根 $\alpha \pm \beta \mathrm{i}$ 时，$y_1 = e^{(\alpha + \beta \mathrm{i})x}$，$y_2 = e^{(\alpha - \beta \mathrm{i})x}$ 为微分方程的两个线性无关的特解，可以写出复数形式的通解为

$$y = C_1 e^{(\alpha + \beta \mathrm{i})x} + C_2 e^{(\alpha - \beta \mathrm{i})x} = e^{\alpha x}(C_1 e^{\beta \mathrm{i}x} + C_2 e^{-\beta \mathrm{i}x})$$

我们利用欧拉公式 $e^{\mathrm{i}\theta} = \cos\theta + \mathrm{i}\sin\theta$，可构造两个由 y_1、y_2 的线性组合而成的实数形式的解

$$\overline{y_1} = \frac{y_1 + y_2}{2} = \frac{e^{\alpha x}(\cos\beta x + \mathrm{i}\sin\beta x) + e^{\alpha x}(\cos\beta x - \mathrm{i}\sin\beta x)}{2} = e^{\alpha x}\cos\beta x$$

$$\overline{y_2} = \frac{y_1 - y_2}{2\mathrm{i}} = \frac{e^{\alpha x}(\cos\beta x + \mathrm{i}\sin\beta x) - e^{\alpha x}(\cos\beta x - \mathrm{i}\sin\beta x)}{2\mathrm{i}} = e^{\alpha x}\sin\beta x$$

显然这两个解也是线性无关的，因此微分方程的通解又可表达为

$$y = C_1 e^{\alpha x}\cos\beta x + C_2 e^{\alpha x}\sin\beta x = e^{\alpha x}(C_1 \cos\beta x + C_2 \sin\beta x)$$

综上所述，求二阶常系数齐次线性方程 $y'' + py' + qy = 0$ 的通解的步骤如下：

（1）写出微分方程的特征方程

$$r^2 + pr + q = 0$$

（2）求出特征方程的两个根 r_1、r_2；

（3）根据特征方程的两个根的不同情形，按下列方式写出微分方程的通解：

特征方程 $r^2 + pr + q = 0$ 的两个根 r_1、r_2	微分方程 $y'' + py' + qy = 0$ 的通解
两个不相等的实数根 r_1、r_2	$y = C_1 e^{r_1 x} + C_2 e^{r_2 x}$
两个相等的实数根 $r_1 = r_2 = r$	$y = e^{rx}(C_1 + C_2 x)$
两个共轭复根 $r_{1,2} = \alpha \pm \beta \mathrm{i}$	$y = e^{\alpha x}(C_1 \cos\beta x + C_2 \sin\beta x)$

例 15　求 $y'' - 6y' + 13y = 0$ 的通解.

解　特征方程 $r^2 - 6r + 13 = 0$，特征根为共轭复根 $3 \pm 2\mathrm{i}$，微分方程通解为

$$y = e^{3x}(C_1 \cos 2x + C_2 \sin 2x)$$

例 16　求 $y'' - 6y' + 9y = 0$ 在 $y'(0) = 1$、$y(0) = 0$ 的特解.

解 特征方程 $r^2-6r+9=0$，特征根为二等根 $r=3$，微分方程通解为
$$y=e^{3x}(C_1+C_2x)$$
从而
$$y'=3e^{3x}(C_1+C_2x)+e^{3x}C_2=e^{3x}(3C_1+C_2+3C_2x)$$

把初始条件 $y'(0)=1$、$y(0)=0$ 代入，求得 $C_1=0$、$C_2=1$
故所求特解为
$$y=xe^{3x}$$

例 17 设弹簧上端固定、下端挂质量为 m 的物体．把物体从平衡位置拉至 h 处，以初速 v_0 放开，使物体上下振动．求弹簧振动规律．

解 以物体平衡位置为坐标原点建立竖直向下的 x 轴，如图 6-2 所示．

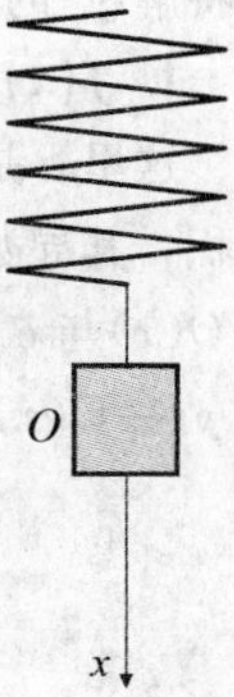

设弹簧振动到时间 t，物体运动到 x 处，使物体回到平衡位置的弹性力为 $F=-kx$，$k>0$ 称弹性系数；由实验知，当速度不太大时运动阻力与速度成正比 $f=-Cx'(t)$，比例系数 $C>0$ 称阻尼系数．

由牛顿第二定律，建立模型：
$$m\frac{d^2x}{dt^2}=-kx-C\frac{dx}{dt}, \quad x(0)=h, \quad x'(0)=v_0$$

由于没有考虑其它外力，这个微分方程称为弹簧的自由振动微分方程，$C=0$ 时称为无阻尼自由振动，$C\neq0$ 时称为有阻尼自由振动．

图 6-2

在无阻尼自由振动时，微分方程为
$$mx''+kx=0$$
由特征方程 $mr^2+k=0$，求得微分方程通解为
$$x=C_1\cos\sqrt{\frac{k}{m}}t+C_2\sin\sqrt{\frac{k}{m}}t$$
$$x'=-C_1\sqrt{\frac{k}{m}}\sin\sqrt{\frac{k}{m}}t+C_2\sqrt{\frac{k}{m}}\cos\sqrt{\frac{k}{m}}t$$
代入初始条件 $x(0)=h$、$x'(0)=v_0$，求得
$$C_1=h, \ C_2=\sqrt{\frac{m}{k}}v_0$$
微分方程特解为
$$x=h\cos\sqrt{\frac{k}{m}}t+v_0\sqrt{\frac{m}{k}}\sin\sqrt{\frac{k}{m}}t$$
令
$$\omega=\sqrt{\frac{k}{m}}, \ A=\sqrt{h^2+\frac{v_0^2}{\omega^2}}, \ \sin\varphi=\frac{h}{A}, \ \cos\varphi=\frac{v_0}{A}$$
无阻尼自由振动规律可以表示为 $x=A\sin(\varphi+\omega t)$，这种振动称为简谐振动．

6.2.7 二阶常系数非齐次线性微分方程

定义 8 二阶常系数非齐次线性微分方程的一般形式为

$$y'' + py' + qy = f(x)$$

其中 p、q 为常数.

由定理 3 知，它的通解是由其自身的一个特解 y^* 和对应的齐次方程

$$y'' + py' + qy = 0$$

的通解的和构成的.

对应的齐次方程的通解已能求出，只需再求出微分方程的一个特解即可. 二阶常系数非齐次线性微分方程的特解与它的非齐次项 $f(x)$ 有关. 我们只介绍几种常见形式下求特解 y^* 的方法. 这种方法叫做**待定系数法**，其特点是不用积分就可求出 y^*.

1. $f(x) = e^{\alpha x} P_m(x)$ 型

这里 α 是常数，$P_m(x)$ 是 m 次多项式. 因为 $f(x)$ 是多项式 $P_m(x)$ 与指数函数 $e^{\alpha x}$ 的乘积，其导数仍然是同一类型的函数，所以我们猜测微分方程的特解 y^* 也是某个多项式 $Q(x)$ 与 $e^{\alpha x}$ 的乘积，即 $y^* = Q(x)e^{\alpha x}$. 因此，问题归结为能否选取适当的多项式 $Q(x)$，使 $y^* = Q(x)e^{\alpha x}$ 满足微分方程. 为此，将

$$y^* = Q(x)e^{\alpha x}$$
$$y^{*\prime} = e^{\alpha x}[\alpha Q(x) + Q'(x)]$$
$$y^{*\prime\prime} = e^{\alpha x}[\alpha^2 Q(x) + 2\alpha Q'(x) + Q''(x)]$$

代入微分方程并消去 $e^{\alpha x}$，得

$$Q''(x) + (2\alpha + p)Q'(x) + (\alpha^2 + p\alpha + q)Q(x) = P_m(x)$$

（1）如果 α 不是齐次微分方程的特征方程的根，即 $\alpha^2 + p\alpha + q \neq 0$，由于 $P_m(x)$ 是一个 m 次多项式，要使等式的两端恒等，$Q(x)$ 也必须是一个 m 次多项式，设此多项式为

$$Q_m(x) = b_0 x^m + b_1 x^{m-1} + \cdots + b_{m-1} x + b_m$$

将 $Q_m(x)$ 代入等式，比较等式两端 x 同次幂的系数，就得到以 b_0，b_1，$\cdots$，b_m 为未知数的联立方程组，从而可以定出系数 b_0，b_1，$\cdots$，b_m，于是得到所求的特解 $y^* = e^{\alpha x} Q_m(x)$.

（2）如果 α 是特征方程的单根，即 $\alpha^2 + p\alpha + q = 0$，但 $2\alpha + p \neq 0$，要使等式的两端恒等，特解中的多项式必须是 $m+1$ 次的，此时可设特解为 $y^* = x e^{\alpha x} Q_m(x)$，再用（1）中的方法可确定系数 b_0，b_1，$\cdots$，b_m.

（3）同理，如果 α 是特征方程的重根，即 $\alpha^2 + p\alpha + q = 0$ 且 $2\alpha + p = 0$，可设特解为 $y^* = x^2 e^{\alpha x} Q_m(x)$.

综上所述，如果非齐次项 $f(x) = e^{\alpha x} P_m(x)$，则二阶常系数非齐次方程具有形如

$$y^* = x^k e^{\alpha x} Q_m(x)$$

的特解，其中 $Q_m(x)$ 与 $P_m(x)$ 同是 m 次多项式，而 k 则按 α 不是特征方程的根、是特征方程的单根或是特征方程的重根依次取 0、1 或 2.

例 18　求微分方程 $y'' + 4y' + 4y = 8x^2 + 4$ 的通解.

解　该方程对应的齐次方程的特征方程为 $r^2 + 4r + 4 = 0$，特征根 $r_1 = r_2 = -2$，因而齐次方程的通解为

$$Y(x) = e^{-2x}(C_1 + C_2 x)$$

非齐次项 $f(x)=e^{0}(8x^{2}+4)$，即 $\alpha=0$，$m=2$，α 不是特征方程的根，k 取 0，于是设想微分方程的特解为

$$y^{*}=b_{0}x^{2}+b_{1}x+b_{2}$$

将它代入微分方程，得

$$2b_{0}+4(2b_{0}x+b_{1})+4(b_{0}x^{2}+b_{1}x+b_{2})=8x^{2}+4$$

比较两端同次幂系数，解出 $b_{0}=2$，$b_{1}=-4$，$b_{2}=4$，代回原方程得特解 $y^{*}=2x^{2}-4x+4$，于是所给方程的通解为

$$y=Y(x)+y^{*}=e^{-2x}(C_{1}+C_{2}x)+2x^{2}-4x+4$$

例 19　求微分方程 $y''-5y'+6y=xe^{2x}$ 的通解.

解　对应的齐次方程的特征方程为 $r^{2}-5r+6=0$，特征根 $r_{1}=2$，$r_{2}=3$，因而齐次方程的通解为

$$Y(x)=C_{1}e^{2x}+C_{2}e^{3x}$$

非齐次项 $f(x)=xe^{2x}$，属于 $e^{\alpha x}P_{m}(x)$ 型，$m=1$，$\alpha=2$ 是特征方程的单根，微分方程的特解应设为

$$y^{*}=xe^{2x}(b_{0}x+b_{1})$$

将它和它的一阶导数、二阶导数代入所给方程并化简，得

$$-2b_{0}x+2b_{0}-b_{1}=x$$

比较两端同次幂的系数，得

$$\begin{cases}-2b_{0}=1\\2b_{0}-b_{1}=0\end{cases}$$

解此代数方程组，得 $b_{0}=-\dfrac{1}{2}$，$b_{1}=-1$，因而得特解 $y^{*}=-x\left(\dfrac{1}{2}x+1\right)e^{2x}$，于是所给方程的通解为

$$\begin{aligned}y=Y(x)+y^{*}&=C_{1}e^{2x}+C_{2}e^{3x}-x\left(\frac{1}{2}x+1\right)e^{2x}\\&=\left(C_{1}-x-\frac{1}{2}x^{2}\right)e^{2x}+C_{2}e^{3x}\end{aligned}$$

2. $f(x)=e^{\alpha x}[P_{l}(x)\cos\beta x+P_{n}(x)\sin\beta x]$ 型

这时的特解可设为

$$y^{*}=x^{k}e^{\alpha x}[Q_{m}(x)\cos\beta x+R_{m}(x)\sin\beta x]$$

其中 $P_{l}(x)$ 和 $P_{n}(x)$ 分别是 l 和 n 次多项式，$Q_{m}(x)$ 和 $R_{m}(x)$ 为 m 次多项式，$m=\max\{l,n\}$；而 k 按 $\alpha+\beta$i 不是特征方程的根、或是特征方程的单根依次取 0 或 1. 其证明此处从略.

例 20　求微分方程 $y''-2y'+5y=10\sin x$ 的通解.

解　其对应的齐次微分方程的特征方程为

$$r^{2}-2r+5=0$$

特征根 $r_{1,2}=1\pm2$i，得齐次方程的通解为

$$Y(x)=e^{x}(C_{1}\cos2x+C_{2}\sin2x)$$

非齐次项 $f(x)=10\sin x$，属于 $f(x)=e^{\alpha x}[P_l(x)\cos\beta x+P_n(x)\sin\beta x]$ 型，$\alpha=0$，$\beta=1$，$m=0$，$\alpha+\beta i=0+i=i$ 不是特征方程的根，因而所给方程的特解可设为

$$y^*=b_1\cos x+b_2\sin x$$

将上式和它的一阶导数、二阶导数代入所给微分方程，可得

$$(4b_1-2b_2)\cos x+(2b_1+4b_2)\sin x=10\sin x$$

比较两端系数，得方程组

$$\begin{cases}4b_1-2b_2=0\\2b_1+4b_2=10\end{cases}$$

求得 $b_1=1$，$b_2=2$. 从而所给微分方程的特解为

$$y^*=\cos x+2\sin x$$

所给定的微分方程的通解为

$$y=Y(x)+y^*=e^x(C_1\cos 2x+C_2\sin 2x)+\cos x+2\sin x$$

6.3　拉普拉斯变换

拉普拉斯变换(Laplace transform)是一种积分变换，它能将微积分运算转化为代数运算. 因此，将拉普拉斯变换应用于微分方程，可简化求解过程. 拉普拉斯变换在工程技术和医药科学研究中有着广泛的应用.

6.3.1　拉普拉斯变换及逆变换

定义 1　若函数 $f(t)$ 在 $[0,+\infty)$ 有定义，下面积分

$$F(s)=\int_0^{+\infty}e^{-st}f(t)\mathrm{d}t$$

在 s 的某区间上存在，则称函数 $F(s)$ 为函数 $f(t)$ 的**拉普拉斯变换**或**象函数**，简称拉氏变换，记为 $F(s)=L\{f(t)\}$；称式中符号 "L" 为拉氏变换算子，称函数 $f(t)$ 为函数 $F(s)$ 的**拉氏逆变换**或**象原函数**，记为 $f(t)=L^{-1}\{F(s)\}$.

在拉氏变换的一般理论中，参变量 s 假定为复值. 我们在这里只限于 s 为实值的情形，因为它对许多实际应用问题已经够用了.

例 1　求函数 $f(t)=e^{at}$ 的拉氏变换　（a 为实数）.

解　$L\{f(t)\}=L\{e^{at}\}=\int_0^{+\infty}e^{-st}e^{at}\mathrm{d}t=\int_0^{+\infty}e^{-(s-a)t}\mathrm{d}t=\dfrac{1}{s-a}$　$(s>a)$

在实际应用中，拉氏变换或拉氏逆变换通常查如表 6-1 所示的变换表进行.

例 2　$f(t)=t^4$，求 $L\{f(t)\}$.

解　在表 6-1，由 $f(t)$ 查 $F(s)$ 及 s 的范围为

$$L\{f(t)\}=L\{t^4\}=\frac{4!}{s^5}\quad(s>0)$$

例 3　$F(s)=\dfrac{s}{s^2+1}$　$(s>0)$，求 $L^{-1}\{F(s)\}$.

表 6-1 拉普拉斯变换表

序号	象原函数 $f(t)$	象函数 $F(s)$	序号	象原函数 $f(t)$	象函数 $F(s)$
1	1	$\dfrac{1}{s}$ $(s>0)$	11	$te^{at}\sin bt$	$\dfrac{2b(s-a)}{[(s-a)^2+b^2]^2}$ $(s>a)$
2	$t^n(n\in N)$	$\dfrac{n!}{s^{n+1}}$ $(s>0)$	12	$te^{at}\cos bt$	$\dfrac{(s-a)^2-b^2}{[(s-a)^2+b^2]^2}$ $(s>a)$
3	e^{at}	$\dfrac{1}{s-a}$ $(s>a)$	13	$\sin^2 t$	$\dfrac{1}{2}\left(\dfrac{1}{s}-\dfrac{s}{s^2+4}\right)$ $(s>0)$
4	$t^n e^{at}(n\in N)$	$\dfrac{n!}{(s-a)^{n+1}}$ $(s>a)$	14	$\cos^2 t$	$\dfrac{1}{2}\left(\dfrac{1}{s}+\dfrac{s}{s^2+4}\right)$ $(s>0)$
5	$\sin at$	$\dfrac{a}{s^2+a^2}$ $(s>0)$	15	$\sin at\sin bt$	$\dfrac{2abs}{[s^2+(a+b)^2][s^2+(a-b)^2]}$ $(s>0)$
6	$\cos at$	$\dfrac{s}{s^2+a^2}$ $(s>0)$	16	$e^{at}-e^{bt}$	$\dfrac{a-b}{(s-a)(s-b)}$ $(s>a,s>b)$
7	$t\sin at$	$\dfrac{2as}{(s^2+a^2)^2}$ $(s>0)$	17	$\dfrac{1-e^{-at}}{a}$	$\dfrac{1}{s(s+a)}$ $(s>-a)$
8	$t\cos at$	$\dfrac{s^2-a^2}{(s^2+a^2)^2}$ $(s>0)$	18	$(1-at)e^{-at}$	$\dfrac{s}{s+a}$ $(s>-a)$
9	$e^{at}\sin bt$	$\dfrac{b}{(s-a)^2+b^2}$ $(s>a)$	19	$\dfrac{1-\cos at}{a^2}$	$\dfrac{1}{s(s^2+a^2)}$ $(s>0)$
10	$e^{at}\cos bt$	$\dfrac{s-a}{(s-a)^2+b^2}$ $(s>a)$	20	$\dfrac{at-\sin at}{a^3}$	$\dfrac{1}{s^2(s^2+a^2)}$ $(s>0)$

解 在表 6-1，由 $F(s)$ 查 $f(t)$ 得

$$L^{-1}\{F(s)\}=L^{-1}\left\{\frac{s}{s^2+1}\right\}=\cos t$$

6.3.2 拉氏变换及逆变换性质

拉氏变换及逆变换有下列常用性质：

性质 1（线性性质） 若 $L\{f_1(t)\}=F_1(s)$，$L\{f_2(t)\}=F_2(s)$，则对任意常数 C_1、C_2，有

$$L\{C_1f_1(t)+C_2f_2(t)\}=C_1L\{f_1(t)\}+C_2L\{f_2(t)\}$$

$$L^{-1}\{C_1F_1(s)+C_2F_2(s)\}=C_1L^{-1}\{F_1(s)\}+C_2L^{-1}\{F_2(s)\}$$

性质 2（微分性质） $f(t)$、$f'(t)$ 在 $[0,+\infty)$ 上连续，若存在常数 $A>0$ 和 k，对一切充分大的 t 有 $|f(t)|\leqslant Ae^{kt}$，则 $s>k$ 时，$f(t)$ 的拉氏变换 $L\{f(t)\}$ 存在，且

$$L\{f'(t)\}=sL\{f(t)\}-f(0)$$

证 存在常数 $A>0$ 和 k，对一切充分大的 t 有 $|f(t)|\leqslant Ae^{kt}$，

$$|e^{-st}f(t)|\leqslant Ae^{-st}e^{kt}=Ae^{-(s-k)t}$$

$s>k$ 时，$Ae^{-(s-k)t}$ 在 $[0,+\infty)$ 上广义积分收敛，从而，$e^{-st}f(t)$ 在 $[0,+\infty)$ 上广义积分收敛，$f(t)$ 的拉氏变换 $L\{f(t)\}$ 存在.

$$L\{f'(t)\}=\int_0^{+\infty}e^{-st}f'(t)\mathrm{d}t=\lim_{u\to+\infty}\int_0^u e^{-st}\mathrm{d}[f(t)]=\lim_{u\to+\infty}[e^{-st}f(t)]_0^u+s\int_0^{+\infty}e^{-st}f(t)\mathrm{d}t$$

$$= [0 - e^0 f(0)] + sL\{f(t)\} = sF(s) - f(0)$$

由性质 2，可以得到

$$L\{f''(t)\} = sL\{f'(t)\} - f'(0) = s[sF(s) - f(0)] - f'(0) = s^2 F(s) - sf(0) - f'(0)$$

由归纳法，可得一般公式：

$$L\{f^{(n)}(t)\} = s^n F(s) - s^{n-1} f(0) - s^{n-2} f'(0) - \cdots - sf^{(n-2)}(0) - f^{(n-1)}(0)$$

例 4 $f(t) = e^{3t} + \sin 2t + 1$，求 $L\{f(t)\}$.

解 由拉氏变换线性性质得

$$L\{f(t)\} = L\{e^{3t}\} + L\{\sin 2t\} + L\{1\} = \frac{1}{s-3} + \frac{2}{s^2+4} + \frac{1}{s} \quad (s > 3)$$

例 5 设 $F(s) = \dfrac{1}{s^2(s+1)}$，求象原函数 $f(t)$.

解 表 6-1 中未列出这个 $F(s)$，这时应将 $F(s)$ 分解为部分分式

$$F(s) = \frac{1}{s^2(s+1)} = \frac{-1}{s} + \frac{1}{s^2} + \frac{1}{s+1}$$

应用线性性质和表 6-1，得

$$f(t) = L^{-1}\{F(s)\} = -L^{-1}\left\{\frac{1}{s}\right\} + L^{-1}\left\{\frac{1}{s^2}\right\} + L^{-1}\left\{\frac{1}{s+1}\right\} = -1 + t + e^{-t}$$

6.3.3 拉氏变换解初值问题

在实际工作中，常用拉氏变换解线性微分方程或线性微分方程组的初值问题，其基本求解步骤如下：

(1) 对线性微分方程或方程组作拉氏变换，得到含未知函数象函数的代数方程；

(2) 解代数方程，求出未知函数的象函数；

(3) 对未知函数的象函数进行拉氏逆变换，求出未知函数.

例 6 求微分方程 $y'' - 4y' + 3y = \sin t$ 满足 $y(0) = 0$、$y'(0) = 0$ 的特解.

解 对方程作拉氏变换，记 $F(s) = L\{y\}$，则

$$L\{y'' - 4y' + 3y\} = L\{\sin t\}$$

由拉氏变换的线性性质，并由表 6-1 查出 $L\{\sin t\}$，得

$$L\{y''\} - 4L\{y'\} + 3L\{y\} = \frac{1}{s^2+1}$$

再应用拉氏变换的微分性质，可得

$$[s^2 F(s) - 0 - 0] - 4[sF(s) - 0] + 3F(s) = \frac{1}{s^2+1}$$

可以解出

$$F(s) = \frac{1}{(s^2 - 4s + 3)(s^2 + 1)}$$

用待定系数法把象函数分解为部分分式，令

$$\frac{1}{(s-3)(s-1)(s^2+1)} = \frac{A}{s-3} + \frac{B}{s-1} + \frac{Cs+D}{s^2+1}$$

求得
$$A=\frac{1}{20},\ B=-\frac{1}{4},\ C=\frac{1}{5},\ D=\frac{1}{10}$$

于是
$$F(s)=\frac{1}{(s^2-4s+3)(s^2+1)}=\frac{\frac{1}{20}}{s-3}+\frac{\frac{-1}{4}}{s-1}+\frac{\frac{1}{5}s+\frac{1}{10}}{s^2+1}$$

作拉氏逆变换，得出特解为

$$y=L^{-1}\{F(s)\}=\frac{1}{20}L^{-1}\left\{\frac{1}{s-3}\right\}-\frac{1}{4}L^{-1}\left\{\frac{1}{s-1}\right\}+\frac{1}{5}L^{-1}\left\{\frac{s}{s^2+1}\right\}+\frac{1}{10}L^{-1}\left\{\frac{1}{s^2+1}\right\}$$

$$=\frac{1}{20}e^{3t}-\frac{1}{4}e^t+\frac{1}{5}\cos t+\frac{1}{10}\sin t$$

例7 求微分方程组 $\begin{cases}\dfrac{dx}{dt}=3x-2y\\[2mm]\dfrac{dy}{dt}=2x-y\end{cases}$ ，满足 $x(0)=1$、$y(0)=0$ 的特解.

解 对线性微分方程组作拉氏变换，记 $F(s)=L\{x\}$，$G(s)=L\{y\}$，则

$$\begin{cases}sF(s)-1=3F(s)-2G(s)\\sG(s)-0=2F(s)-G(s)\end{cases}$$

求得
$$F(s)=\frac{s+1}{(s-1)^2}=\frac{1}{s-1}+\frac{2}{(s-1)^2},\quad G(s)=\frac{2}{(s-1)^2}$$

作拉氏逆变换，得微分方程组特解为
$$x=L^{-1}\{F(s)\}=e^t+2te^t,\quad y=L^{-1}\{G(s)\}=2te^t$$

6.4 微分方程的应用

微分方程在许多领域都有极其广泛的应用. 1846 年海王星的发现，1967 年价值 10 万美元油画真伪的鉴别，都是微分方程成功应用的范例. 自然科学中的许多一般规律，用微分方程的语言来表达最为自然，特别是一些随时间连续变化的量，一般都可以用微分方程来建立数学模型.

6.4.1 化学反应速率模型

1. 一级反应

在化学中，单分子反应 A→B，如果反应速率与反应物的量成正比，则称此化学反应为一级反应，或称为一级速率过程，比例系数 $k>0$ 称为一级速率常数. 设反应物 A 在时刻 t 的量为 $x(t)$，则可用微分方程建立一级反应的数学模型：

$$\frac{dx}{dt}=-kx$$

这是一个可分离变量的方程，其中负号表示反应物的量在减少，对方程分离变量后两边积分，得 $\ln x=-kt+C$，代入初始条件 $x|_{t=0}=x_0$，整理得 $x=x_0e^{-kt}$.

当反应物的质量由 x_0 减少到 $x_0/2$ 所需时间 $t_{1/2}$，称为半衰期，有

$$t_{1/2} = \frac{\ln 2}{k} \approx \frac{0.693}{k}$$

符合一级反应的例子很多，放射性元素的衰变，部分药物的水解或是在体内的吸收、分解、代谢和排泄的时间过程等，都符合一级反应的规律.

2. 二级反应

化学反应 A+B→C，称为二级反应. 实验表明，在一定温度下的恒容反应的反应速率与各反应物浓度的乘积成正比. 若反应物 A 与 B 的初始浓度分别为 a 和 b，并设生成物 C 在时刻 t 的浓度为 $x(t)$，则反应物 A 与 B 在时刻 t 的浓度分别为 $(a-x)$ 和 $(b-x)$，于是可建立如下模型：

$$\frac{\mathrm{d}x}{\mathrm{d}t} = k(a-x)(b-x), \ x|_{t=0} = 0$$

其中 $k > 0$ 为反应速率常数.

若 $a \neq b$，将方程分离变量，积分得

$$\frac{1}{b-a} \ln \frac{b-x}{a-x} = kt + C_1$$

代入初始条件，并整理得所求的解为

$$\frac{1}{a-b} \ln \frac{(a-x)b}{(b-x)a} = kt$$

写成显函数形式，生成物在时刻 t 的浓度为 $x = ab \dfrac{\mathrm{e}^{kat} - \mathrm{e}^{kbt}}{a\mathrm{e}^{kat} - b\mathrm{e}^{kbt}}$

若 $a = b$，模型成为 $\dfrac{\mathrm{d}x}{\mathrm{d}t} = k(a-x)^2$

分离变量后两边积分，并代入初始条件，得

$$x = \frac{a^2 kt}{akt + 1}$$

6.4.2 医学模型

这里介绍肿瘤生长的几个模型. 这种模型是描述肿瘤的大小与时间关系的数学表达式.

假设一个肿瘤的体积变化率与当时肿瘤的体积成正比. 若在时间 t 肿瘤的体积为 $V(t)$，生长速率常数为 k，则有

$$\frac{\mathrm{d}V}{\mathrm{d}t} = kV$$

设 t_0 为开始观察的时间，此时的体积为 $V_0 = V(t_0)$.

分离变量，得其解为

$$V(t) = V_0 \mathrm{e}^{k(t-t_0)}$$

通常把这种按指数函数的生长称为指数生长，其模型为指数生长模型.

对肿瘤的早期生长，用指数模型是适合的，但按此模型，肿瘤的体积将随时间的增加迅速增大，这不符合肿瘤后期生长的实际规律. 研究表明，随着肿瘤体积的增大，k

不再是常数，可设 k 的变化率随 t 的增大而减小，即

$$\frac{dk(t)}{dt} = -ak(t)$$

其中 a 为正的常数，于是肿瘤生长的模型为

$$\begin{cases} \dfrac{dV}{dt} = kV \\ \dfrac{dk}{dt} = -ak \end{cases}$$

假设初始条件为：$k\big|_{t=0} = k_0$，$V\big|_{t=0} = V_0$.

这是一个简单的非线性方程组．尽管我们没有研究非线性方程组的解法，但这不影响对它的求解．因 $\dfrac{dk}{dt} = -ak$ 为一可分离变量的方程，解之得

$$k = k_0 e^{-at}$$

代入另一式，得

$$\frac{dV}{dt} = k_0 e^{-at} V$$

这是一个可分离变量的方程，利用初始条件，可得其解为

$$V = V_0 e^{\frac{k_0}{a}(1 - e^{-at})}$$

这个函数，早在 1825 就由德国数学家 Gompertz 应用于实际研究中，故称为 Gompertz 函数．这个数学模型也称为肿瘤生长的 Gompertz 模型.

6.4.3 药学模型

一般说来，一种药物要发挥其治疗作用，必须进入血液，随着血流到达作用部位．药物动力学（pharmacokinetics）就是研究药物、毒物及其代谢物在机体内的吸收、分布、代谢及排除过程的定量规律的科学．它是介于数学与药理学之间的一门新兴的边缘学科．自 20 世纪 30 年代 Teorell 为药物动力学奠定基础以来，由于药物分析技术的进步和电子计算机的使用，药物动力学在理论和应用两方面都获得迅速的发展．下面仅就房室分析作一简单介绍.

1. 一室模型

最简单的房室模型是一室模型．采用一室模型是近似地把机体看成一个动力学单元，它适用于给药后，药物瞬即分布到血液、其它体液及各器官、组织中，并达成动态平衡的情况.

例 1 快速静脉注射模型.

一次快速静脉注射后，药物随体液循环迅速分布到全身、并达到动态平衡．这样，可以视体内为一个室，称为药物动力学的一室模型，并称室的理论容积 V 为表观分布容积.

在如图 6-3 所示的快速静脉注射一室模型中，假定

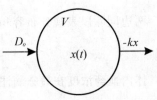

图 6-3

药物消除是一级速率. 若一次快速静脉注射药物剂量为 D_0，求血药浓度的变化规律.

解　设 t 时刻体内药量为 x，建立快速静脉注射的一室模型：

$$\frac{\mathrm{d}x}{\mathrm{d}t}=-kx,\ x\big|_{t=0}=D_0$$

将微分方程分离变量、积分得

$$\int\frac{\mathrm{d}x}{x}=-k\int\mathrm{d}t$$

$$\ln x=-kt+\ln C$$

微分方程通解为　　　　　　　　　　$x=Ce^{-kt}$

代入初始条件，$D_0=Ce^0$，$C=D_0$，得特解为 $x=D_0e^{-kt}$.

两边同除以表观分布容积 V，记血药浓度 $C(t)=\dfrac{x}{V}$，$C_0=C(0)=\dfrac{D_0}{V}$，故体内血药浓度变化规律为

$$C(t)=C_0e^{-kt}$$

例 2　恒速静脉滴注一室模型.

假定药物以恒定速率 k_0 进行静脉滴注，按一级速率过程消除，一级消除速率常数 $k>0$，如图 6-4 所示.

解　设 t 时刻体内药量为 x，体内药量变化的速率是输入药量的速率与消除药量的速率之差，建立模型：

$$\frac{\mathrm{d}x}{\mathrm{d}t}=k_0-kx,\ x\big|_{t=0}=0$$

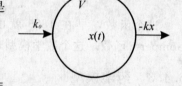

将对应齐次线性微分方程分离变量，积分得 $x=Ce^{-kt}$，常数变易，令 $x=C(t)e^{-kt}$，代入原微分方程得

图 6-4

$$C'(t)e^{-kt}=k_0$$

$$C(t)=k_0\int e^{kt}\mathrm{d}t=\frac{k_0}{k}e^{kt}+C$$

原微分方程通解为

$$x=\frac{k_0}{k}+Ce^{-kt}$$

代入初始条件 $x\big|_{t=0}=0$，解得 $C=-\dfrac{k_0}{k}$，原微分方程特解为

$$x=\frac{k_0}{k}(1-e^{-kt})$$

两边同除以表观分布容积 V，体内血药浓度变化规律为

$$C(t)=\frac{k_0}{kV}(1-e^{-kt})$$

体内血药浓度在静脉滴注开始后随时间上升，并趋于一个稳定水平：

$$C_{ss}=\lim_{t\to\infty}C(t)=\frac{k_0}{kV}$$

这个稳态血药水平 C_{ss}，与滴注速率 k_0 成正比，称为坪水平或坪浓度.

若剂量 D_0 的药物在时间 T 内以恒速 $k_0 = D_0/T$ 滴注，则体内血药浓度变化规律可表示为

$$C(t) = \frac{D_0}{kVT}(1 - e^{-kt})$$

2. 二室模型

二室模型是从动力学角度把肌体设想为两部分，分别称为中央室和周边室. 中央室一般包括血液及血液丰富的组织（如心、肝、肾等），周边室一般指血液供应少，药物不易进入的组织（如肌肉、皮肤、某些脂肪组织等）. 在快速静注的情况下常见的二室模型如图 6-5 所示.

图中 V_1 代表中央室的容积，k_{10} 代表药物从中央室消除的一级速率常数，k_{12} 和 k_{21} 分别代表药物从中央室到周边室以及反方向的一级转运速率常数. 在快速静脉注射剂量为 D 的药物后，设在时

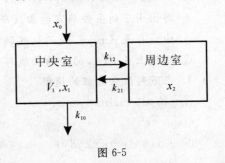

图 6-5

间 t，中央室和周边室中的药物分别为 $x_1(t)$ 和 $x_2(t)$，则可建立如下数学模型：

$$\begin{cases} \dfrac{dx_1}{dt} = k_{21}x_2 - (k_{12} + k_{10})x_1 \\ \dfrac{dx_2}{dt} = k_{12}x_1 - k_{21}x_2 \end{cases}$$

初始条件 $t = 0, x_1 = x_0, x_2 = 0$.

设 $F(s) = L\{x_1\}, G(s) = L\{x_2\}$，作拉氏变换得

$$\begin{cases} sF(s) - x_0 = -k_{12}F(s) - k_{10}F(s) + k_{21}G(s) \\ sG(s) = k_{12}F(s) - k_{21}G(s) \end{cases}$$

解此方程组，可得象函数

$$F(s) = \frac{x_0(s + k_{21})}{s^2 + (k_{10} + k_{12} + k_{21}) + k_{10}k_{21}} = \frac{x_0(s + k_{21})}{(s + \alpha)(s + \beta)}$$

$$G(s) = \frac{k_{12}x_0}{s^2 + (k_{10} + k_{12} + k_{21}) + k_{10}k_{21}} = \frac{k_{12}x_0}{(s + \alpha)(s + \beta)}$$

式中，$-\alpha$ 和 $-\beta$ 是方程 $s^2 + (k_{10} + k_{12} + k_{21}) + k_{10}k_{21} = 0$ 的两根，并设 $\alpha > \beta$.

对象函数作拉氏逆变换，得中央室和周边室在时刻 t 的药量

$$x_1 = \frac{x_0(\alpha - k_{21})}{\alpha - \beta}e^{-\alpha t} + \frac{x_0(k_{21} - \beta)}{\alpha - \beta}e^{-\beta t}$$

$$x_2 = -\frac{k_{12}x_0}{\alpha - \beta}(e^{-\alpha t} - e^{-\beta t})$$

习 题 6

1. 指出下列各题中的函数是否为所给微分方程的解.

① $xy'=2y$，$y=5x^2$；

② $y''+y=0$，$y=3\sin x-4\cos x$；

③ $y''-2y'+y=0$，$y=x^2e^{2x}$；

④ $y''-(a_1+a_2)y'+a_1a_2y=0$，$y=C_1e^{a_1x}+C_2e^{a_2x}$．

2. 在下列各题中，确定函数关系中所含的参数，使函数满足所给的初始条件．

① $x^2-y^2=C$，$y|_{x=0}=5$；

② $y=(C_1+C_2x)e^{2x}$，$y|_{x=0}=0$，$y'|_{x=0}=1$．

3. 写出由下列条件确定的曲线所满足的微分方程．

① 曲线在点 (x,y) 处的切线斜率等于该点横坐标的平方；

② 曲线上点 $P(x,y)$ 处的法线与 x 轴的交点为 Q，且线段 PQ 被 y 轴平分．

4. 求下列微分方程的通解．

① $y\ln y\mathrm{d}x+x\ln x\mathrm{d}y=0$；

② $2\mathrm{d}y+y\tan x\mathrm{d}x=0$；

③ $y'=e^{2x-y}$；

④ $y'-y\sin x=0$；

⑤ $e^x\mathrm{d}x=\mathrm{d}x+\sin 2y\mathrm{d}y$；

⑥ $\sin x\cos y\mathrm{d}x-\cos x\mathrm{d}y=0$；

⑦ $\dfrac{\mathrm{d}y}{\mathrm{d}x}+\dfrac{e^{y^2+3x}}{y}=0$；

⑧ $\dfrac{\mathrm{d}y}{\mathrm{d}x}-\dfrac{\sqrt{1-y^2}}{\sqrt{1-x^2}}=0$．

5. 求下列初值问题的解．

① $(1+e^x)yy'=e^x$，$y(0)=1$；

② $y'=\sin x(1+\cos x)$，$y(\pi/4)=-1$；

③ $2xy\mathrm{d}x+(1+x^2)\mathrm{d}y=0$，$y(1)=3$；

④ $xy'+1=4e^{-y}$，$y(-2)=0$．

6. 某放射性物质的放射速率与所存的量 $R(t)$ 成正比，比例系数 $k>0$，且在 t_0 时刻所存的量为 R_0，求 t 时刻所存放射物质的量．

7. 某种细菌在适当条件下增长率与当时的量 $P(t)$ 成正比，第三天一天内增加了 2455 个，第五天一天内增加了 4314 个，求该细菌的增长速率常数．

8. 配制每毫升含 400 单位的某药物，2 个月后含量为 380 单位，若分解为一级速率过程，配制 3 个月后含量为多少？若药物含量低于 300 单位无效，失效期为多少？

9. 求下列齐次方程的通解．

① $xy'-y-\sqrt{y^2-x^2}=0$；

② $x\dfrac{\mathrm{d}y}{\mathrm{d}x}=y\ln\dfrac{y}{x}$；

③ $(x^2+y^2)\mathrm{d}x-xy\mathrm{d}y=0$；

④ $(x^3+y^3)\mathrm{d}x-3xy^2\mathrm{d}y=0$．

10. 求下列齐次方程满足所给初始条件的特解．

① $(y^2-3x^2)\mathrm{d}y+2xy\mathrm{d}x=0$，$y|_{x=0}=1$；

② $y'=\dfrac{x}{y}+\dfrac{y}{x}$，$y|_{x=1}=2$；

③ $(x^2+2xy-y^2)\mathrm{d}x+(y^2+2xy-x^2)\mathrm{d}y=0$，$y|_{x=1}=1$．

11. 求下列微分方程的通解.

① $y' + y = e^{-x}$；

② $y' + y\cos x = e^{-\sin x}$；

③ $xy' - y = x^2 + 1$；

④ $xy' + y = x^2 + 3x + 2$；

⑤ $y'\sin x + y\cos x = \sin 2x$；

⑥ $-x\ln y\,dy + y\ln y\,dx + y\,dy = 0$；

⑦ $\dfrac{dy}{dx} + 2xy = xe^{-x^2}$；

⑧ $\dfrac{dy}{dx} + \dfrac{2xy}{1+x^2} = x^2 - 1$.

12. 求下列初值问题的解.

① $y' + 3xy = x$，$y(0) = -0.5$；

② $xy' + y - e^x = 0$，$y(1) = 3e$；

③ $y'\cos x + y\sin x = 1$，$y(0) = 0$；

④ $xy' + y = \sin x$，$y(\pi/2) = 2$.

13. 纯利润 L 随广告费用 x 变化，关系为 $\dfrac{dL}{dx} = k - a(L + x)$，（$k$、$a$ 为常数，$x = 0$ 时 $L = L_0$），求纯利润 L 的变化规律.

14. 质量为 m 的物体从静止开始作直线运动，受到与时间 t 成正比的外力，比例系数 $k_1 > 0$，运动阻力与速度成正比，比例系数 $k_2 > 0$，求物体运动的速度变化规律.

15. 求下列微分方程的通解.

① $y'' = x + \sin x$；

② $y'' = 1 + y'^2$；

③ $xy'' + y' = 0$；

④ $yy'' = y'^2$.

16. 求下列初值问题的解.

① $y^3 y'' + 1 = 0$，$y(1) = 1$，$y'(1) = 1$；

② $y'' = e^{2x}$，$y(0) = 0$，$y'(0) = 0$；

③ $y'' + y'^2 = 1$，$y(0) = 0$，$y'(0) = 0$；

④ $y'' = 3\sqrt{y}$，$y(0) = 1$，$y'(0) = 2$.

17. 子弹以速度 $v_0 = 200\text{m/s}$ 与板垂直的方向打入厚度为 10cm 的板，穿过板时，速度为 $v_1 = 80\text{m/s}$. 设板对子弹的阻力与速度的平方成正比，比例系数 $k > 0$. 求子弹在板中 5cm 时的速度.

18. 质量为 m 的物体受重力从静止开始下落，运动阻力与速度的平方成正比，比例系数 $k > 0$. 求物体运动规律.

19. 下列函数组在其定义区间内哪些是线性无关的？

① x，x^2；

② x，$2x$；

③ e^{2x}，$3e^{2x}$；

④ e^{-x}，e^x；

⑤ $\cos 2x$，$\sin 2x$；

⑥ $e^x \cos 2x$，$e^x \sin 2x$.

20. 求下列微分方程的通解.

① $y'' + y' - 2y = 0$；

② $y'' - y = 0$；

③ $y'' - 2y' - y = 0$；

④ $y'' + y' = 0$；

⑤ $y'' - 4y' + 4y = 0$；

⑥ $y'' + 6y' + 13y = 0$；

⑦ $y'' - 2y' - 3y = e^{2x}$；

⑧ $y'' - y' - 2y = e^{2x}$；

⑨ $y'' + 4y = \sin 2x$；

⑩ $y'' - 2y' + 5y = 10\sin x$.

21. 求下列初值问题的解.

① $y'' - 4y' + 3y = 0$，$y(0) = 6$，$y'(0) = 10$；

② $y''+4y'+29y=0$，$y(0)=0$，$y'(0)=15$；

③ $4y''+4y'+y=0$，$y(0)=2$，$y'(0)=0$；

④ $y''+2y'+5y=0$，$y(0)=5$，$y'(0)=-5$；

⑤ $y''-6y'+13y=39$，$y(0)=4$，$y'(0)=3$；

⑥ $y''+y=2\cos x$，$y(0)=2$，$y'(0)=0$.

22. 设圆柱形浮筒，直径为 0.5m，垂直放在水中，当稍向下压后突然放开，浮筒在水中上下振动的周期为 2s，求浮筒的质量.

23. 质量为 m 的潜水艇从水面由静止状态开始下潜，所受阻力与下潜速度成正比，比例系数 $k>0$. 求潜水艇下潜深度 x 与时间 t 的函数关系.

24. 作下列拉氏变换.

① $f(t)=(e^{3t}-2e^{-3t})^2$；　　　　　② $f(t)=\sin t\cos t$.

25. 作下列拉氏逆变换.

① $F(s)=\dfrac{s+1}{s(s+2)}$；　　　　　② $F(s)=\dfrac{1}{(s+1)(s-2)(s+3)}$.

26. 用拉氏变换解下列初值问题.

① $y''-2y'+y=30te^t$，$y(0)=y'(0)=0$；

② $y''+y=4\sin t+5\cos t$，$y(0)=-1$，$y'(0)=-2$；

③ $\begin{cases} \dfrac{\mathrm{d}x}{\mathrm{d}t}+\dfrac{\mathrm{d}y}{\mathrm{d}t}=0 \\ \dfrac{\mathrm{d}x}{\mathrm{d}t}-\dfrac{\mathrm{d}y}{\mathrm{d}t}=1, \end{cases}$　$x(0)=1$，$y(0)=0$；

④ $\begin{cases} \dfrac{\mathrm{d}x}{\mathrm{d}t}=x+y \\ \dfrac{\mathrm{d}y}{\mathrm{d}t}=4x+y \end{cases}$　$x(0)=2$，$y(0)=3$.

27. 在害虫（癌细胞）与天敌（正常细胞）的斗争中，形成被食者 x 与食者 y 的关系. x 增长速度正比于 x（比例系数 λ），同时减少速度正比于 x 与 y 的乘积（比例系数 α）. y 增长速度正比于 x 与 y 的乘积（比例系数 β），同时减少速度正比于 y（比例系数 μ）. 建立被食者与食者的 Voltera-Lotka 模型，讨论杀虫剂（化疗）停用后，哪种恢复更快.

7 多元函数微分学

多元函数微分学是一元微分学的推广，研究问题的基本思想是一致的．但由于函数推广到多元后出现一些特殊性，相应地，多元微分方法也会有一些与一元微分不同之处．多元微分学的两个基本问题是偏导数和全微分．

7.1 预备知识

7.1.1 空间直角坐标系

过空间任一点 O 作三条互相垂直的数轴构成**空间直角坐标系**，O 称坐标原点，三条数轴称坐标轴，记为 x、y、z 轴．按如下规则确定相互关系时构成右手系：当右手四指从 x 轴正向 $90°$ 转至 y 轴正向时，竖起的拇指为 z 轴正向．

空间直角坐标系每两条坐标轴确定的平面称坐标平面，记为 xOy、xOz、yOz 面．坐标面分空间为八个部分，称为八个卦限．xOy 面一、二、三、四象限的上方空间分别称为 Ⅰ、Ⅱ、Ⅲ、Ⅳ 卦限，下方空间分别称为 Ⅴ、Ⅵ、Ⅶ、Ⅷ 卦限，如图 7-1 所示．

绘制空间直角坐标系时，通常使 z 轴竖直向上，x、y 轴构成水平面．若水平面的两轴为一轴水平、另一轴斜向，则两轴交角画为 $135°$ 或 $45°$，斜向长度画为实际长度的一半，这种绘制方法称为斜二测法．若水平面两轴都画为斜向，则通常三轴的交角画为 $120°$，且斜向长度画为实际长度，这种绘制方法称为正等测法．

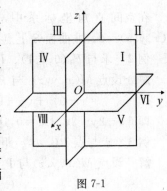

图 7-1

过空间任一点 P 分别作坐标面的平行平面，在坐标轴上分别截得有向线段 x、y、z，则点 P 的位置可以用有序数组 (x, y, z) 表示，称为点 P 的坐标．坐标面和坐标轴上各点坐标有下述特征：原点 O 的坐标为 $(0, 0, 0)$，x、y、z 轴上点的坐标分别为 $(x, 0, 0)$、$(0, y, 0)$、$(0, 0, z)$，xOy、xOz、yOz 面上点的坐标分别为 $(x, y, 0)$、$(x, 0, z)$、$(0, y, z)$．

对坐标 (x, y, z)，可先在 x 轴取有向线段 x、再平行于 y 轴取有向线段 y、最后平行于 z 轴取有向线段 z，则可以根据坐标确定点 P 位置，这样绘制空间点的方法称折线法．空间直角坐标系中，点 P 与坐标 (x, y, z) 构成一一对应关系．空间点与坐标建立了一一对应关系，这样就为我们用代数方法研究空间图形和多元函数提供了基础.

例1　斜二测折线法画出点 $P(2,2,1)$，见图 7-2 所示.

定理1　空间两点 $P_1(x_1,y_1,z_1)$、$P_2(x_2,y_2,z_2)$ 的距离为

$$|P_1P_2|=\sqrt{(x_2-x_1)^2+(y_2-y_1)^2+(z_2-z_1)^2}$$

证　过 P_1、P_2 各作三个与坐标面平行的平面. 这六个平面围成一个长方体，P_1P_2 是长方体对角线，如图 7-3 所示.

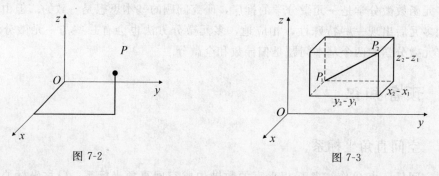

图 7-2　　　　　　　　　　　　　　　　图 7-3

长方体三条棱长分别为 $|x_2-x_1|$、$|y_2-y_1|$、$|z_2-z_1|$，长方体对角线的平方等于三条棱长的平方和，即

$$|P_1P_2|^2=|x_2-x_1|^2+|y_2-y_1|^2+|z_2-z_1|^2$$

在空间直角坐标系中，若曲面 S 上任何点的坐标 (x,y,z) 都满足方程 $F(x,y,z)=0$，非曲面 S 上点的坐标都不满足此方程，则称此方程为**曲面 S 的方程**.

例2　求与 $P_1(0,1,1)$、$P_2(3,0,2)$ 两点等距的曲面方程.

解　设点 $M(x,y,z)$ 与 P_1、P_2 两点等距，则

$$(x-0)^2+(y-1)^2+(z-1)^2=(x-3)^2+(y-0)^2+(z-2)^2$$

即 $6x-2y+2z-11=0$，这是 P_1P_2 连线的中垂面.

例3　求与点 $P(a,b,c)$ 距离为 r 的曲面方程.

解　设点 $M(x,y,z)$ 与 P 距离为 r，则

$$(x-a)^2+(y-b)^2+(z-c)^2=r^2$$

这是球心为 P、半径为 r 的球面.

7.1.2　向量代数

1. 向量及其表示

只需考虑大小的量称为**标量**或**数量**，既有大小又有方向的量称为**向量**或**矢量**. 力、位移、速度、加速度、电场强度等都是向量. 在图形上，向量通常用有向线段表示，起点为 A、终点为 B 的向量记为 $\overrightarrow{AB}$，或用小写字母记为 $\vec{a}$，或用黑体小写字母记为 $\boldsymbol{a}$. 向量的大小，称为**向量的模**，记为 $|\overrightarrow{AB}|$、或 $|\vec{a}|$、或 $|\boldsymbol{a}|$.

模为 1 的向量称**单位向量**. 模为 0 的向量称**零向量**，记为 $\boldsymbol{0}$，规定 $\boldsymbol{0}$ 的方向是任意的.

　　向量的方向、大小、起点三个因素中，方向与大小为两要素. 方向与大小都相同的两个向量，称为相同的向量. 这种意义下，与起点无关的向量称为**自由向量**.

　　向量 b 的起点与 a 的终点重合时，a 的起点到 b 的终点构成的向量称为这两个向量的和向量，记为 $a+b$. 这种构成和向量的方法，称为向量的三角形加法.

　　实数 k 与向量 a 的乘积是一个向量，记为 ka. 在 $k>0$ 时与 a 同向，$k<0$ 时与 a 反向，$k=0$ 时方向任意；模 $|ka|=|k||a|$. 数乘向量运算，也简称为**数乘**.

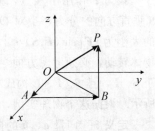

图 7-4

　　在空间直角坐标系中的 x、y、z 轴上分别取单位向量 i、j、k，称为**坐标向量**. $P(x,y,z)$ 为空间任意一点，如图 7-4 所示. 由向量的三角形加法及数乘向量运算得

$$\overrightarrow{OP}=\overrightarrow{OA}+\overrightarrow{AB}+\overrightarrow{BP}=xi+yj+zk$$

　　设 $P_1(x_1,y_1,z_1)$、$P_2(x_2,y_2,z_2)$ 为空间两点，由三角形加法得

$$\overrightarrow{P_1P_2}=\overrightarrow{OP_2}-\overrightarrow{OP_1}=(x_2-x_1)i+(y_2-y_1)j+(z_2-z_1)k$$

　　故任何向量都可以用坐标向量表示. 由此，得出下面定义：

　　定义 1　向量 $a=Ai+Bj+Ck$，简记为 $a=(A,B,C)$，称为向量 a 的坐标表示式.

　　容易看出，坐标向量 $i=(1,0,0)$、$j=(0,1,0)$、$k=(0,0,1)$.

　　向量 $a=Ai+Bj+Ck$ 与 i、j、k 的夹角分别为 α、β、γ，容易看出

$$|a|=\sqrt{A^2+B^2+C^2},\ \cos\alpha=\frac{A}{|a|},\ \cos\beta=\frac{B}{|a|},\ \cos\gamma=\frac{C}{|a|}$$

$\cos\alpha$、$\cos\beta$、$\cos\gamma$ 称为**向量 a 的方向余弦**.

　　2. 向量的数量积

　　设力为 F，位移为 S，夹角记为 (F,S)，如图 7-5 所示. F 在 S 上分力做功为标量，即

$$W=|F|\cos(F,S)|S|$$

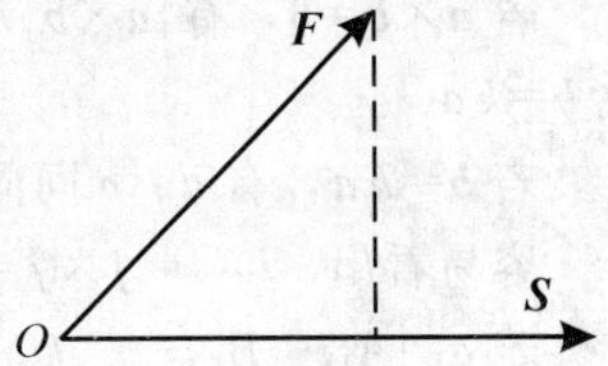

　　定义 2　向量 a、b 的模与其夹角余弦的乘积，即

$$a\cdot b=|a||b|\cos(a,b)$$

图 7-5

称为向量 a、b 的数量积，也称为**点积**或**内积**. 特别地，

$$a\cdot a=|a||a|\cos(a,a)=|a|^2$$

　　数量积满足交换律 $a\cdot b=b\cdot a$、结合律 $k(a\cdot b)=(ka)\cdot b$、分配律 $(a+b)\cdot c=a\cdot c+b\cdot c$.

　　定理 2　$a\neq0$、$b\neq0$ 时，$a\perp b\Leftrightarrow a\cdot b=0$.

　　证　$\Rightarrow$由 $a\perp b$，有 $\cos(a,b)=0$，故 $a\cdot b=|a||b|\cos(a,b)=0$.

　　　　$\Leftarrow$由 $a\cdot b=|a||b|\cos(a,b)=0$，$a\neq0$、$b\neq0$，有 $\cos(a,b)=0$，故 $a\perp b$.

　　容易看出，$i\cdot j=j\cdot k=k\cdot i=0$，$i\cdot i=j\cdot j=k\cdot k=1$.

　　若 $a=A_1i+B_1j+C_1k$，$b=A_2i+B_2j+C_2k$，则

$$a\cdot b=(A_1i+B_1j+C_1k)\cdot(A_2i+B_2j+C_2k)=A_1A_2+B_1B_2+C_1C_2$$

　　例 4　建立过点 $P(x_0,y_0,z_0)$，与向量 $n=(A,B,C)$ 垂直的平面方程.

解　设点 $M(x,y,z)$ 在此平面上，由 $n \perp \overrightarrow{PM}$，有 $n \cdot \overrightarrow{PM} = 0$，得到
$$A(x-x_0) + B(y-y_0) + C(z-z_0) = 0$$

这个方程，称为平面的点法式方程．垂直于平面的向量 n 称**法向量**，可用来确定平面与其它图形的位置关系．点法式方程化为 $Ax+By+Cz+D=0$，称为平面的一般方程．

3. 向量的向量积

设力 F 作用在 A 点，力臂 $\overrightarrow{OA}=S$，F 在 S 垂直方向的分力产生对 O 点的力矩，力矩的大小为 $|F| \sin(F,S) \cdot |S|$．力矩使受力物体转动，必须考虑方向．规定力矩 L 垂直于 S、F，且 S、F、L 构成右手系，如图 7-6 所示．根据这个物理实例，得到下面定义．

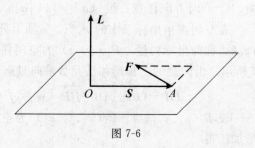

图 7-6

定义 3　向量 a、b 的向量积 $a \times b$ 是垂直于 a、b 的向量，a、b、$a \times b$ 构成右手系，模 $|a \times b| = |a||b| \sin(a,b)$．向量积 $a \times b$ 也称**叉积**或**外积**．

容易看出，$|a \times b|$ 在数值上等于以 a、b 为邻边的平行四边形的面积．

向量积满足反交换律 $a \times b = -b \times a$，结合律 $k(a \times b) = (ka) \times b$，分配律 $(a+b) \times c = a \times c + b \times c$．

定理 3　$a \neq 0$、$b \neq 0$ 时，$a /\!/ b \Leftrightarrow a \times b = 0 \Leftrightarrow b = ka$．

证　用循环证法．

若 $a /\!/ b$，有 $\sin(a,b)=0$，从而 $|a \times b| = |a||b|\sin(a,b)=0$，故 $a \times b = 0$．

若 $a \times b = 0$，有 $|a \times b| = |a||b|\sin(a,b)=0$，由 $a \neq 0$、$b \neq 0$，有 $\sin(a,b)=0$，故 $b=ka$．

若 $b=ka$，有 a、b 同向或反向，故 $a /\!/ b$．

容易看出，$i \times i = j \times j = k \times k = 0$，$i \times j = k$，$j \times k = i$，$k \times i = j$．

若 $a = A_1 i + B_1 j + C_1 k$，$b = A_2 i + B_2 j + C_2 k$，则
$$a \times b = (A_1 i + B_1 j + C_1 k) \times (A_2 i + B_2 j + C_2 k)$$
$$= (B_1 C_2 - C_1 B_2)i + (C_1 A_2 - A_1 C_2)j + (A_1 B_2 - B_1 A_2)k$$
$$= \begin{vmatrix} i & j & k \\ A_1 & B_1 & C_1 \\ A_2 & B_2 & C_2 \end{vmatrix} \qquad \text{（使用 3 阶行列式便于记忆）}$$

例 5　建立过点 $P(x_0,y_0,z_0)$、与向量 $s=(A,B,C)$ 平行的直线方程．

解　设点 $M(x,y,z)$ 在此直线上，由 $s /\!/ \overrightarrow{PM}$，有 $\overrightarrow{PM} = ts$，即
$$(x-x_0, y-y_0, z-z_0) = t(A,B,C)$$
故 $\begin{cases} x-x_0 = tA \\ y-y_0 = tB \\ z-z_0 = tC \end{cases}$　　或写为　　$\begin{cases} x = x_0 + tA \\ y = y_0 + tB \\ z = z_0 + tC \end{cases}$

这个方程组称为空间直线的参数方程. 消去参数, 可得

$$\frac{x-x_0}{A}=\frac{y-y_0}{B}=\frac{z-z_0}{C}$$

这个方程称为空间直线的点向式方程. 平行于直线的向量 $s=(A,B,C)$ 称为直线的**方向向量**, 用于确定直线与其它图形的位置关系.

7.1.3 二次曲面简介

三元二次方程 $Ax^2+By^2+Cz^2+Dxy+Eyz+Fzx+Gx+Hy+Iz+K=0$ 表示的曲面, 称为**二次曲面**. 常用的二次曲面, 有椭球面、抛物面、双曲面等. 可作坐标面或平行于坐标面的平面与曲面相截, 通过截痕来绘制二次曲面的图形.

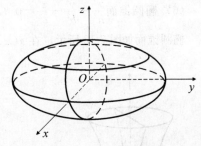

图 7-7

(1) 椭球面 $\dfrac{x^2}{a^2}+\dfrac{y^2}{b^2}+\dfrac{z^2}{c^2}=1$ $(a,\ b,\ c>0)$

椭球面如图 7-7 所示, 在三个坐标面上的截痕都是椭圆, 即

$$\begin{cases}\dfrac{x^2}{a^2}+\dfrac{y^2}{b^2}=1\\ z=0\end{cases},\quad \begin{cases}\dfrac{x^2}{a^2}+\dfrac{z^2}{c^2}=1\\ y=0\end{cases},\quad \begin{cases}\dfrac{y^2}{b^2}+\dfrac{z^2}{c^2}=1\\ x=0\end{cases}$$

(2) 椭圆抛物面 $\dfrac{x^2}{a^2}+\dfrac{y^2}{b^2}=z$ $(a,\ b>0)$

椭圆抛物面如图 7-8 所示, 在 xOz、yOz 面截痕为抛物线, 在 $z=h(h>0)$ 面截痕为椭圆.

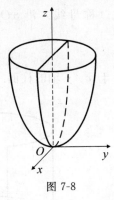

图 7-8

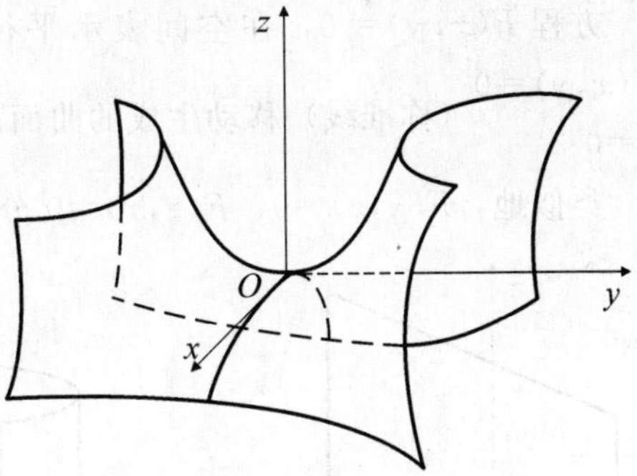

图 7-9

(3) 双曲抛物面 $-\dfrac{x^2}{a^2}+\dfrac{y^2}{b^2}=z$ $(a,b>0)$

双曲抛物面如图 7-9 所示, 在 xOz、yOz 面截痕为抛物线, 在 $z=\pm h(h>0)$ 平面截痕为双曲线. 图形如马鞍形, 也称马鞍面. 把 xOy 平面旋转 $45°$, 则方程化为 $z=xy$.

(4) 单叶双曲面 $\dfrac{x^2}{a^2}+\dfrac{y^2}{b^2}-\dfrac{z^2}{c^2}=1(a,b,c>0)$

单叶双曲面如图 7-10 所示, 在 xOz、yOz 面截痕为双曲线, $z=\pm h(h>0)$ 面截痕为

椭圆.

（5）双叶双曲面 $\dfrac{x^2}{a^2}+\dfrac{y^2}{b^2}-\dfrac{z^2}{c^2}=-1$ $(a,b,c>0)$

双叶双曲面如图 7-11 所示，在 xOz、yOz 面截痕为双曲线，在 $z=\pm h(h>0)$ 面截痕为椭圆.

（6）椭圆锥面 $\dfrac{x^2}{a^2}+\dfrac{y^2}{b^2}-\dfrac{z^2}{c^2}=0$ $(a,b,c>0)$

椭圆锥面如图 7-12 所示，在 xOz、yOz 面截痕为直线，在 $z=\pm h(h>0)$ 面截痕为椭圆.

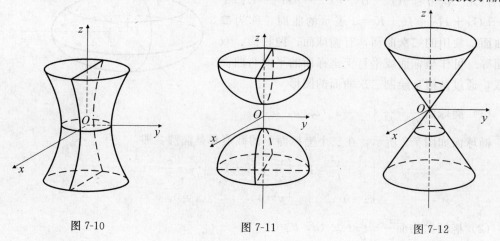

图 7-10　　　　　　　　图 7-11　　　　　　　　图 7-12

7.1.4　柱面

方程 $F(x,y)=0$，在空间表示平行于 z 轴的直线（称母线）沿 xOy 面上曲线 $\begin{cases}F(x,y)=0\\z=0\end{cases}$ （称准线）移动生成的曲面，称为**柱面**.

类似地，$F(y,z)=0$、$F(z,x)=0$ 分别表示母线平行于 x、y 轴的柱面.

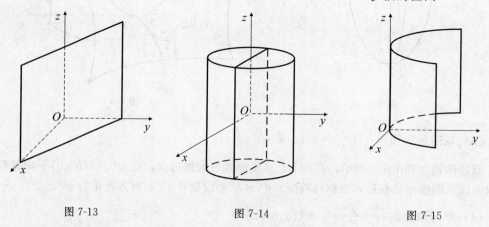

图 7-13　　　　　　　　图 7-14　　　　　　　　图 7-15

常用柱面有平行于 z 轴的平面、椭圆柱面、抛物柱面等，如图 7-13、图 7-14、图

7-15 所示.

7.2 多元函数与极限

7.2.1 多元函数的概念

例 1 圆柱的体积公式为 $V = \pi r^2 h$，半径 r、高 h 在范围 $0 < r < +\infty$、$0 < h < +\infty$ 内变化时，体积 V 按公式确定的值进行对应.

一个变量对两个变量间的这种依存关系称二元函数.

定义 1 在某一过程中，若对变化范围 D 的每一对值 (x, y)，在变域 M 中存在唯一确定的 z 值，按一定对应法则 f 进行对应，则称 f 为集合 D 上的**二元函数**，记为

$$z = f(x, y)$$

x, y 称为**自变量**，D 称为**定义域**，z 称为**因变量**. (x, y) 的对应值记为 $f(x, y)$，称为**函数值**，函数值的集合称为**值域**.

可类似定义三元函数 $u = f(x, y, z)$ 及 n 元函数 $y = f(x_1, x_2, \cdots, x_n)$. 二元及二元以上的函数统称为**多元函数**.

在空间直角坐标系中，于 xOy 坐标面画出二元函数 $z = f(x, y)$ 的定义域 D，对 $(x, y) \in D$，按对应值 $z = f(x, y)$ 画出点 $M(x, y, z)$. 这样的 M 点的全体就是二元函数 $z = f(x, y)$ 的图形，如图 7-16 所示. 一般说来，二元函数 $z = f(x, y)$ 的图形是空间的一张曲面，定义域 D 是这张曲面在 xOy 坐标面的投影.

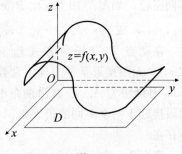

图 7-16

二元函数 $z = \sqrt{R^2 - x^2 - y^2}$ 的图形是原点为球心、R 为半径的上半球面，$z = x^2 + y^2$ 的图形是开口向上的椭圆抛物面.

定义域 D 及对应法则 f，称为多元函数的两要素. 两个函数，只有在其定义域及对应法则都相同时，它们才是相同的.

二元函数 $z = f(x, y)$ 的定义域 D 是一个平面点集，通常是由一条或几条曲线围成的区域. 围成区域的曲线称为**边界**，包括全部边界的区域称**闭区域**，不包括边界的区域称**开区域**.

例 2 矩形面积 $A = xy$，求定义域.

解 $D = \{(x, y) \mid x > 0, y > 0\}$，这是不含坐标轴的第一象限开区域.

例 3 函数 $z = \sqrt{x^2 + y^2 - 1} + \sqrt{4 - x^2 - y^2}$，求定义域.

解 定义域 $1 \leqslant x^2 + y^2 \leqslant 4$，这是半径为 1、2 的圆围成的环形闭区域，如图 7-17 所示.

例 4 函数 $f(x, y) = \sqrt{4 - x^2 - y^2} + \arcsin y + (x^2 + y^2)^{-1}$，求定义域.

解 定义域 $0 < x^2 + y^2 \leqslant 4$ 且 $-1 \leqslant y \leqslant 1$，这是半径为 2 的无心圆去掉两个弓形的区域，如图 7-18 所示.

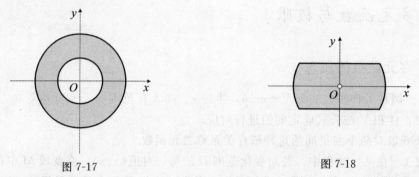

图 7-17　　　　　　　　　　　　　　　图 7-18

例 5 函数 $f(x,y) = \ln(1 - x^2)$，求定义域.

解 定义域 $D = \{(x,y) \mid -1 < x < 1, -\infty < y < +\infty\}$，是平行线 $x = \pm 1$ 围成的无限区域.

7.2.2　二元函数的极限

在平面上，动点 $P(x,y)$ 无限接近一个定点 $P_0(x_0, y_0)$，可以从四面八方、可以沿不同路径，如图 7-19 所示. $P(x,y)$ 无限接近 $P_0(x_0, y_0)$，记为 $P \to P_0$，或 $(x,y) \to (x_0, y_0)$，或 $x \to x_0$、$y \to y_0$，或用 $\rho = \sqrt{(x-x_0)^2 + (y-y_0)^2} \to 0$ 表示.

在动点 P 以任何方式趋于定点 P_0 时，若函数 $z = f(x,y)$ 无限接近某一个确定常数 A，则称函数 $f(x,y)$ 在 $P \to P_0$ 时极限为 A. 若 P 沿两条不同路径趋于 P_0 时，$f(x,y)$ 无限接近于两个不同的值，则函数 $f(x,y)$ 在 $P \to P_0$ 时极限不存在.

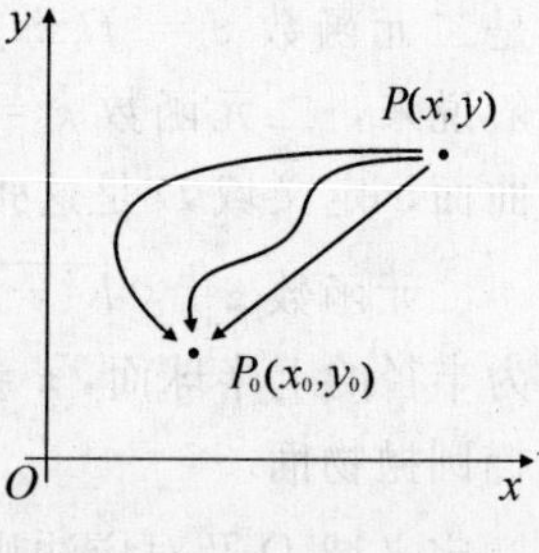

定义 2 对函数 $f(x,y)$，若 $\forall \varepsilon > 0$，$\exists \delta > 0$，使 $0 < \rho < \delta$ 时，$|f(x,y) - A| < \varepsilon$，则称函数 $f(x,y)$ 在 $P \to P_0$ 时的极限为 A，记为

$$\lim_{P \to P_0} f(x,y) = A$$

图 7-19

不等式 $0 < \rho < \delta$ 表示在 P_0 的邻域内但不取 P_0 点，这说明 $f(x,y)$ 的极限与函数在 P_0 处有无定义没有关系. $|f(x,y) - A| < \varepsilon$ 表示，$0 < \rho < \delta$ 时曲面 $z = f(x,y)$ 位于平面 $z = A - \varepsilon$ 与 $z = A + \varepsilon$ 之间.

例 6 证明 $\displaystyle\lim_{(x,y) \to (0,0)} \frac{x^2 y}{x^2 + y^2} = 0$.

证 用放大法，由 $x^2 \leqslant x^2 + y^2$，$|y| \leqslant \sqrt{x^2 + y^2}$，得到

$$\left| \frac{x^2 y}{x^2 + y^2} \right| = \frac{x^2 |y|}{x^2 + y^2} \leqslant \frac{(x^2 + y^2)^{3/2}}{x^2 + y^2} = \sqrt{x^2 + y^2}$$

对 $\forall \varepsilon > 0$，取 $\delta = \varepsilon$，$\rho = \sqrt{x^2 + y^2}$，只要 $0 < \rho < \delta$，就一定有

$$\left| \frac{x^2 y}{x^2 + y^2} \right| < \varepsilon, \; 即 \lim_{(x,y) \to (0,0)} \frac{x^2 y}{x^2 + y^2} = 0.$$

例 7 证明 $\lim_{(x,y) \to (0,0)} \dfrac{xy}{x^2 + y^2}$ 不存在.

证 P 沿 $x = 0$ 路径趋于 P_0 时

$$\lim_{\substack{x=0 \\ y \to 0}} \frac{xy}{x^2 + y^2} = \lim_{y \to 0} \frac{0}{0 + y^2} = 0$$

P 沿 $y = x$ 路径趋于 P_0 时

$$\lim_{\substack{x \to 0 \\ y = x \to 0}} \frac{xy}{x^2 + y^2} = \lim_{x \to 0} \frac{x^2}{x^2 + x^2} = \frac{1}{2}$$

故所求极限不存在.

7.2.3 二元函数的连续性

定义 3 设函数 $z = f(x,y)$ 在点 (x_0, y_0) 及某邻域有定义,若

$$\lim_{P \to P_0} f(x,y) = f(x_0, y_0)$$

则称函数 $z = f(x,y)$ 在点 (x_0, y_0) 处**连续**. 二元函数的不连续点,称为**间断点**.

若函数 $z = f(x,y)$ 在区域 D 的每一点连续,则称函数 $z = f(x,y)$ 在区域 D 上连续.

类似于一元函数,可以得出多元函数极限的和、差、积、商法则,可以证明多元连续函数的和、差、积、商为连续函数,可以证明多元连续函数的复合函数为连续函数,可以证明多元初等函数在定义域内连续.

若 $z = f(x,y)$ 为二元初等函数,则 $z = f(x,y)$ 在区域 D 上连续,图形为 D 上无孔、无洞、无缝的曲面. 多数情况下,二元函数极限可以转化为求函数值;特殊情况下,可以作变量替换化为一元极限.

例 8 求二元初等函数 $z = \dfrac{x + y}{x^2 - y}$ 的间断点.

解 函数定义域为 $y \neq x^2$,故函数间断点为 $y = x^2$.

例 9 求二元分段函数 $f(x,y) = \begin{cases} \dfrac{xy}{x^2 + y^2} & x^2 + y^2 \neq 0 \\ 0 & x^2 + y^2 = 0 \end{cases}$ 的间断点.

解 由例 7 可知,函数 $f(x,y)$ 在点 $(0,0)$ 处极限不存在,故 $(0,0)$ 点为函数 $f(x,y)$ 的间断点.

例 10 求极限 $\lim_{(x,y) \to (1,0)} \dfrac{\ln(x + e^y)}{\sqrt{x^2 + y^2}}$.

解 由二元初等函数的连续性得

$$\lim_{(x,y) \to (1,0)} \frac{\ln(x + e^y)}{\sqrt{x^2 + y^2}} = \frac{\ln(1 + e^0)}{\sqrt{1^2 + 0^2}} = \ln 2$$

例 11　求极限 $\lim\limits_{(x,y)\to(0,0)}\dfrac{\sin(xy)}{xy}$.

解　作变量替换化为一元极限，得到

$$\lim\limits_{(x,y)\to(0,0)}\dfrac{\sin(xy)}{xy}\xlongequal{t=xy}\lim\limits_{t\to0}\dfrac{\sin t}{t}=1$$

7.3　多元函数的偏导数

7.3.1　偏导数的概念与计算

我们对多元函数的研究，有时只需要突出一个变量，其余变量暂时固定来考察函数的变化. 如，理想气体的气态方程 $P=RT/V$，R 为常量，压强 P 是温度 T 和体积 V 的函数. 实际问题中，有时需要考虑在温度不变的情况下求压强关于体积的变化率；也有时需要考虑在体积不变的情况下求压强关于温度的变化率.

定义 1　设函数 $z=f(x,y)$ 在点 (x_0,y_0) 及某邻域有定义，若固定 $y=y_0$，x 取改变量 Δx，则函数相应的改变量称为函数 $z=f(x,y)$ 关于 x 的**偏增量**，即

$$f(x_0+\Delta x,y_0)-f(x_0,y_0)$$

若偏增量与自变量增量比值的极限 $\lim\limits_{\Delta x\to0}\dfrac{f(x_0+\Delta x,y_0)-f(x_0,y_0)}{\Delta x}$ 存在

则称此极限值为函数 $z=f(x,y)$ 在点 (x_0,y_0) 对 x 的**偏导数**，记为

$$\left.\frac{\partial z}{\partial x}\right|_{\substack{x=x_0\\y=y_0}}、\quad\left.\frac{\partial f}{\partial x}\right|_{\substack{x=x_0\\y=y_0}}、\quad z'_x(x_0,y_0)、\quad f'_x(x_0,y_0)$$

可类似定义 $z=f(x,y)$ 在点 (x_0,y_0) 对 y 的偏导数，并记为

$$\left.\frac{\partial z}{\partial y}\right|_{\substack{x=x_0\\y=y_0}}、\quad\left.\frac{\partial f}{\partial y}\right|_{\substack{x=x_0\\y=y_0}}、\quad z'_y(x_0,y_0)、\quad f'_y(x_0,y_0)$$

若函数 $z=f(x,y)$ 在区域 D 内每点 (x,y) 处，对 x、y 的偏导数都存在，则称函数 $z=f(x,y)$ 在区域 D 可偏导，所形成的函数称为偏导函数，记为

$$\frac{\partial z}{\partial x}、\quad\frac{\partial z}{\partial y}、\quad f'_x、\quad f'_y$$

函数 $z=f(x,y)$ 在点 (x_0,y_0) 对 x、y 的偏导数 $f'_x(x_0,y_0)$、$f'_y(x_0,y_0)$，是偏导函数 f'_x、f'_y 在点 (x_0,y_0) 的函数值. 在不致混淆的情况下，偏导函数简称为偏导数.

三元以至 n 元函数的偏导数，可以类似定义.

由偏导数定义可看出，多元函数计算对某一自变量的偏导数，可把其它自变量视为常量，直接用一元函数求导公式和法则进行计算. 若某两个自变量对换后，多元函数不变，则称函数关于这两个自变量对称. 对一个自变量求得的偏导数，进行对称自变量的对换，可以得到对称自变量的偏导数.

例 1　$z=x^3+2x^2y^3+\mathrm{e}^xy$，求 $z'_x(0,0)$、$z'_y(1,1)$.

解　把 y 视为常量，则

$$z_x' = 3x^2 + 4xy^3 + e^x y, \quad z_x'(0,0) = 0$$

把 x 视为常量，则

$$z_y' = 6x^2 y^2 + e^x, \quad z_y'(1,1) = 6 + e$$

例 2　$r = \sqrt{x^2 + y^2 + z^2}$，求偏导数.

解　把 y、z 视为常量，则

$$r_x' = \frac{1}{2\sqrt{x^2 + y^2 + z^2}} \cdot 2x = \frac{x}{\sqrt{x^2 + y^2 + z^2}} = \frac{x}{r}$$

由于自变量对称，把 x 分别换为 y、z，即可得

$$r_y' = \frac{y}{r}, \quad r_z' = \frac{z}{r}$$

7.3.2　偏导数的几何意义

在空间直角坐标系中，函数 $z = f(x,y)$ 的图形是一张曲面，点 $M(x_0, y_0, f(x_0, y_0))$ 是曲面上的一个点. 函数 $z = f(x,y)$ 在点 (x_0, y_0) 对 x 的偏导数 $f_x'(x_0, y_0)$，实质是一元函数 $f(x, y_0)$ 在点 $x = x_0$ 的导数，几何意义是平面 $y = y_0$ 上截痕曲线在 M 点切线 MT 对 x 轴的斜率，如图 7-20 所示.

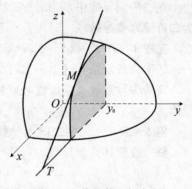

类似，函数 $z = f(x,y)$ 在点 (x_0, y_0) 对 y 的偏导数 $f_y'(x_0, y_0)$，实质是一元函数 $f(x_0, y)$ 在点 $y = y_0$ 的导数，几何意义是平面 $x = x_0$ 上截痕曲线在 M 点切线对 y 轴的斜率.

图 7-20　偏导数几何意义

7.3.3　偏导数与连续的关系

一元函数微分学中，$y = f(x)$ 的导数是函数微分与自变量微分的商，并有可导必连续、可导必可微等重要结论. 多元函数微分学中，由于自变量个数增加，极限过程变得更加复杂，出现了一些与一元函数微分学不同的结论，如：偏导数是整体记号，可偏导不一定连续等等.

例 3　偏导数是整体记号.

解　由理想气体的气态方程，计算得到

$$P = \frac{RT}{V}, \quad V = \frac{RT}{P}, \quad T = \frac{1}{R}PV$$

$$\frac{\partial P}{\partial V} \cdot \frac{\partial V}{\partial T} \cdot \frac{\partial T}{\partial P} = -\frac{RT}{V^2} \cdot \frac{R}{P} \cdot \frac{V}{R} = -\frac{RT}{PV} = -1$$

例 4　可偏导不一定连续.

解　上节例 9 中的函数在点 $(0,0)$ 不连续，但对 x 偏导数存在，即

$$f_x{}'(0,0) = \lim_{\Delta x \to 0} \frac{f(0 + \Delta x, 0) - f(0,0)}{\Delta x} = \lim_{\Delta x \to 0} \frac{0/(\Delta x)^2 - 0}{\Delta x} = 0$$

类似可得 $f_y{}'(0,0) = 0$.

这是由于，二元函数在一点连续，要考虑该点某邻域内的所有点的函数值，而在一点可偏导，只需考虑邻域内平行于坐标轴的两条特殊线段上点的函数值.

7.3.4 高阶偏导数

定义 2　若二元函数 $z = f(x,y)$ 的两个一阶偏导数 $f_x{}'(x,y)$、$f_y{}'(x,y)$ 仍在点 (x,y) 处可偏导，则称所得的四个偏导数为函数 $z = f(x,y)$ 的**二阶偏导数**，并记为

$$\frac{\partial^2 z}{\partial x^2} = f_{xx}''(x,y) = \frac{\partial}{\partial x}\left(\frac{\partial z}{\partial x}\right), \quad \frac{\partial^2 z}{\partial x \partial y} = f_{xy}''(x,y) = \frac{\partial}{\partial y}\left(\frac{\partial z}{\partial x}\right)$$

$$\frac{\partial^2 z}{\partial y \partial x} = f_{yx}''(x,y) = \frac{\partial}{\partial x}\left(\frac{\partial z}{\partial y}\right), \quad \frac{\partial^2 z}{\partial y^2} = f_{yy}''(x,y) = \frac{\partial}{\partial y}\left(\frac{\partial z}{\partial y}\right)$$

类似可以定义三阶及 n 阶的偏导数，二阶及二阶以上的偏导数统称为**高阶偏导数**.

由高阶偏导数定义可知，高阶偏导数通常可以逐阶计算.

在二阶偏导数中，先对 x、后对 y 求偏导的 f_{xy}'' 及先对 y、后对 x 求偏导的 f_{yx}''，称为**二阶混合偏导数**.

定理 1　若 f_{xy}'' 和 f_{yx}'' 在区域 D 内连续，则在区域 D 内 $f_{xy}'' = f_{yx}''$.

证明比较复杂，这里不再写出.

高阶偏导数计算一般比较麻烦. 若函数的自变量具有对称性，可利用其性质来简化运算.

例 5　求 $z = x^y$ 的二阶偏导数.

解　逐阶计算偏导数，得到

$$\frac{\partial z}{\partial x} = yx^{y-1}, \quad \frac{\partial z}{\partial y} = x^y \ln x$$

$$\frac{\partial^2 z}{\partial x^2} = \frac{\partial}{\partial x}(yx^{y-1}) = y(y-1)x^{y-2}, \quad \frac{\partial^2 z}{\partial x \partial y} = \frac{\partial}{\partial y}(yx^{y-1}) = x^{y-1} + yx^{y-1}\ln x$$

$$\frac{\partial^2 z}{\partial y \partial x} = \frac{\partial}{\partial x}(x^y \ln x) = yx^{y-1}\ln x + x^{y-1}, \quad \frac{\partial^2 z}{\partial y^2} = \frac{\partial}{\partial y}(x^y \ln x) = x^y \ln^2 x$$

例 6　$u = \dfrac{1}{\sqrt{x^2 + y^2 + z^2}}$，证明 $\dfrac{\partial^2 u}{\partial x^2} + \dfrac{\partial^2 u}{\partial y^2} + \dfrac{\partial^2 u}{\partial z^2} = 0$.

证　利用函数式简化偏导数，求得

$$\frac{\partial u}{\partial x} = -\frac{1}{2(x^2+y^2+z^2)^{3/2}} \cdot 2x = -\frac{x}{(x^2+y^2+z^2)^{3/2}} = -x \cdot u^3,$$

$$\frac{\partial^2 u}{\partial x^2} = \frac{\partial}{\partial x}(-x \cdot u^3) = -1 \cdot u^3 - x \cdot 3u^2 \cdot (-xu^3) = -u^3 + 3x^2 u^5,$$

由自变量对称性，得到 $\dfrac{\partial^2 u}{\partial y^2} = -u^3 + 3y^2 u^5$，$\dfrac{\partial^2 u}{\partial z^2} = -u^3 + 3z^2 u^5$，故得

$$\frac{\partial^2 u}{\partial x^2} + \frac{\partial^2 u}{\partial y^2} + \frac{\partial^2 u}{\partial z^2} = -3u^3 + 3u^5(x^2 + y^2 + z^2) = 0$$

例 7 验证函数 $u = \dfrac{1}{\sqrt{t}} e^{-\frac{x^2}{4t}}$ 满足方程 $\dfrac{\partial u}{\partial t} = \dfrac{\partial^2 u}{\partial x^2}$.

证 利用函数式简化偏导数, 计算得到

$$\frac{\partial u}{\partial t} = -\frac{1}{2t\sqrt{t}} e^{-\frac{x^2}{4t}} + \frac{1}{\sqrt{t}} e^{-\frac{x^2}{4t}} \cdot \frac{x^2}{4t^2} = \frac{u}{4t^2}(x^2 - 2t)$$

$$\frac{\partial u}{\partial x} = -\frac{x}{2t\sqrt{t}} e^{-\frac{x^2}{4t}}, \quad \frac{\partial^2 u}{\partial x^2} = -\frac{1}{2t\sqrt{t}} e^{-\frac{x^2}{4t}} - \frac{x}{2t\sqrt{t}} e^{-\frac{x^2}{4t}} \cdot \frac{-2x}{4t} = \frac{u}{4t^2}(x^2 - 2t)$$

故函数 $u = \dfrac{1}{\sqrt{t}} e^{-\frac{x^2}{4t}}$ 满足方程 $\dfrac{\partial u}{\partial t} = \dfrac{\partial^2 u}{\partial x^2}$.

7.4 多元函数的全微分

7.4.1 全增量与全微分的概念

例 1 矩形的长 x 取得改变量 Δx, 宽 y 取得改变量 Δy, 得到矩形面积 A 的变化值为

$$\Delta A = A(x + \Delta x, y + \Delta y) - A(x, y) = (x + \Delta x)(y + \Delta y) - xy = y\Delta x + x\Delta y + \Delta x \cdot \Delta y$$

定义 1 设函数 $z = f(x, y)$ 在点 (x, y) 及某邻域有定义, 若自变量 x 取改变量 Δx, y 取改变量 Δy, 则函数相应的变化值

$$\Delta z = f(x + \Delta x, y + \Delta y) - f(x, y)$$

称为函数 z 在点 (x, y) 的**全增量**或**全改变量**.

若全增量可以表示为

$$\Delta z = A \cdot \Delta x + B \cdot \Delta y + o(\rho)$$

其中 A、B 与 Δx、Δy 无关, $\rho = \sqrt{(\Delta x)^2 + (\Delta y)^2}$, 则称函数 $z = f(x, y)$ 在点 (x, y) **可微**, 称 $A\Delta x + B\Delta y$ 为函数 $z = f(x, y)$ 在点 (x, y) 的**全微分**, 记为

$$\mathrm{d}z = A\Delta x + B\Delta y$$

定理 1（可微必要条件） 若函数 $z = f(x, y)$ 在点 (x, y) 可微分, 则该项函数在点 (x, y) 的偏导数 $\dfrac{\partial z}{\partial x}$、$\dfrac{\partial z}{\partial y}$ 必定存在, 且函数 $z = f(x, y)$ 在点 (x, y) 的全微分为 $\mathrm{d}z = f'_x(x, y)\Delta x + f'_y(x, y)\Delta y$.

证 设 $z = f(x, y)$ 在点 (x, y) 可微分. 于是, 对于点 P 的某个邻域内的任意一点 $P'(x + \Delta x, y + \Delta y)$, 恒有 $\Delta z = A \cdot \Delta x + B \cdot \Delta y + o(\rho)$,（其中 A、B 与 Δx、Δy 无关, $\rho = \sqrt{(\Delta x)^2 + (\Delta y)^2}$）.

特别地, 当 $\Delta y = 0$ 时, 上式仍成立, 从而有 $f(x + \Delta x, y) - f(x, y) = A\Delta x + o(|\Delta x|)$, 上式两端除以 Δx, 令 $\Delta x \to 0$ 并取极限, 即得

$$\lim_{\Delta x \to 0} \frac{f(x + \Delta x, y) - f(x, y)}{\Delta x} = A, \text{即} \frac{\partial z}{\partial x} = A$$

同理可证 $\dfrac{\partial z}{\partial y} = B$. 故定理得证.

习惯上，我们将自变量的增量 Δx、Δy 分别记作 dx、dy，并分别称为自变量的微分. 这样，函数 $z=f(x,y)$ 的全微分就可写为

$$dz = z_x' dx + z_y' dy$$

$z_x' dx$、$z_y' dy$ 分别称为函数 $z=f(x,y)$ 关于自变量 x、y 的**偏微分**. 函数 $z=f(x,y)$ 的全微分等于各个自变量偏微分的和.

定理 2 若 $z=f(x,y)$ 的偏导数在点 (x,y) 都连续，则 $z=f(x,y)$ 在 (x,y) 可微.

这个定理不另证明，需要注意其结论表明，仅有偏导存在并不一定可微，还要求偏导数连续的条件. 这是与一元微分不一样的.

例 2 求 $z=\arctan(x+y)$ 在点 $(0,2)$ 处的全微分.

解 先计算任意点 (x,y) 的全微分函数，然后代入 x_0、y_0 计算全微分函数值，得到

$$dz = \frac{\partial z}{\partial x} \cdot dx + \frac{\partial z}{\partial y} \cdot dy = \frac{1}{1+(x+y)^2} dx + \frac{1}{1+(x+y)^2} dy$$

故在点 $(0,2)$ 处的全微分 $dz = 0.2dx + 0.2dy$.

例 3 求 $u=\ln(xyz)$ 的全微分.

解 先化为 $u=\ln x + \ln y + \ln z$，求得全微分

$$du = \frac{\partial u}{\partial x} \cdot dx + \frac{\partial u}{\partial y} \cdot dy + \frac{\partial u}{\partial z} \cdot dz = \frac{1}{x} dx + \frac{1}{y} dy + \frac{1}{z} dz$$

7.4.2 全微分在近似计算上的应用

若 $z=f(x,y)$ 在 (x_0,y_0) 点可微，且 $|\Delta x|$、$|\Delta y|$ 很小，则可用全微分近似计算改变量，即

$$\Delta z \approx dz = z_x'(x_0,y_0)\Delta x + z_y'(x_0,y_0)\Delta y$$

也可用全微分近似计算函数的近似值，即

$$f(x_0+\Delta x, y_0+\Delta y) \approx f(x_0,y_0) + z_x'(x_0,y_0)\Delta x + z_y'(x_0,y_0)\Delta y$$

用全微分还可估计函数的绝对误差，即

$$|\Delta z| \approx |z_x'(x_0,y_0)\Delta x + z_y'(x_0,y_0)\Delta y| \leqslant |z_x'(x_0,y_0)||\Delta x| + |z_y'(x_0,y_0)||\Delta y|$$

估计函数的相对误差，即

$$\left|\frac{\Delta z}{z}\right| \approx \left|\frac{z_x'(x_0,y_0)\Delta x + z_y'(x_0,y_0)\Delta y}{z(x_0,y_0)}\right| \leqslant \left|\frac{z_x'(x_0,y_0)}{z(x_0,y_0)}\right||\Delta x| + \left|\frac{z_y'(x_0,y_0)}{z(x_0,y_0)}\right||\Delta y|$$

例 4 求 $1.04^{2.02}$ 近似值.

解 设 $f(x,y)=x^y$，取 $x_0=1$，$y_0=2$，$\Delta x=0.04$，$\Delta y=0.02$，有 $f(1,2)=1^2=1$，

由 $z_x'=yx^{y-1}$，有 $z_x'(1,2)=2 \times 1^{2-1}=2$，

由 $z_y'=x^y \ln x$，有 $z_y'(1,2)=1^2 \times \ln 1=0$，故

$$1.04^{2.02} = f(1+0.04, 2+0.02) \approx f(1,2) + z_x'(1,2)\Delta x + z_y'(1,2)\Delta y$$
$$= 1 + 2 \times 0.04 + 0 \times 0.02 = 1.08$$

例 5 测得三角形的两边为 $a=12.50m$、$b=8.30m$，误差为 $\pm 0.01m$，夹角 $C=$

30°，误差为±0.1°．估计用三角形面积公式计算三角形面积的绝对误差和相对误差．

解 由三角形面积公式，得到

$$S = \frac{1}{2}ab\sin C$$

$$\frac{\partial S}{\partial a} = \frac{1}{2}b\sin C, \quad \frac{\partial S}{\partial b} = \frac{1}{2}a\sin C, \quad \frac{\partial S}{\partial C} = \frac{1}{2}ab\cos C$$

$$|\Delta a| \leqslant 0.01, \quad |\Delta b| \leqslant 0.01, \quad |\Delta C| \leqslant 0.1° = \frac{\pi}{1800}$$

三角形面积的绝对误差为

$$|\Delta S| \leqslant |S_a{}'(a,b,C)||\Delta a| + |S_b{}'(a,b,C)||\Delta b| + |S_c{}'(a,b,C)||\Delta C|$$

$$= \left|\frac{8.30}{2} \times \sin\frac{\pi}{6}\right| \cdot 0.01 + \left|\frac{12.50}{2} \times \sin\frac{\pi}{6}\right| \cdot 0.01 +$$

$$\left|\frac{12.50 \times 8.30}{2} \times \cos\frac{\pi}{6}\right| \cdot \frac{\pi}{1800} \approx 0.1304(\text{m})$$

三角形面积的相对误差为

$$\left|\frac{\Delta S}{S}\right| \approx \left|\frac{2 \times 0.1304}{ab\sin C}\right| = \frac{2 \times 0.1304}{12.50 \times 8.30 \times 0.5} \approx 0.005$$

7.5 复合函数的微分法

7.5.1 链式法则

定理 1 若 $u = u(x,y)$、$v = v(x,y)$ 在点 (x,y) 有连续偏导数，$z = f(u,v)$ 在相应点 (u,v) 有连续偏导数，则复合函数 $z = f[u(x,y),v(x,y)]$ 在点 (x,y) 有连续偏导数，即

$$\frac{\partial z}{\partial x} = \frac{\partial f}{\partial u} \cdot \frac{\partial u}{\partial x} + \frac{\partial f}{\partial v} \cdot \frac{\partial v}{\partial x}, \quad \frac{\partial z}{\partial y} = \frac{\partial f}{\partial u} \cdot \frac{\partial u}{\partial y} + \frac{\partial f}{\partial v} \cdot \frac{\partial v}{\partial y}$$

证 只证第一式．固定 y,x 取改变量 Δx，函数 $u = u(x,y)$、$v = v(x,y)$ 相应改变量为 Δu、Δv，函数 $z = f(u,v)$ 相应改变量为 Δz．$z = f(u,v)$ 在相应点 (u,v) 有连续偏导数，即

$$\Delta z = \frac{\partial f}{\partial u} \cdot \Delta u + \frac{\partial f}{\partial v} \cdot \Delta v + o(\rho) \quad (\rho = \sqrt{(\Delta u)^2 + (\Delta v)^2})$$

由于 $\Delta y = 0, u = u(x,y)$、$v = v(x,y)$ 在点 (x,y) 有连续偏导数，从而

$$\lim_{\Delta x \to 0}\frac{\Delta z}{\Delta x} = \frac{\partial f}{\partial u} \cdot \lim_{\Delta x \to 0}\frac{\Delta u}{\Delta x} + \frac{\partial f}{\partial v} \cdot \lim_{\Delta x \to 0}\frac{\Delta v}{\Delta x} + \lim_{\Delta x \to 0}\frac{o(\rho)}{\Delta x} = \frac{\partial f}{\partial u} \cdot \frac{\partial u}{\partial x} + \frac{\partial f}{\partial v} \cdot \frac{\partial v}{\partial x}$$

由于连续函数的乘积与和仍然是连续函数，可知下式是连续的，即

$$\frac{\partial z}{\partial x} = \frac{\partial f}{\partial u} \cdot \frac{\partial u}{\partial x} + \frac{\partial f}{\partial v} \cdot \frac{\partial v}{\partial x}$$

在中间变量多于两个时链式法则可以类推，如：$z = f(u,v,w)$，而 $u = u(x,y)$、$v = v(x,y)$、$w = w(x,y)$，有

$$\frac{\partial z}{\partial x} = \frac{\partial f}{\partial u} \cdot \frac{\partial u}{\partial x} + \frac{\partial f}{\partial v} \cdot \frac{\partial v}{\partial x} + \frac{\partial f}{\partial w} \cdot \frac{\partial w}{\partial x}, \quad \frac{\partial z}{\partial y} = \frac{\partial f}{\partial u} \cdot \frac{\partial u}{\partial y} + \frac{\partial f}{\partial v} \cdot \frac{\partial v}{\partial y} + \frac{\partial f}{\partial w} \cdot \frac{\partial w}{\partial y}$$

在中间变量只有一个时，如：$z = f(u,x,y)$，而 $u = u(x,y)$，为

$$\frac{\partial z}{\partial x} = \frac{\partial f}{\partial u} \cdot \frac{\partial u}{\partial x} + \frac{\partial f}{\partial x}, \quad \frac{\partial z}{\partial y} = \frac{\partial f}{\partial u} \cdot \frac{\partial u}{\partial y} + \frac{\partial f}{\partial y}$$

需要注意，这里的 $\frac{\partial z}{\partial x}$ 与 $\frac{\partial f}{\partial x}$ 是不同的. $\frac{\partial z}{\partial x}$ 是把复合函数 $z = f[u(x,y),x,y]$ 中的 y 看作不变而对 x 的偏导数；$\frac{\partial f}{\partial x}$ 是把复合函数 $z = f(u,x,y)$ 中的 u 及 y 看作不变而对 x 的偏导数. $\frac{\partial z}{\partial y}$ 与 $\frac{\partial f}{\partial y}$ 也有类似区别.

例 1　$z = f(x^2 y, 2x + 3y)$ 有连续的偏导数，求 z 的一阶偏导数.

解　视为 $u = x^2 y$，$v = 2x + 3y$，计算可得

$$\frac{\partial z}{\partial x} = \frac{\partial f}{\partial u} \cdot \frac{\partial u}{\partial x} + \frac{\partial f}{\partial v} \cdot \frac{\partial v}{\partial x} = 2xy f_u' + 2 f_v'$$

$$\frac{\partial z}{\partial y} = \frac{\partial f}{\partial u} \cdot \frac{\partial u}{\partial y} + \frac{\partial f}{\partial v} \cdot \frac{\partial v}{\partial y} = x^2 f_u' + 3 f_v'$$

例 2　$z = s\ln x$，$x = s^2 - t^2$，求复合函数的偏导数.

解　外层函数显含自变量 s，不显含自变量 t，求得

$$\frac{\partial z}{\partial s} = \frac{\partial f}{\partial x} \cdot \frac{\partial x}{\partial s} + \frac{\partial f}{\partial s} = \frac{s}{x} \cdot 2s + \ln x = \frac{2s^2}{s^2 - t^2} + \ln(s^2 - t^2)$$

$$\frac{\partial z}{\partial t} = \frac{\partial f}{\partial x} \cdot \frac{\partial x}{\partial t} = \frac{s}{x} \cdot (-2t) = \frac{-2st}{s^2 - t^2}$$

定理 2　若 $u = u(x)$、$v = v(x)$ 在 x 可导，$z = f(u,v)$ 在相应点 (u,v) 有连续偏导数，则复合函数 $z = f[u(x),v(x)]$ 在 x 可导，且

$$\frac{dz}{dx} = \frac{\partial f}{\partial u} \cdot \frac{du}{dx} + \frac{\partial f}{\partial v} \cdot \frac{dv}{dx}$$

其本质是一元函数，称作**全导数**.

在中间变量多于两个时，全导数链式法则也可类推. 如：$z = f(u,v,w)$，而 $u = u(x)$、$v = v(x)$、$w = w(x)$，有

$$\frac{dz}{dx} = \frac{\partial f}{\partial u} \cdot \frac{du}{dx} + \frac{\partial f}{\partial v} \cdot \frac{dv}{dx} + \frac{\partial f}{\partial w} \cdot \frac{dw}{dx}$$

在中间变量只有一个时，如 $z = f(u,x)$，而 $u = u(x)$ 有

$$\frac{dz}{dx} = \frac{\partial f}{\partial u} \cdot \frac{du}{dx} + \frac{\partial f}{\partial x}$$

例 3　$z = f(x,y)$ 有连续的偏导数，$x = e^t$，$y = \sin t$，求复合函数的全导数.

解

$$\frac{dz}{dt} = \frac{\partial f}{\partial x} \cdot \frac{dx}{dt} + \frac{\partial f}{\partial y} \cdot \frac{dy}{dt} = \frac{\partial f}{\partial x} e^t + \frac{\partial f}{\partial y} \cos t$$

例 4　$z = s\ln x$，$x = s^2$，求复合函数的全导数.

解　外层函数显含自变量 s，计算可得

$$\frac{\mathrm{d}z}{\mathrm{d}s} = \frac{\partial f}{\partial x} \cdot \frac{\mathrm{d}x}{\mathrm{d}s} + \frac{\partial f}{\partial s} = \frac{s}{x} \cdot 2s + \ln x = 2 + \ln s^2$$

7.5.2　全微分形式不变性

定理 3　若 $u = u(x,y)$、$v = v(x,y)$ 在点 (x,y) 有连续偏导数，$z = f(u,v)$ 在相应点 (u,v) 有连续偏导数，则复合函数 $z = f[u(x,y),v(x,y)]$ 在点 (x,y) 的**全微分**可表示为

$$\mathrm{d}z = \frac{\partial f}{\partial u}\mathrm{d}u + \frac{\partial f}{\partial v}\mathrm{d}v$$

证　复合函数 $z = f[u(x,y),v(x,y)]$ 在点 (x,y) 可微，且

$$\mathrm{d}z = \frac{\partial f}{\partial x}\mathrm{d}x + \frac{\partial f}{\partial y}\mathrm{d}x = \left(\frac{\partial f}{\partial u} \cdot \frac{\partial u}{\partial x} + \frac{\partial f}{\partial v} \cdot \frac{\partial v}{\partial x}\right)\mathrm{d}x + \left(\frac{\partial f}{\partial u} \cdot \frac{\partial u}{\partial y} + \frac{\partial f}{\partial v} \cdot \frac{\partial v}{\partial y}\right)\mathrm{d}y$$

$$= \frac{\partial f}{\partial u}\left(\frac{\partial u}{\partial x}\mathrm{d}x + \frac{\partial u}{\partial y}\mathrm{d}y\right) + \frac{\partial f}{\partial v}\left(\frac{\partial v}{\partial x}\mathrm{d}x + \frac{\partial v}{\partial y}\mathrm{d}y\right)$$

$u = u(x,y)$、$v = v(x,y)$ 在点 (x,y) 可微，有

$$\mathrm{d}u = \frac{\partial u}{\partial x}\mathrm{d}x + \frac{\partial u}{\partial y}\mathrm{d}y, \quad \mathrm{d}v = \frac{\partial v}{\partial x}\mathrm{d}x + \frac{\partial v}{\partial y}\mathrm{d}y$$

即有

$$\mathrm{d}z = \frac{\partial f}{\partial u}\mathrm{d}u + \frac{\partial f}{\partial v}\mathrm{d}v$$

这表明，u、v 是中间变量时复合函数的全微分形式与 u、v 是自变量时的全微分形式相同，称为**多元函数的一阶全微分形式的不变性**.

利用一阶全微分形式的不变性，可以证明全微分四则运算法则，即

代数和的微分 $\mathrm{d}(u \pm v) = \mathrm{d}u \pm \mathrm{d}v$，

乘积的微分 $\mathrm{d}(uv) = u\,\mathrm{d}v + v\,\mathrm{d}u$，

商的微分 $v \neq 0$ 时，$\mathrm{d}\left(\dfrac{u}{v}\right) = \dfrac{v\mathrm{d}u - u\mathrm{d}v}{v^2}$.

证　只证乘积法则. 由一阶全微分形式的不变性有

$$\mathrm{d}(uv) = \frac{\partial(uv)}{\partial u}\mathrm{d}u + \frac{\partial(uv)}{\partial v}\mathrm{d}v = v\,\mathrm{d}u + u\,\mathrm{d}v$$

用全微分求复合函数的偏导数，不用分辨自变量和中间变量，因而更方便.

例 5　$z = \arctan\dfrac{x}{x^2+y^2}$，求偏导数.

解　由一阶全微分形式的不变性有

$$\mathrm{d}z = \frac{1}{1 + \left(\dfrac{x}{x^2+y^2}\right)^2}\mathrm{d}\left(\frac{x}{x^2+y^2}\right) = \frac{(x^2+y^2)^2}{(x^2+y^2)^2+x^2}$$

$$\left[\frac{x^2+y^2-2x^2}{(x^2+y^2)^2}\mathrm{d}x - \frac{x \cdot 2y}{(x^2+y^2)^2}\mathrm{d}y\right] = \frac{(y^2-x^2)\mathrm{d}x - 2xy\,\mathrm{d}y}{(x^2+y^2)^2+x^2}$$

$$\frac{\partial z}{\partial x} = \frac{y^2 - x^2}{(x^2 + y^2)^2 + x^2}, \quad \frac{\partial z}{\partial y} = \frac{-2xy}{(x^2 + y^2)^2 + x^2}$$

7.6　多元函数的极值

7.6.1　极大值和极小值

定义 1　设函数 $z = f(x, y)$ 在点 (x_0, y_0) 及某邻域 U 内有定义，$\forall (x, y) \in U$：

若都有 $f(x, y) \leqslant f(x_0, y_0)$，则称 $f(x_0, y_0)$ 为函数 $z = f(x, y)$ 的极大值，(x_0, y_0) 为极大值点；

若都有 $f(x, y) \geqslant f(x_0, y_0)$，则称 $f(x_0, y_0)$ 为函数 $z = f(x, y)$ 的极小值，(x_0, y_0) 为极小值点.

函数的极大值、极小值统称为**极值**，极大值点、极小值点统称为**极值点**.

与一元函数类似，极值点是区域内的点，边界点不考虑极值. 极值是邻域内的最大、最小值，是局部性概念.

定理 1　（极值必要条件）若函数 $z = f(x, y)$ 在点 (x_0, y_0) 及某邻域 U 内可偏导，且 (x_0, y_0) 为极值点，则 $f_x'(x_0, y_0) = 0, f_y'(x_0, y_0) = 0$.

证　考虑一元函数 $g(x) = f(x, y_0)$，由函数 $z = f(x, y)$ 在点 (x_0, y_0) 有极值，可知函数 $g(x)$ 在点 x_0 有极值. 由一元函数极值的必要条件，$g'(x_0) = 0$，即 $f_x'(x_0, y_0) = 0$.

同理，$f_y'(x_0, y_0) = 0$.

使函数 $z = f(x, y)$ 的两个偏导数都等于零的点 (x_0, y_0)，称为函数 $z = f(x, y)$ 的驻点.

极值的必要条件表明，可偏导函数的极值点必为驻点. 但是，函数的驻点不一定是极值点.

例 1　驻点不一定是极值点.

解　函数 $z = xy$，偏导数为 $z_x' = y$、$z_y' = x$，驻点为 $(0, 0)$，$z(0, 0) = 0$. 但在 $(0, 0)$ 的任一邻域内，既有可使 $z > z(0, 0)$，又有可使 $z < z(0, 0)$ 的点，故 $(0, 0)$ 不是极值点.

例 2　不可导点可能是极值点.

解　函数 $z = \sqrt[3]{x^2} + \sqrt[3]{y^2}$，偏导数为 $z_x' = \frac{2}{3\sqrt[3]{x}}$、$z_y' = \frac{2}{3\sqrt[3]{y}}$，$(0, 0)$ 为不可导点，在 $(0, 0)$ 的任一邻域内，异于 $(0, 0)$ 的点都有 $z > z(0, 0)$，故 $(0, 0)$ 是极小值点.

与一元函数类似，有如下的极值充分条件.

定理 2　若函数 $z = f(x, y)$ 在点 (x_0, y_0) 及某邻域 U 内有二阶连续偏导数，且 (x_0, y_0) 为驻点，记 $A = f_{xx}''(x_0, y_0), B = f_{xy}''(x_0, y_0), C = f_{yy}''(x_0, y_0)$，判别式 $B^2 - AC \neq 0$，则点 (x_0, y_0) 在 $B^2 - AC < 0$ 且 $A > 0$ 时为极小值点；在 $B^2 - AC < 0$ 且 $A < 0$ 时为

极大值点；在 $B^2 - AC > 0$ 时不是极值点.

定理的证明比较复杂，这里不再写出.

由极值的充分条件，可以看出求函数极值的一般步骤，即

（1）计算一阶偏导数，求出全部驻点；

（2）计算二阶偏导数，对每个驻点计算 A、B、C，根据判别式符号进行判断.

例 3　求函数 $z = x^3 - 3xy + y^3$ 的极值.

解　先求一阶偏导函数，计算得到

$$\frac{\partial z}{\partial x} = 3x^2 - 3y, \quad \frac{\partial z}{\partial y} = -3x + 3y^2$$

一阶偏导数连续，没有不可导点，令偏导数为零组成方程组，即

$$\begin{cases} 3x^2 - 3y = 0 \\ -3x + 3y^2 = 0 \end{cases}$$

解得驻点为 $(0,0)$、$(1,1)$，再求二阶偏导函数，计算得到

$$\frac{\partial^2 z}{\partial x^2} = 6x, \quad \frac{\partial^2 z}{\partial x \partial y} = -3, \quad \frac{\partial^2 z}{\partial y^2} = 6y$$

驻点 $(0,0)$ 处，$A = 0$，$B = -3$，$C = 0$，$B^2 - AC > 0$，故 $(0,0)$ 不是极值点；

驻点 $(1,1)$ 处，$A = 6$，$B = -3$，$C = 6$，$B^2 - AC < 0$ 且 $A > 0$，故 $z(1,1) = -1$ 是极小值.

7.6.2　最大值和最小值

多元函数的最值问题，是讨论多元函数在某一区域上的最大或最小函数值. 极值是局部性概念，最值是整体性概念. 因此，多元函数的最值问题既要考虑区域内的极值，又要考虑边界上的最值. 把区域内驻点处的函数值，与边界上的最值进行比较，最大者为多元函数的最大值，最小者为最小值.

在实际问题中，若根据问题的性质，可以判定多元函数的最值在区域内部取得，则不用与边界上的最值进行比较. 若区域内又只有一个驻点，则驻点函数值就是所求最值，不用判断是极大值还是极小值.

例 4　质点对一点的转动惯量按 $I = md^2$ 计算，其中 m 为质点的质量，d 为质点与定点的距离. 设三个质点的质量分别为 m_1、m_2、m_3，分别位于点 (x_1, y_1)、(x_2, y_2)、(x_3, y_3). 求点 (x, y)，使这三个质点对于它的转动惯量之和为最小.

解　设转动惯量之和为

$$I = m_1[(x - x_1)^2 + (y - y_1)^2] + m_2[(x - x_2)^2 + (y - y_2)^2] + m_3[(x - x_3)^2 + (y - y_3)^2]$$

这是无条件极值，令偏导数为零组成方程组，即

$$\begin{cases} I_x' = 0 \\ I_y' = 0, \end{cases} \quad \begin{cases} m_1(x - x_1) + m_2(x - x_2) + m_3(x - x_3) = 0 \\ m_1(y - y_1) + m_2(y - y_2) + m_3(y - y_3) = 0 \end{cases}$$

解得开区域 $-\infty < x < +\infty$，$-\infty < y < +\infty$ 内唯一驻点，即最小值点为

$$\left(\frac{m_1 x_1 + m_2 x_2 + m_3 x_3}{m_1 + m_2 + m_3},\ \frac{m_1 y_1 + m_2 y_2 + m_3 y_3}{m_1 + m_2 + m_3}\right)$$

例 5　机体对某种药物的效应 E 是给药量 x、给药时间 t 的函数

$$E = x^2(a - x)t^2 \mathrm{e}^{-t}$$

其中，a 为常量，表示允许的最大药量. 求取得最大效应的药量与时间.

解　这是无条件极值，令偏导数为零组成方程组，即

$$\begin{cases} E_x' = 0 \\ E_t' = 0, \end{cases} \quad \begin{cases} [2x(a - x) - x^2]t^2 \mathrm{e}^{-t} = 0 \\ x^2(a - x)(2t\mathrm{e}^{-t} - t^2 \mathrm{e}^{-t}) = 0 \end{cases}$$

在开区域 $0 < x < +\infty$，$0 < t < +\infty$ 内，化简为

$$\begin{cases} 2a - 3x = 0 \\ (a - x)(2 - t) = 0 \end{cases}$$

只有唯一驻点，即最大值点为

$$x = \frac{2}{3}a, \ t = 2$$

习　题　7

1. 求平行于向量 $\boldsymbol{a} = (6, 7, 6)$ 的单位向量.

2. 求证以 $A(0, 0, 0)$、$B(6, 8, 0)$、$C(3, 4, 5\sqrt{3})$ 为顶点的三角形为正三角形.

3. 设向量 $\boldsymbol{a} = 3\boldsymbol{i} - \boldsymbol{j} - 2\boldsymbol{k}$，$\boldsymbol{b} = \boldsymbol{i} + 2\boldsymbol{j} - \boldsymbol{k}$，计算：

① 向量 $\boldsymbol{a}$，$\boldsymbol{b}$ 的夹角的余弦；　　　　② $(-2\boldsymbol{a}) \cdot 3\boldsymbol{b}$；

③ $\boldsymbol{a} \times (2\boldsymbol{b})$.

4. 求过 $A(3, 0, -5)$ 且与平面 $2x - 8y + z - 2 = 0$ 平行的平面.

5. 说明下列方程各表示什么曲面.

① $z^2 = xy$；　　　　　　　　　　② $x^2 - 4y^2 = 4$；

③ $x^2 - y^2 - z^2 = 0$；　　　　　　④ $x^2 - y^2 - z^2 = 1$；

⑤ $z = x^2 + y^2$；　　　　　　　　⑥ $2x - 5y - 4z = 9$.

6. 已知函数 $f(x, y) = (x + 1)^2 y$，求 $f(1, 2)$.

7. 已知函数 $f(x, y) = x^2 + y^2$，求 $f(tx, ty)$.

8. 求下列各函数的定义域.

① $z = \sqrt{xy}$；　　　　　　　　② $z = \dfrac{x}{\sqrt{y - 1}}$；

③ $z = \sqrt{x - \sqrt{y}}$；　　　　　④ $z = \dfrac{\sqrt{y^2 - 2x}}{\ln(1 - x^2 - y^2)}$；

⑤ $z = \ln(y - x) + \dfrac{\sqrt{x}}{\ln(1 - x^2 - y^2)}$；　　⑥ $u = \dfrac{1}{\sqrt{x}} + \dfrac{1}{\sqrt{y}} + \dfrac{1}{\sqrt{z}}$；

⑦ $u = \sqrt{R^2 - x^2 - y^2 - z^2} + \dfrac{1}{\sqrt{x^2 + y^2 + z^2 - r^2}}.$

9. 求下列各式极限.

① $\lim\limits_{(x,y) \to (0,1)} \dfrac{1 - xy}{x^2 + y^2}$;

② $\lim\limits_{\substack{x \to \infty \\ y \to \infty}} \dfrac{1}{x^2 + y^2}$;

③ $\lim\limits_{(x,y) \to (0,3)} \dfrac{\sin x}{xy}$;

④ $\lim\limits_{(x,y) \to (0,0)} (x^2 + y^2) \cos \dfrac{1}{x^2 + y^2}.$

10. 证明下列极限不存在.

① $\lim\limits_{(x,y) \to (0,0)} \dfrac{x + y}{x - y}$;

② $\lim\limits_{(x,y) \to (0,0)} \dfrac{x^4 y^4}{(x^2 + y^4)^3}.$

11. 求下列函数的间断点.

① $z = \dfrac{1}{\sqrt{x^2 + y^2}}$;

② $z = \dfrac{1}{x - y}.$

12. 求下列函数的偏导数.

① $z = x^3 y - y^3 x$;

② $z = \dfrac{u^2 + v^2}{uv}$;

③ $z = y^{\ln x}$;

④ $z = \sin(xy) + \cos^2(xy)$;

⑤ $z = \ln \tan \dfrac{x}{y}$;

⑥ $z = e^{\varphi - \theta}$;

⑦ $z = \tan \dfrac{x^2}{y}$;

⑧ $u = x^{y/z}.$

13. 求 $z = x + y^2$ 在点 $(0, 1)$ 当 $\Delta x = 0.1$、$\Delta y = -0.3$ 时的全微分.

14. 求 $z = \ln(xy)$ 在点 $(2, 1)$ 的全微分.

15. 求下列函数的全微分.

① $u = \ln \sqrt{1 + x^2 + y^2}$;

② $u = e^{x+y} \cos x \cos y$;

③ $u = \sqrt{a^2 - x^2 - y^2 - z^2}$;

④ $u = xy \sin(1/\sqrt{x^2 + y^2})$;

⑤ $u = x^y y^z z^x$;

⑥ $u = 2^{xyz}.$

16. 近似计算.

① $\sqrt{25.003} \cdot \sqrt[3]{1000.01}$;

② $\sqrt{1.01^2 + 1.99^2}$;

③ $\sin 29° \cdot \tan 46°$;

④ $10.1^{2.03}.$

17. 测得圆柱体半径为 20cm、误差为 0.1cm,高为 100cm、误差为 0.1cm,估计体积计算的绝对误差和相对误差.

18. 把 $x(\text{kg})$ 盐溶于 $y(\text{kg})$ 水中,若称盐时绝对误差为 $\delta_x(\text{kg})$,称水时绝对误差为 $\delta_y(\text{kg})$,求盐水浓度的绝对误差.

19. 求下列函数的二阶偏导数.

① $z = x \ln(xy)$;

② $z = y^x.$

20. $f(x,y) = \mathrm{e}^x \sin y$,求 $f_{xx}''(0,\pi), f_{xy}''(0,\pi), f_{yy}''(0,\pi)$.

21. 若 $u = z \arctan \dfrac{x}{y}$,证明 $\dfrac{\partial^2 u}{\partial x^2} + \dfrac{\partial^2 u}{\partial y^2} + \dfrac{\partial^2 u}{\partial z^2} = 0$.

22. 设 $u = \arctan \dfrac{xy}{z}$、$y = \mathrm{e}^{ax}$、$z = (ax+1)^2$,求 $\dfrac{\mathrm{d}u}{\mathrm{d}x}$.

23. 设 $z = \ln(x^2 + y)$、$y = \ln x$,求 $\dfrac{\mathrm{d}z}{\mathrm{d}x}$.

24. 设 $z = \dfrac{1}{x+y}$,$x = 3t+s$,$y = 4t^2 + \sin s$,求 $\dfrac{\partial z}{\partial t}$、$\dfrac{\partial z}{\partial s}$.

25. f、g 有一阶连续偏导数,求下列函数的一阶偏导数.

① $z = \mathrm{e}^{xy} f\left(x^2 - y^2, \dfrac{y}{x}\right)$; ② $z = \dfrac{y}{x} f(xy) + \dfrac{x}{y} g(x-y)$.

26. 设 $u = \ln(x+y+z)$、$z = \mathrm{e}^{xy}$,求一阶偏导数.

27. 设 $w = F(xy, yz)$,F 有连续偏导数,证明 $x\dfrac{\partial w}{\partial x} + z\dfrac{\partial w}{\partial z} = y\dfrac{\partial w}{\partial y}$.

28. 容积为 V 的开顶长方水池,求表面积的最小值.

29. 作一个三角形,使其三内角的正弦之积为最大.

30. 求半径为 R 的圆内接最大面积的三角形.

8 多元函数积分学

在定积分中我们讨论了定义在闭区间上一元函数和式的极限. 本章中我们将从实际问题出发,讨论定义在区域或曲线上多元函数和式的极限,即重积分和曲线积分.

8.1 二重积分的概念与性质

8.1.1 二重积分的定义

例 1 曲顶柱体是以 xOy 坐标面的闭区域 D 为底,以 D 的边界曲线为准线、母线平行于 z 轴的柱面为侧面、以二元函数 $z=f(x,y)$($z \geqslant 0$)表示的连续曲面为顶的立体,如图8-1所示. 计算曲顶柱体的体积.

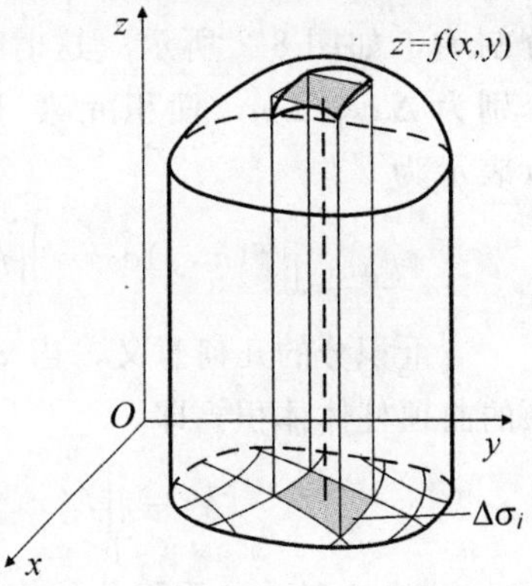

解 类似于定积分,用"分割、近似代替、求和、取极限"的方法来计算曲顶柱体体积.

分割 把闭区域 D 任意分为 n 个小的区域,即

$$\Delta\sigma_1, \Delta\sigma_2, \cdots, \Delta\sigma_n$$

以各小区域边界为准线作母线平行于 z 轴的柱面,把曲顶柱体分为 n 个小曲顶柱体,即

$$\Delta V_1, \Delta V_2, \cdots, \Delta V_n$$

近似代替 在小区域 $\Delta\sigma_i$ 上任取一点 (x_i, y_i),视小曲顶柱体近似为以 $\Delta\sigma_i$ 为底、$f(x_i, y_i)$ 为高的小平顶柱体,其体积的近似值为

图 8-1

$$\Delta V_i \approx f(x_i, y_i) \cdot \Delta\sigma_i$$

求和 把整个曲顶柱体体积用 n 个小平顶柱体体积之和代替,即

$$V \approx \sum_{i=1}^{n} f(x_i, y_i) \cdot \Delta\sigma_i$$

取极限 把小区域 $\Delta\sigma_i$ 上任意两点距离的最大者称为小区域的直径 d_i,记为

$$\lambda = \max\{d_i \mid i = 1, 2, \cdots, n\}$$

若 $\lambda \to 0$ 时 n 个小平顶柱体体积之和的极限存在,则曲顶柱体体积可表示为

$$V = \lim_{\lambda \to 0} \sum_{i=1}^{n} f(x_i, y_i) \cdot \Delta\sigma_i$$

对于此例,我们的分析思路与定积分是完全相同的,只是把被积函数换作了二元函数,相应的积分范围变成了一个平面区域. 由此可获得如下定义:

定义 1 设函数 $f(x,y)$ 在区域 D 上有界，把 D 任意分为 n 个小区域 $\Delta\sigma_i$，在小区域 $\Delta\sigma_i$ 上任取一点 (x_i,y_i)，若无论 D 的分法和 (x_i,y_i) 的取法如何，当小区域最大直径 $\lambda\to0$ 时，极限

$$\lim_{\lambda\to0}\sum_{i=1}^{n}f(x_i,y_i)\cdot\Delta\sigma_i$$

存在，则称 $f(x,y)$ 在区域 D 上可积，其极限值为 $f(x,y)$ 在区域 D 上的**二重积分**，记为

$$\iint\limits_{D}f(x,y)\mathrm{d}\sigma=\lim_{\lambda\to0}\sum_{i=1}^{n}f(x_i,y_i)\cdot\Delta\sigma_i$$

$f(x,y)$ 称为**被积函数**，x、y 称为**积分变量**，D 称为**积分区域**，$\mathrm{d}\sigma$ 称为**面积元素**.

二重积分存在的必要条件是：若 $f(x,y)$ 在区域 D 上可积，则 $f(x,y)$ 在区域 D 上有界.

二重积分存在的充分条件是：若 $f(x,y)$ 在闭区域 D 上连续，则 $f(x,y)$ 在区域 D 上可积.

当函数 $f(x,y)$ 在区域 D 上可积时，定积分的值与分法无关. 因此可考虑用平行于坐标轴的两组直线分割 D，如图 8-2 所示. 这时，小矩形区域 $\Delta\sigma_i$ 的边长分别为 Δx_i、Δy_i，面积元素 $\mathrm{d}\sigma=\mathrm{d}x\mathrm{d}y$，故二重积分可以表示为

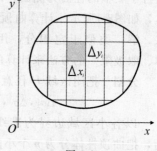

图 8-2

$$\iint\limits_{D}f(x,y)\mathrm{d}\sigma=\iint\limits_{D}f(x,y)\mathrm{d}x\mathrm{d}y$$

二重积分的几何意义，当 $z\geqslant0$ 时是以 $z=f(x,y)$ 为顶的曲顶柱体体积，即

$$V=\iint\limits_{D}f(x,y)\mathrm{d}x\mathrm{d}y$$

当 $z<0$ 时，二重积分的值等于曲顶柱体体积的负值；若 z 在区域 D 上有正有负，则二重积分的值等于位于 xOy 坐标面上方的柱体体积与位于下方的柱体体积之差.

类似地，若定义被积函数为三元函数，把积分范围放在一个空间域上，就可以获得三重积分的概念. 三重积分的性质及计算方法都可由二重积分推广.

8.1.2 二重积分的性质

二重积分与定积分的性质类似，利用其定义即可证明.

性质 1 常数因子 k 可由积分号内提出来，即

$$\iint\limits_{D}kf(x,y)\mathrm{d}\sigma=k\iint\limits_{D}f(x,y)\mathrm{d}\sigma$$

性质 2 代数和的积分等于积分的代数和，即

$$\iint\limits_{D}[f(x,y)\pm g(x,y)]\mathrm{d}\sigma=\iint\limits_{D}f(x,y)\mathrm{d}\sigma\pm\iint\limits_{D}g(x,y)\mathrm{d}\sigma$$

性质3 若 D 被连续曲线分为 D_1、D_2 两区域，则 D 上积分等于 D_1、D_2 上积分的和，即

$$\iint\limits_{D}f(x,y)\mathrm{d}\sigma = \iint\limits_{D_1}f(x,y)\mathrm{d}\sigma + \iint\limits_{D_2}f(x,y)\mathrm{d}\sigma$$

性质4 若在区域 D 上 $f(x,y)\equiv1$，则 D 上的积分等于 D 的面积，即

$$\sigma = \iint\limits_{D}\mathrm{d}\sigma$$

8.2 二重积分的计算

8.2.1 直角坐标系下计算二重积分

定理1 若函数 $f(x,y)$ 在 x-型区域 $D(a\leqslant x\leqslant b,\ g(x)\leqslant y\leqslant h(x))$ 上连续，则 $f(x,y)$ 在 D 上的二重积分可以化为先对 y 后对 x 的两次定积分，即

$$\iint\limits_{D}f(x,y)\mathrm{d}x\mathrm{d}y = \int_a^b\left[\int_{g(x)}^{h(x)}f(x,y)\mathrm{d}y\right]\mathrm{d}x$$

证 设曲顶柱体的顶为函数 $z=f(x,y)(z\geqslant0)$，底为 x-型区域：$a\leqslant x\leqslant b,\ g(x)\leqslant y\leqslant h(x)$.

取微元 $[x,x+\mathrm{d}x]\subset[a,b]$，作 yOz 坐标面的平行平面，得到曲顶柱体位于 x 与 $x+\mathrm{d}x$ 之间的薄片，如图 8-3 所示. x 处截面是以区间 $[g(x),h(x)]$ 为底、$z=f(x,y)$ 为曲边的曲边梯形，其面积可用定积分表示为

$$A(x) = \int_{g(x)}^{h(x)}f(x,y)\mathrm{d}y$$

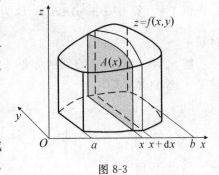

图 8-3

位于 x 与 $x+\mathrm{d}x$ 之间的薄片，视为以 x 处截面为底、$\mathrm{d}x$ 为高的柱体，体积微元 $\mathrm{d}V=A(x)\mathrm{d}x$，曲顶柱体的体积为

$$V = \int_a^b A(x)\mathrm{d}x = \int_a^b\left[\int_{g(x)}^{h(x)}f(x,y)\mathrm{d}y\right]\mathrm{d}x$$

由二重积分的几何意义，$f(x,y)$ 在区域 D 上的二重积分等于曲顶柱体体积，故

$$\iint\limits_{D}f(x,y)\mathrm{d}x\mathrm{d}y = \int_a^b\left[\int_{g(x)}^{h(x)}f(x,y)\mathrm{d}y\right]\mathrm{d}x$$

定理1表明，$f(x,y)$ 在 x-型区域 D 上的二重积分，可以先把 $f(x,y)$ 中的 x 视为常数，在区间 $[g(x),h(x)]$ 上对 y 积分. 积分的结果是 x 的函数，再在区间 $[a,b]$ 上对 x 积分. 这样依次进行的两次定积分，称为**二次积分**或**累次积分**，并可省去中括号简写为

$$\int_a^b\left[\int_{g(x)}^{h(x)}f(x,y)\mathrm{d}y\right]\mathrm{d}x = \int_a^b\mathrm{d}x\int_{g(x)}^{h(x)}f(x,y)\mathrm{d}y$$

类似地，可以计算 y-型区域上的二重积分.

若 $f(x,y)$ 在 y-型区域 $D(c\leqslant y\leqslant d, i(y)\leqslant x\leqslant j(y))$ 上连续，则 $f(x,y)$ 在 D 上二重积分可以化为先对 x 后对 y 的累次积分，即

$$\iint\limits_{D}f(x,y)\mathrm{d}\sigma = \int_{c}^{d}\mathrm{d}y\int_{i(y)}^{j(y)}f(x,y)\mathrm{d}x$$

当区域 D 为矩形区域时，即 $D：a\leqslant x\leqslant b, c\leqslant y\leqslant d$，它既是 x-型又是 y-型区域，

$$\iint\limits_{D}f(x,y)\mathrm{d}x\mathrm{d}y = \int_{a}^{b}\mathrm{d}x\int_{c}^{d}f(x,y)\mathrm{d}y = \int_{c}^{d}\mathrm{d}y\int_{a}^{b}f(x,y)\mathrm{d}x$$

其累次积分可以任意交换顺序.

若 D 为矩形区域，且 $f(x,y)=g(x)h(y)$，则先对 y 积分时，$g(x)$ 视为常量提出积分号，再对 x 积分时，$h(y)$ 对 y 的积分视为常量提出积分号，从而有

$$\iint\limits_{D}g(x)h(y)\mathrm{d}x\mathrm{d}y = \int_{a}^{b}\left[g(x)\int_{c}^{d}h(y)\mathrm{d}y\right]\mathrm{d}x = \int_{c}^{d}h(y)\mathrm{d}y \cdot \int_{a}^{b}g(x)\mathrm{d}x$$

这说明，$g(x)h(y)$ 在矩形区域上的二重积分可以化为两个定积分的乘积.

在 D 为任意区域时，需要把 D 分为若干个 x-型或 y-型区域，根据积分区域的可加性，把 D 上的二重积分分别化为各小区域上二重积分的和.

在需要把累次积分的一种顺序变为另一种顺序时，先利用积分区域的可加性，把第一种类型的各部分区域合到一起，画出整个积分区域 D 的图形，然后按另一种类型划分区域，利用积分区域的可加性写成各部分上的二重积分之和.

例 1 计算 $\iint\limits_{D}(x+y)\mathrm{d}x\mathrm{d}y$，$D$ 为以 $A(1,0)$，$B(0,1)$，$C(0,-1)$ 为顶点的三角形区域.

解 AB、AC 所在直线的方程分别为 $x+y=1$、$x-y=1$，区域 D 如图 8-4 所示，这是 x-型区域，即

$$0\leqslant x\leqslant 1, x-1\leqslant y\leqslant 1-x$$

$$\iint\limits_{D}(x+y)\mathrm{d}x\mathrm{d}y = \int_{0}^{1}\mathrm{d}x\int_{x-1}^{1-x}(x+y)\mathrm{d}y = \int_{0}^{1}\left[xy+\frac{1}{2}y^{2}\right]_{x-1}^{1-x}\mathrm{d}x$$

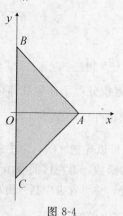

图 8-4

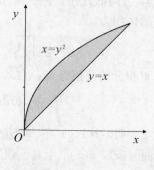

图 8-5

$$= \int_0^1 (2x - 2x^2)dx = \left[x^2 - \frac{2}{3}x^3\right]_0^1 = \frac{1}{3}$$

例 2 计算 $\iint\limits_D \frac{\sin y}{y}dxdy$，$D$ 是 $y = x$ 与 $x = y^2$ 围成的区域.

解 区域 D 如图 8-5 所示，既是 x-型又是 y-型区域.

若按 x-型区域：$0 \leqslant x \leqslant 1$，$x \leqslant y \leqslant \sqrt{x}$，可化为二次积分

$$\iint\limits_D \frac{\sin y}{y}dxdy = \int_0^1 dx \int_x^{\sqrt{x}} \frac{\sin y}{y}dy.$$

$\frac{\sin y}{y}$ 在初等函数范围内不可积.

若按 y-型区域：$0 \leqslant y \leqslant 1$，$y^2 \leqslant x \leqslant y$ 计算，则可计算得到

$$\iint\limits_D \frac{\sin y}{y}dxdy = \int_0^1 dy \int_{y^2}^y \frac{\sin y}{y}dx = \int_0^1 \left[\frac{\sin y}{y}x\right]_{y^2}^y dy = \int_0^1 (\sin y - y\sin y)dy$$

$$= [-\cos y]_0^1 + \int_0^1 yd(\cos y) = 1 - \cos 1 + [y\cos y - \sin y]_0^1 = 1 - \sin 1$$

例 3 计算 $\iint\limits_D \frac{xy^2}{3}d\sigma$，$D$ 为矩形区域 $0 \leqslant x \leqslant 1$，$0 \leqslant y \leqslant 2$.

解 被积函数在矩形区域上的二重积分可化为两个定积分的乘积，得

$$\iint\limits_D \frac{xy^2}{3}d\sigma = \frac{1}{3}\int_0^1 xdx \int_0^2 y^2 dy = \frac{1}{3} \cdot \left[\frac{1}{2}x^2\right]_0^1 \cdot \left[\frac{1}{3}y^3\right]_0^2 = \frac{4}{9}$$

例 4 改变下面累次积分的顺序.

$$\int_0^{\sqrt{3}} dy \int_0^1 f(x,y)dx + \int_{\sqrt{3}}^2 dy \int_0^{\sqrt{4-y^2}} f(x,y)dx$$

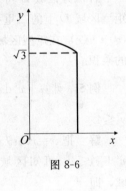

图 8-6

解 D 由两个 y-型区域构成，即 D_1：$0 \leqslant y \leqslant \sqrt{3}$，$0 \leqslant x \leqslant 1$；$D_2$：$\sqrt{3} \leqslant y \leqslant 2$，$0 \leqslant x \leqslant \sqrt{4-y^2}$.

画出积分区域，如图 8-6 所示，按 x-型区域分析

$$0 \leqslant x \leqslant 1, \quad 0 \leqslant y \leqslant \sqrt{4-x^2}$$

$$\int_0^{\sqrt{3}} dy \int_0^1 f(x,y)dx + \int_{\sqrt{3}}^2 dy \int_0^{\sqrt{4-y^2}} f(x,y)dx$$

$$= \int_0^1 dx \int_0^{\sqrt{4-x^2}} f(x,y)dy$$

8.2.2 极坐标系下计算二重积分

积分区域是圆、扇形、环形域或被积函数形如 $f(x^2 + y^2)$ 时，使用极坐标可简化二重积分的计算.

在极坐标系中，若积分区域 D 如图 8-7 所示，可表示为

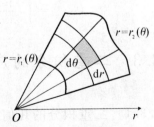

图 8-7

$$\alpha \leqslant \theta \leqslant \beta, \quad r_1(\theta) \leqslant r \leqslant r_2(\theta)$$

则称此区域为 θ-型区域.

定理 2 若函数 $f(x,y)$ 在闭区域 D 上连续，D 为 θ-型区域 $\alpha \leqslant \theta \leqslant \beta$, $r_1(\theta) \leqslant r \leqslant r_2(\theta)$，则 $f(x,y)$ 在 D 上的二重积分可以化为先对 r 后对 θ 的累次积分，即

$$\iint\limits_{D} f(x,y)\mathrm{d}\sigma = \int_{\alpha}^{\beta}\mathrm{d}\theta \int_{r_1(\theta)}^{r_2(\theta)} f(r\cos\theta, r\sin\theta)r\mathrm{d}r$$

证 $f(x,y)$ 在闭区域 D 上连续，则 $f(x,y)$ 在 D 上二重积分存在，直角坐标系下的二重积分化成极坐标系下的二重积分，不仅需要用 $x = r\cos\theta$、$y = r\sin\theta$ 对被积函数 $f(x,y)$ 进行转换，而且需要对面积元素 $\mathrm{d}\sigma$、积分区域 D 进行转换.

极角取微元 $[\theta, \theta+\mathrm{d}\theta] \subset [\alpha,\beta]$，极径取微元 $[r, r+\mathrm{d}r] \subset [r_1(\theta), r_2(\theta)]$，微元面积视为扇形面积之差，即

$$\Delta\sigma = \frac{\mathrm{d}\theta}{2\pi}\left[\pi(r+\mathrm{d}r)^2 - \pi r^2\right] = r\mathrm{d}r\mathrm{d}\theta + \frac{1}{2}(\mathrm{d}r)^2\mathrm{d}\theta$$

舍弃第二项，得到面积元素 $\mathrm{d}\sigma = r\mathrm{d}r\mathrm{d}\theta$，从而有

$$\iint\limits_{D} f(x,y)\mathrm{d}\sigma = \int_{\alpha}^{\beta}\mathrm{d}\theta \int_{r_1(\theta)}^{r_2(\theta)} f(r\cos\theta, r\sin\theta)r\mathrm{d}r$$

若积分区域 D 可表示为 $\alpha \leqslant \theta \leqslant \beta$, $a \leqslant r \leqslant b$，则称此区域为极坐标系的矩型区域. 矩型区域 D 上的二重积分，可以任意交换累次积分的顺序. $g(\theta) \cdot h(r)$ 在矩型区域 D 上的二重积分，可以化为两个定积分的乘积.

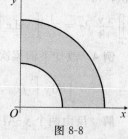

图 8-8

例 5 计算 $\iint\limits_{D} x^2 \mathrm{d}x\mathrm{d}y$，区域 D 为：$x \geqslant 0$，$y \geqslant 0$，$1 \leqslant x^2 + y^2 \leqslant 4$.

解 把 $x = r\cos\theta$、$y = r\sin\theta$ 坐标变换式代入边界方程 $1 \leqslant x^2 + y^2 \leqslant 4$，可知区域 D 为如图 8-8 所示的极坐标系矩型区域，即

$$0 \leqslant \theta \leqslant \frac{\pi}{2}, 1 \leqslant r \leqslant 2$$

$$\iint\limits_{D} x^2 \mathrm{d}x\mathrm{d}y = \int_0^{\frac{\pi}{2}} \cos^2\theta \mathrm{d}\theta \cdot \int_1^2 r^3 \mathrm{d}r$$

$$= \int_0^{\frac{\pi}{2}} \frac{1+\cos 2\theta}{2}\mathrm{d}\theta \cdot \left[\frac{r^4}{4}\right]_1^2 = \left[\frac{1}{2}\theta + \frac{1}{4}\sin 2\theta\right]_0^{\frac{\pi}{2}} \cdot \frac{15}{4} = \frac{15\pi}{16}$$

8.3 二重积分的应用

8.3.1 二重积分的几何应用

由二重积分的几何意义，可以计算空间体的体积. 具体计算时，可根据空间体的性

质，如对称性等，进行相应的化简.

例 1　求椭圆抛物面 $z = 1 - 4x^2 - y^2$ 与 xOy 坐标面围成立体的体积.

解　围成立体如图 8-9 所示，椭圆抛物面在 xOy 面截痕为

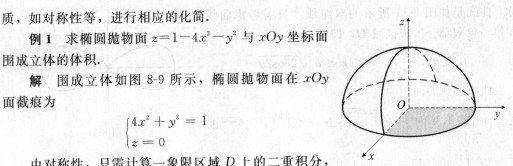

图 8-9

$$\begin{cases} 4x^2 + y^2 = 1 \\ z = 0 \end{cases}$$

由对称性，只需计算一象限区域 D 上的二重积分，D 可视为 x-型区域，即

$$0 \leqslant x \leqslant \frac{1}{2}, \qquad 0 \leqslant y \leqslant \sqrt{1 - 4x^2}$$

故围成立体的体积为

$$V = 4 \iint\limits_{D} (1 - 4x^2 - y^2)\mathrm{d}x\mathrm{d}y = 4 \int_0^{\frac{1}{2}} \mathrm{d}x \int_0^{\sqrt{1-4x^2}} (1 - 4x^2 - y^2)\mathrm{d}y$$

$$= 4 \int_0^{\frac{1}{2}} \left[y - 4x^2 y - \frac{1}{3}y^3 \right]_0^{\sqrt{1-4x^2}} \mathrm{d}x = \frac{8}{3} \int_0^{\frac{1}{2}} (1 - 4x^2)^{\frac{3}{2}} \mathrm{d}x \xlongequal{x = \frac{1}{2}\sin t} \frac{4}{3} \int_0^{\frac{\pi}{2}} \cos^4 t \, \mathrm{d}t$$

$$= \frac{4}{3} \int_0^{\pi/2} \left(\frac{3}{8} + \frac{\cos 2t}{2} + \frac{\cos 4t}{8} \right) \mathrm{d}t = \frac{4}{3} \left[\frac{3}{8}t + \frac{\sin 2t}{4} + \frac{\sin 4t}{32} \right]_0^{\frac{\pi}{2}} = \frac{\pi}{4}$$

例 2　计算圆柱面 $x^2 + y^2 = Rx$ 被球体 $x^2 + y^2 + z^2 \leqslant R^2$ 围住部分的体积.

解　由对称性，只需考虑如图 8-10 所示的一卦限部分，这是以球面 $z = \sqrt{R^2 - x^2 - y^2}$ 为顶、柱面为侧面、半圆区域 D 为底的立体.

把坐标变换式 $x = r\cos\theta$、$y = r\sin\theta$ 代入区域 D 的边界方程 $x^2 + y^2 = Rx$，化为 $r = R\cos\theta$，表示为 θ-型区域，即

$$0 \leqslant \theta \leqslant \frac{\pi}{2}, \qquad 0 \leqslant r \leqslant R\cos\theta$$

从而，围成立体的体积为

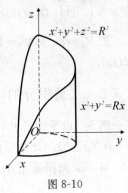

$$V = 4 \iint\limits_{D} \sqrt{R^2 - x^2 - y^2}\mathrm{d}x\mathrm{d}y = 4 \int_0^{\frac{\pi}{2}} \mathrm{d}\theta \int_0^{R\cos\theta} r \sqrt{R^2 - r^2}\mathrm{d}r$$

$$= -\frac{4}{3} \int_0^{\frac{\pi}{2}} \left[(R^2 - r^2)^{\frac{3}{2}} \right]_0^{R\cos\theta} \mathrm{d}\theta = \frac{4R^3}{3} \int_0^{\frac{\pi}{2}} (1 - \sin^3\theta)\mathrm{d}\theta$$

图 8-10

$$= \frac{4R^3}{3} \left[\theta - \cos\theta + \frac{1}{3}\cos^3\theta \right]_0^{\frac{\pi}{2}} = \frac{4R^3}{3} \left(\frac{\pi}{2} - \frac{2}{3} \right)$$

例 3　利用二重积分计算曲线 $(x^2 + y^2)^2 = 2a^2(x^2 - y^2)$ 围成的面积.

解　把坐标变换式 $x = r\cos\theta$、$y = r\sin\theta$ 代入区域 D 边界方程 $(x^2 + y^2)^2 = 2a^2(x^2 - y^2)$，化为

$$r^2 = 2a^2 \cos 2\theta$$

由 $\cos 2\theta > 0$，有 $-\frac{\pi}{4} < \theta < \frac{\pi}{4}$. 由于原方程 x、y 以平方项出现，曲线关于 x、y 轴对

称，曲线是如图 8-11 所示的双纽线．只需考虑曲线
在第一象限部分围成区域 D，即

$$0 < \theta < \frac{\pi}{4}, \quad 0 < r < a\sqrt{2\cos 2\theta}$$

曲线围成的面积为

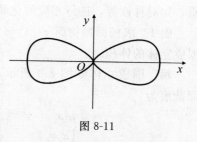

图 8-11

$$A = 4\iint\limits_{D} dxdy = 4\int_0^{\frac{\pi}{4}} d\theta \int_0^{a\sqrt{2\cos 2\theta}} rdr = 2\int_0^{\frac{\pi}{4}} \left[r^2\right]_0^{a\sqrt{2\cos 2\theta}} d\theta$$

$$= 4a^2\int_0^{\frac{\pi}{4}} \cos 2\theta d\theta = 2a^2\left[\sin 2\theta\right]_0^{\frac{\pi}{4}} = 2a^2$$

例 4 在一个形如旋转抛物面 $z=x^2+y^2$ 容器内，盛有 $8\pi(\mathrm{m}^3)$ 溶液，再倒进 120π (m^3) 溶液时，液面会升高多少？

解 首先确定容器内溶液体积 V 与液面高度 h 的函数关系，由图 8-12 可知，溶液
体积 V 为圆柱与曲顶柱体体积之差，由对称性，考虑一
卦限部分的体积，即

$$V = 4\iint\limits_{D}(h-x^2-y^2)d\sigma$$

D 为圆域 $x^2+y^2\leqslant h$ 在第一象限部分，化为极坐标，
得到

$$0\leqslant\theta\leqslant\frac{\pi}{2}, \ 0\leqslant r\leqslant\sqrt{h}$$

从而，V 与 h 的函数关系为

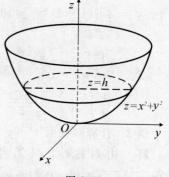

图 8-12

$$V = 4\int_0^{\frac{\pi}{2}} d\theta \int_0^{\sqrt{h}}(h-r^2)rdr = 2\pi\left[\frac{1}{2}hr^2 - \frac{1}{4}r^4\right]_0^{\sqrt{h}} = \frac{1}{2}\pi h^2$$

把 $V_1=8\pi$ 与 $V_2=128\pi$ 分别代入，得到 $h_1=4$ 与 $h_2=16$，故液面升高为 $h_2-h_1=$
$12(\mathrm{m})$．

8.3.2 二重积分的物理应用

例 5 设平面薄片占有 xOy 坐标面的闭区域 D，在点 (x,y) 处的面密度为 $\rho=\rho$
(x,y) $(\rho\geqslant 0)$．计算平面薄片质量．

解 取面积微元 $dxdy\subset D$，面积微元上薄片质量即为

$$dm = \rho\,dxdy$$

所以

$$m = \iint\limits_{D}\rho(x,y)dxdy$$

同样使用微元法，还可以计算面密度为 ρ 的平面薄片
的转动力矩、转动惯量、质心等．

取面积微元 $dxdy\subset D$，面积微元关于 x 轴转动力矩的
大小为

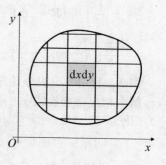

图 8-13

$$dM_x = y \cdot \rho \, dx dy$$

从而，平面薄片关于 x 轴转动力矩的大小为

$$M_x = \iint\limits_{D} \rho y \, dx dy$$

同理，平面薄片关于 y 轴、原点 O 转动力矩的大小分别为

$$M_y = \iint\limits_{D} \rho x \, dx dy, \ M_O = \iint\limits_{D} \rho \sqrt{x^2 + y^2} \, dx dy$$

由于面积微元关于 x 轴的转动惯量为

$$dI_x = y^2 \cdot \rho dx dy$$

从而，平面薄片关于 x 轴的转动惯量为

$$I_x = \iint\limits_{D} \rho y^2 \, dx dy$$

同理，平面薄片关于 y 轴、原点 O 的转动惯量分别为

$$I_y = \iint\limits_{D} \rho x^2 \, dx dy, \ I_O = \iint\limits_{D} \rho (x^2 + y^2) \, dx dy$$

设平面薄片的质心坐标为 $(\bar{x}, \bar{y})$，视平面薄片的质量集中在质心，平面薄片关于 x 轴、y 轴转动力矩的大小由质心表示为

$$M_x = \bar{y} \iint\limits_{D} \rho \, dx dy, \ M_y = \bar{x} \iint\limits_{D} \rho \, dx dy$$

从而，得到质心横、纵坐标的计算公式为

$$\bar{x} = \frac{\iint\limits_{D} \rho x \, dx dy}{\iint\limits_{D} \rho \, dx dy}, \quad \bar{y} = \frac{\iint\limits_{D} \rho y \, dx dy}{\iint\limits_{D} \rho \, dx dy}$$

例 6　一匀质上半椭圆平面薄片，长、短半轴分别为 a、b，求其质心.

解　设椭圆薄片面密度为 ρ，长、短半轴分别位于 x、y 轴，如图 8-14 所示. 积分区域 D 为 x-型区域，即

$$-a \leqslant x \leqslant a, \quad 0 \leqslant y \leqslant \frac{b}{a} \sqrt{1 - x^2}$$

由对称性，质心横坐标应为 0，纵坐标为

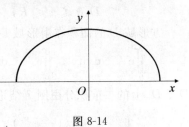

图 8-14

$$\bar{y} = \frac{\iint\limits_{D} \rho y \, dx dy}{\iint\limits_{D} \rho \, dx dy} = \frac{\int_{-a}^{a} dx \int_{0}^{\frac{b}{a}\sqrt{a^2-x^2}} y \, dy}{\frac{\pi}{2} ab}$$

$$= \frac{\int_{-a}^{a} \frac{b^2}{2a^2} (a^2 - x^2) \, dx}{\frac{\pi}{2} ab} = \frac{2b}{\pi a^3} \left[a^2 x - \frac{1}{3} x^3 \right]_{0}^{a} = \frac{4b}{3\pi}$$

即质心坐标为 $\left(0, \dfrac{4b}{3\pi}\right)$.

8.3.3　利用二重积分计算无穷积分

标准正态分布的密度函数为 $f(x) = \dfrac{1}{\sqrt{2\pi}}\, e^{-\frac{x^2}{2}}$，计算该曲线下的面积，要考虑无穷积分

$$\frac{1}{\sqrt{2\pi}}\int_{-\infty}^{+\infty} e^{-\frac{x^2}{2}}\,\mathrm{d}x = \frac{2}{\sqrt{2\pi}}\int_{0}^{+\infty} e^{-\frac{x^2}{2}}\,\mathrm{d}x \xlongequal{x=\sqrt{2}t} \frac{2}{\sqrt{\pi}}\int_{0}^{+\infty} e^{-t^2}\,\mathrm{d}t = \frac{2}{\sqrt{\pi}}\int_{0}^{+\infty} e^{-x^2}\,\mathrm{d}x$$

为此，通过例 7、例 8 所示的两个步骤进行计算.

例 7　计算 $\iint\limits_{D} e^{-x^2-y^2}\,\mathrm{d}x\mathrm{d}y$，区域 D 为圆域 $x^2+y^2\leqslant R^2$ 在一象限的扇形域.

解　化为极坐标，D 为矩形区域：$0\leqslant\theta\leqslant\dfrac{\pi}{2}$，$0\leqslant r\leqslant R$，

$$\iint\limits_{D} e^{-x^2-y^2}\,\mathrm{d}x\mathrm{d}y = \int_{0}^{\frac{\pi}{2}}\mathrm{d}\theta\int_{0}^{R} e^{-r^2} r\,\mathrm{d}r = -\frac{1}{2}\int_{0}^{\frac{\pi}{2}}\mathrm{d}\theta\cdot\int_{0}^{R} e^{-r^2}\,\mathrm{d}(-r^2)$$

$$= -\frac{1}{2}\cdot\frac{1}{2}\pi\cdot\left[e^{-r^2}\right]_{0}^{R} = \frac{\pi}{4}(1-e^{-R^2})$$

例 8　计算 $\displaystyle\int_{0}^{+\infty} e^{-x^2}\,\mathrm{d}x$

解　考虑如图 8-15 所示的扇形域 D_1、D_2，即

$$D_1: 0\leqslant\theta\leqslant\frac{\pi}{2}, \quad 0\leqslant r\leqslant R$$

$$D_2: 0\leqslant\theta\leqslant\frac{\pi}{2}, \quad 0\leqslant r\leqslant\sqrt{2}R$$

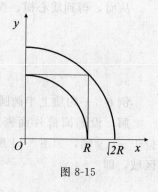

图 8-15

及边长为 R 的正方形域 D，即

$$D: 0\leqslant x\leqslant R, \quad 0\leqslant y\leqslant R$$

方形域 D 的面积在扇形域 D_1、D_2 的面积之间，即

$$\iint\limits_{D_1} e^{-x^2-y^2}\,\mathrm{d}x\mathrm{d}y \leqslant \iint\limits_{D} e^{-x^2-y^2}\,\mathrm{d}x\mathrm{d}y \leqslant \iint\limits_{D_2} e^{-x^2-y^2}\,\mathrm{d}x\mathrm{d}y$$

D_1、D_2 上的二重积分用例 7 结论，D 上的二重积分化为定积分之积，则得到

$$\frac{\pi}{4}(1-e^{-R^2}) \leqslant \int_{0}^{R} e^{-x^2}\,\mathrm{d}x\cdot\int_{0}^{R} e^{-y^2}\,\mathrm{d}y \leqslant \frac{\pi}{4}(1-e^{-2R^2})$$

$$\lim_{R\to+\infty}\frac{\pi}{4}(1-e^{-R^2}) \leqslant \lim_{R\to+\infty}\left[\int_{0}^{R} e^{-x^2}\,\mathrm{d}x\right]^2 \leqslant \lim_{R\to+\infty}\frac{\pi}{4}(1-e^{-2R^2})$$

两端极限都为 $\dfrac{\pi}{4}$，从而得到

$$\lim_{R\to+\infty}\left[\int_{0}^{R} e^{-x^2}\,\mathrm{d}x\right]^2 = \frac{\pi}{4}, \quad \int_{0}^{+\infty} e^{-x^2}\,\mathrm{d}x = \lim_{R\to+\infty}\int_{0}^{R} e^{-x^2}\,\mathrm{d}x = \frac{\sqrt{\pi}}{2}$$

由此结论可推出 $\dfrac{1}{\sqrt{2\pi}}\displaystyle\int_{-\infty}^{+\infty}\mathrm{e}^{-\frac{x^2}{2}}\mathrm{d}x=1$，这是概率函数的一个重要性质，数理统计学中将会用到.

8.4 对坐标的曲线积分

8.4.1 对坐标曲线积分的定义

若曲线 L 连续不断且自身不相交，则称 L 为简单曲线. 若简单曲线 L 有连续变动的切线，则称 L 为光滑曲线.

例 1 设质点 M 在变力 $\boldsymbol{F}(x,y)=P(x,y)\boldsymbol{i}+Q(x,y)\boldsymbol{j}$ 作用下，沿平面光滑曲线 L 从 A 运动到 B 点，如图 8-16 所示. 求变力沿曲线作的功.

解 类似于定积分，"分割、近似代替、求和、取极限"，可计算变力 $\boldsymbol{F}$ 对质点 M 作的功.

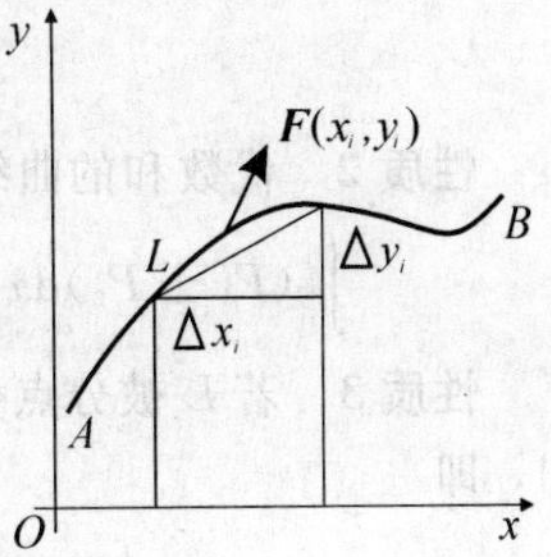

分割 把曲线 L 任意分为 n 条小的曲线段，即

$$\Delta L_1,\Delta L_2,\cdots,\Delta L_n$$

小曲线段中的最大长度记为 λ，各小段首尾端点形成的向量记为

$$\overrightarrow{\Delta L_i}=\Delta x_i\boldsymbol{i}+\Delta y_i\boldsymbol{j}$$

图 8-16

近似代替 在小曲线段 ΔL_i 上任取一点 (x_i,y_i)，质点视为沿向量 $\overrightarrow{\Delta L_i}$ 运动，外力视为常力 $\boldsymbol{F}(x_i,y_i)$，则沿小曲线段作功近似值为

$$\Delta W_i\approx\boldsymbol{F}(x_i,y_i)\cdot\overrightarrow{\Delta L_i}=P(x_i,y_i)\Delta x_i+Q(x_i,y_i)\Delta y_i$$

求和 沿整条曲线 L 作功用小曲线段作功之和计算，即

$$W\approx\sum_{i=1}^{n}\left[P(x_i,y_i)\Delta x_i+Q(x_i,y_i)\Delta y_i\right]$$

取极限 若 $\lambda\to0$ 时 W 的极限存在，则规定沿整条曲线 L 作功为

$$W=\lim_{\lambda\to0}\sum_{i=1}^{n}\left[P(x_i,y_i)\Delta x_i+Q(x_i,y_i)\Delta y_i\right]$$

定义 1 设 L 为从点 A 到 B 的平面分段有向光滑曲线，$P(x,y)$、$Q(x,y)$ 在 L 上有定义，把 L 任意分为 n 条小曲线段，在小曲线段 ΔL_i 上任取一点 (x_i,y_i)，若极限

$$\lim_{\lambda\to0}\sum_{i=1}^{n}\left[P(x_i,y_i)\Delta x_i+Q(x_i,y_i)\Delta y_i\right]$$

存在（λ 为小曲线段中的最大长度），且与 L 的分法及点 (x_i,y_i) 的取法无关，则称此极限值为函数 $P(x,y)$、$Q(x,y)$ 沿曲线 L 从 A 到 B **对坐标的曲线积分**或**第二型曲线积分**，记为

$$\int_L P\mathrm{d}x+Q\mathrm{d}y \text{ 或} \int_L P\mathrm{d}x+\int_L Q\mathrm{d}y$$

$P(x,y)$、$Q(x,y)$ 称**被积函数**，L 称**积分路径**或简称**路**.

由对坐标曲线积分的定义可知，变力 $\boldsymbol{F}(x,y)=P(x,y)\boldsymbol{i}+Q(x,y)\boldsymbol{j}$ 沿曲线 L 从点 A 到 B 作的功为

$$W=\int_L P\,\mathrm{d}x+Q\,\mathrm{d}y$$

类似地，空间光滑曲线 Γ 上定义的函数 $P(x,y,z)$、$Q(x,y,z)$、$R(x,y,z)$，对坐标的曲线积分为

$$\int_\Gamma P\,\mathrm{d}x+Q\,\mathrm{d}y+R\mathrm{d}z$$

8.4.2　对坐标曲线积分的性质

由对坐标曲线积分的定义，可以得出以下的常用性质.

性质1　常数因子 k 可由曲线积分号内提出来，即

$$\int_L kP\,\mathrm{d}x+k\,Q\,\mathrm{d}y=k\int_L P\,\mathrm{d}x+Q\,\mathrm{d}y$$

性质2　代数和的曲线积分等于曲线积分的代数和，即

$$\int_L (P_1\pm P_2)\mathrm{d}x+(Q_1\pm Q_2)\mathrm{d}y=\int_L P_1\mathrm{d}x+Q_1\mathrm{d}y\pm\int_L P_2\mathrm{d}x+Q_2\mathrm{d}y$$

性质3　若 L 被分点分为 L_1、L_2 两段，则 L 上曲线积分等于 L_1、L_2 上曲线积分的和，即

$$\int_L P\,\mathrm{d}x+Q\,\mathrm{d}y=\int_{L_1} P\,\mathrm{d}x+Q\,\mathrm{d}y+\int_{L_2} P\,\mathrm{d}x+Q\,\mathrm{d}y$$

性质4　L 的反方向路径记为 L^-，则 L^- 上曲线积分与 L 上曲线积分反号，即

$$\int_{L^-} P\,\mathrm{d}x+Q\,\mathrm{d}y=-\int_L P\,\mathrm{d}x+Q\,\mathrm{d}y$$

8.4.3　对坐标曲线积分的计算

定理1　设函数 $P(x,y)$、$Q(x,y)$ 在平面光滑曲线 L 上连续，L 由参数方程 $x=x(t)$、$y=y(t)$ 给出，$x(t)$、$y(t)$ 在 $[\alpha,\beta]$ 上有连续的一阶导数，t 单调地从 α 变到 β 时，L 上的点从 A 变到 B，则曲线积分可化为定积分，即

$$\int_L P\mathrm{d}x+Q\mathrm{d}y=\int_\alpha^\beta\{P[x(t),y(t)]x'(t)+Q[x(t),y(t)]y'(t)\}\mathrm{d}t$$

证　设 L 上分点为 $A=M_0$、M_1、$\cdots$、$M_n=B$，不妨设对应参数为 $\alpha=t_0<t_1<\cdots<t_n=\beta$，在 ΔL_i 上任取一点 (x_i,y_i)，对应参数为 τ_i，由微分中值定理得

$$\Delta x_i=x_i-x_{i-1}=x(t_i)-x(t_{i-1})=x'(c)\Delta t_i,\quad \Delta t_i=t_i-t_{i-1},\quad t_{i-1}<c<t_i$$

$x(t)$ 在 $[\alpha,\beta]$ 上有连续的一阶导数，由 $x'(t)$ 的一致连续性，得到

$$\int_L P\mathrm{d}x=\lim_{\lambda\to0}\sum_{i=1}^n P(x_i,y_i)\Delta x_i=\lim_{\lambda\to0}\sum_{i=1}^n P[x(\tau_i),y(\tau_i)]x'(c)\Delta t_i=\int_\alpha^\beta P[x(t),y(t)]x'(t)\mathrm{d}t$$

同理可证 $\displaystyle\int_L Q\mathrm{d}y=\int_\alpha^\beta Q[x(t),y(t)]y'(t)\mathrm{d}t$

定理的结论也可以写为

$$\int_L P\mathrm{d}x + Q\mathrm{d}y = \int_\alpha^\beta P[x(t),y(t)]\mathrm{d}[x(t)] + \int_\alpha^\beta Q[x(t),y(t)]\mathrm{d}[y(t)]$$

由定理 1 可以看出，计算对坐标的曲线积分时，只需把 x、y、$\mathrm{d}x$、$\mathrm{d}y$ 顺次换为 $x(t)$、$y(t)$、$\mathrm{d}[x(t)]$、$\mathrm{d}[y(t)]$，然后以曲线起点对应参数为下限、终点对应参数为上限，即可化为定积分计算．曲线积分转换为定积分时，积分上限不一定大于下限，而是与曲线的取向有关．

类似地，若函数 $P(x,y,z)$、$Q(x,y,z)$、$R(x,y,z)$ 在空间光滑曲线 Γ 上连续，曲线 Γ 由参数方程 $x=x(t)$、$y=y(t)$、$z=z(t)$ 给出，$x(t)$、$y(t)$、$z(t)$ 在 $[\alpha,\beta]$ 上有连续的一阶导数，t 单调地从 α 变到 β 时，Γ 上的点从 A 变到 B，则曲线积分可化为定积分，即

$$\int_\Gamma P\mathrm{d}x + Q\mathrm{d}y + R\mathrm{d}z = \int_\alpha^\beta P[x(t),y(t),z(t)]\mathrm{d}[x(t)]$$
$$+ \int_\alpha^\beta Q[x(t),y(t),z(t)]\mathrm{d}[y(t)] + \int_\alpha^\beta R[x(t),y(t),z(t)]\mathrm{d}[z(t)]$$

例 2 计算 $\int_L y^2\mathrm{d}x + x^2\mathrm{d}y$，$L$ 为上半椭圆从 $(-a,0)$ 到 $(a,0)$ 的路，如图 8-17 所示．

解 椭圆参数方程为 $x=a\cos t$、$y=b\sin t$，L 起点对应参数 $t=\pi$，终点对应参数 $t=0$，

$$\int_L y^2\mathrm{d}x + x^2\mathrm{d}y = \int_\pi^0 b^2\sin^2 t\,\mathrm{d}(a\cos t) + \int_\pi^0 a^2\cos^2 t\,\mathrm{d}(b\sin t)$$
$$= ab^2\int_\pi^0(1-\cos^2 t)\mathrm{d}(\cos t) + a^2 b\int_\pi^0(1-\sin^2 t)\mathrm{d}(\sin t)$$
$$= ab^2\left[\cos t - \frac{1}{3}\cos^3 t\right]_\pi^0 + a^2 b\left[\sin t - \frac{1}{3}\sin^3 t\right]_\pi^0 = \frac{4}{3}ab^2$$

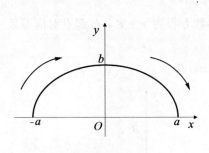

图 8-17

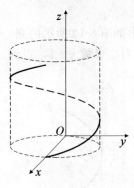

图 8-18

例 3 计算曲线积分 $\int_\Gamma y\mathrm{d}x + z\mathrm{d}y + x\mathrm{d}z$，其中，$\Gamma$ 为螺旋线 $x=a\cos t$、$y=a\sin t$、$z=bt$ 从 $t=0$ 到 $t=2\pi$ 的路．

解 Γ 为空间光滑曲线，如图 8-18 所示．

$$\int_{\Gamma} y\,\mathrm{d}x + z\,\mathrm{d}y + x\,\mathrm{d}z = \int_0^{2\pi} a\sin t\,\mathrm{d}(a\cos t) + \int_0^{2\pi} bt\,\mathrm{d}(a\sin t) + \int_0^{2\pi} a\cos t\,\mathrm{d}(bt)$$

$$= -a^2 \int_0^{2\pi} \sin^2 t\,\mathrm{d}t + ab \int_0^{2\pi} (t+1)\,\mathrm{d}(\sin t)$$

$$= a^2 \int_0^{2\pi} \frac{\cos 2t - 1}{2} t\,\mathrm{d}t + ab\left[(t+1)\sin t\right]_0^{2\pi} - ab \int_0^{2\pi} \sin t\,\mathrm{d}t$$

$$= \frac{a^2}{2}\left[\frac{\sin 2t}{2} - t\right]_0^{2\pi} + ab\left[\cos t\right]_0^{2\pi} = -\pi a^2$$

8.4.4　特殊路径上曲线积分的计算

若曲线 L 由方程 $y = f(x)\,(a \leqslant x \leqslant b)$ 给出，$f(x)$ 是 $[a,b]$ 上的单值连续函数，则视 x 为参数，曲线积分化为定积分，即

$$\int_L P\,\mathrm{d}x + Q\,\mathrm{d}y = \int_a^b P[x, f(x)]\,\mathrm{d}x + \int_a^b Q[x, f(x)]\,\mathrm{d}[f(x)]$$

若曲线 L 由方程 $x = g(y)\,(c \leqslant y \leqslant d)$ 给出，$g(y)$ 是 $[c,d]$ 上的单值连续函数，则视 y 为参数，曲线积分化为定积分，即

$$\int_L P\,\mathrm{d}x + Q\,\mathrm{d}y = \int_c^d P[g(y), y]\,\mathrm{d}[g(y)] + \int_c^d Q[g(y), y]\,\mathrm{d}y$$

若 L 为平行于 y 轴的线段，则 $P(x,y)$ 在 L 上的曲线积分为零，即

$$\int_L P(x,y)\,\mathrm{d}x = 0$$

若 L 为平行于 x 轴的线段，则 $Q(x,y)$ 在 L 上的曲线积分为零，即

$$\int_L Q(x,y)\,\mathrm{d}y = 0$$

例 4　计算曲线积分 $\int_L x^2 y\,\mathrm{d}x$，$L$ 为抛物线 $y^2 = x$ 上从点 $A(1,-1)$ 到点 $B(1,1)$ 的路.

解　由如图 8-19 所示的路，视 y 为参数，参数方程为 $x = y^2$，L 起点对应参数 $y = -1$、终点对应参数 $y = 1$，得到

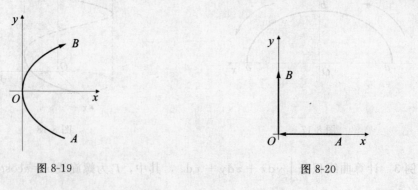

图 8-19　　　　　　　　　　　　　　　　　　　　图 8-20

$$\int_L x^2 y\,\mathrm{d}x = \int_{-1}^1 y^5\,\mathrm{d}(y^2) = 4 \int_0^1 y^6\,\mathrm{d}y = \frac{4}{7}\left[y^7\right]_0^1 = \frac{4}{7}$$

例 5 计算 $\int_L (x+y)\mathrm{d}x+(x-y)\mathrm{d}y$，$L$ 为 $A(1,0)$ 到 $O(0,0)$、再到 $B(0,1)$ 的折线.

解 由图 8-20 所示的路，L 可以分段计算，即

AO 段方程为 $y=0$，视 x 为参数，起点对应 $x=1$，终点对应 $x=0$；

OB 段方程为 $x=0$，视 y 为参数，起点对应 $y=0$，终点对应 $y=1$.

$$\int_L (x+y)\mathrm{d}x+(x-y)\mathrm{d}y = \int_{AO}(x+y)\mathrm{d}x+\int_{OB}(x-y)\mathrm{d}y$$

$$\int_1^0 x\mathrm{d}x+\int_0^1(-y)\mathrm{d}y = \frac{1}{2}[x^2]_1^0-\frac{1}{2}[y^2]_0^1=-1$$

8.4.5 曲线积分模型

例 6 一质量为 m 的质点在重力作用下沿空间任意光滑曲线 Γ 运动，求重力作的功.

解 建立 z 轴竖直向上的空间直角坐标系，设曲线 Γ 的参数方程 $x=x(t)$、$y=(t)$、$z=z(t)$，起点 $A(x_1,y_1,z_1)$ 对应参数 $t=\alpha$，终点 $B(x_2,y_2,z_2)$ 对应参数 $t=\beta$.

重力 $\boldsymbol{F}=0\cdot\boldsymbol{i}+0\cdot\boldsymbol{j}-mg\cdot\boldsymbol{k}$ 作的功为

$$\int_\Gamma P\mathrm{d}x+Q\mathrm{d}y+R\mathrm{d}z=-\int_\Gamma mg\,\mathrm{d}z=-mg\int_\alpha^\beta \mathrm{d}[z(t)]\xlongequal{z=z(t)}-mg\int_{z_1}^{z_2}\mathrm{d}z=-mg(z_2-z_1)$$

这个结论表示，重力作功只与物体的初末位置有关，而与质点运动的路径无关.

例 7 在椭圆 $x=a\cos t$、$y=b\sin t$ 上，每一点 M 上有作用力 $\boldsymbol{F}$，大小等于 M 到椭圆中心的距离，方向指向椭圆中心. 计算质点沿椭圆位于第一象限的部分从点 $(a,0)$ 到 $(0,b)$ 时及沿椭圆移动时，力 $\boldsymbol{F}$ 作的功.

解 设质点在 $M(x,y)$ 处，由图 8-21 看出，

$$\boldsymbol{F}=-x\boldsymbol{i}-y\boldsymbol{j}$$

路 L_1 为椭圆位于第一象限的部分时，起点对应参数为 $t=0$，终点对应参数 $t=\pi/2$，力 $\boldsymbol{F}$ 作的功为

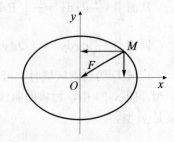

图 8-21

$$W_1=-\int_{L_1}x\,\mathrm{d}x+y\,\mathrm{d}y=-\int_0^{\frac{\pi}{2}}a\cos t\,\mathrm{d}(a\cos t)-\int_0^{\frac{\pi}{2}}b\sin t\,\mathrm{d}(b\sin t)$$

$$=\frac{1}{2}(a^2-b^2)\int_0^{\frac{\pi}{2}}\sin 2t\,\mathrm{d}t=-\frac{1}{4}(a^2-b^2)\cos 2t\Big|_0^{\frac{\pi}{2}}=\frac{1}{2}(a^2-b^2)$$

路径 L 为全椭圆时，起点对应参数 $t=0$，终点对应参数 $t=2\pi$，力 $\boldsymbol{F}$ 作的功为

$$W=-\int_L x\,\mathrm{d}x+y\,\mathrm{d}y=\frac{1}{2}(a^2-b^2)\int_0^{2\pi}\sin 2t\,\mathrm{d}t=-\frac{1}{4}(a^2-b^2)\cos 2t\Big|_0^{2\pi}=0$$

8.5 格林公式

8.5.1 曲线积分与二重积分的关系

若曲线 L 的起点与终点重合，则称 L 为闭曲线. 若沿简单闭曲线 L 行进时，L 围

成的区域 D 总在左侧，则称 L 取正向. 简单闭曲线 L 正向上对坐标的曲线积分，记为

$$\oint_L P\mathrm{d}x + Q\mathrm{d}y$$

定理 1 若函数 $P(x,y)$、$Q(x,y)$ 在闭区域 D 有连续的一阶偏导数，D 的边界正向 L 是分段光滑曲线，则有格林（Green）公式，即

$$\iint\limits_D \left(\frac{\partial Q}{\partial x} - \frac{\partial P}{\partial y} \right)\mathrm{d}x\mathrm{d}y = \oint_L P\mathrm{d}x + Q\mathrm{d}y$$

证 设区域 D 既是 x-型又是 y-型区域，如图 8-22 所示，D 视为 x-型区域 $a \leqslant x \leqslant b$，$g(x) \leqslant y \leqslant h(x)$ 时，边界正向为光滑曲线 $L = L_1 + L_2$，P'_y 在 D 上的二重积分为

$$\iint\limits_D \frac{\partial P}{\partial y}\mathrm{d}x\mathrm{d}y = \int_a^b \mathrm{d}x \int_{g(x)}^{h(x)} \frac{\partial P}{\partial y}\mathrm{d}y = \int_a^b \left[P(x,y) \right]_{g(x)}^{h(x)} \mathrm{d}x = \int_a^b \{ P[x,h(x)] - P[x,g(x)] \}\mathrm{d}x$$

而 P 在 D 的正向边界 L 上的曲线积分为

$$\oint_L P\mathrm{d}x = \int_{L_1} P\mathrm{d}x + \int_{L_2} P\mathrm{d}x$$

$$= \int_a^b P[x,g(x)]\mathrm{d}x + \int_b^a P[x,h(x)]\mathrm{d}x$$

$$= -\int_a^b \{ P[x,h(x)] - P[x,g(x)] \}\mathrm{d}x$$

从而 $\iint\limits_D \dfrac{\partial P}{\partial y}\mathrm{d}x\mathrm{d}y = -\oint_L P\mathrm{d}x$.

同理 $\iint\limits_D \dfrac{\partial Q}{\partial x}\mathrm{d}x\mathrm{d}y = \oint_L Q\mathrm{d}y$，两式相减即得格林公式.

区域 D 为任意区域时，可以把 D 分为有限个小区域，使每个小区域既为 x-型又是 y-型. 图 8-23 中，加辅助曲线 AB 把区域 D 分为两个小区域，D_1、D_2 区域既为 x-型又是 y-型，

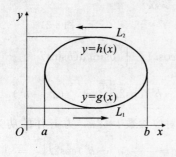

图 8-22

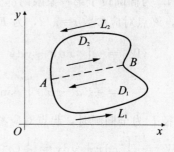

图 8-23

从而

$$\iint\limits_D \left(\frac{\partial Q}{\partial x} - \frac{\partial P}{\partial y} \right)\mathrm{d}x\mathrm{d}y = \iint\limits_{D_1} \left(\frac{\partial Q}{\partial x} - \frac{\partial P}{\partial y} \right)\mathrm{d}x\mathrm{d}y + \iint\limits_{D_2} \left(\frac{\partial Q}{\partial x} - \frac{\partial P}{\partial y} \right)\mathrm{d}x\mathrm{d}y$$

$$= \left(\int_{L_1} P\mathrm{d}x + Q\mathrm{d}y - \int_{AB} P\mathrm{d}x + Q\mathrm{d}y \right) + \left(\int_{L_2} P\mathrm{d}x + Q\mathrm{d}y + \int_{AB} P\mathrm{d}x + Q\mathrm{d}y \right)$$

$$= \int_{L_1} P \mathrm{d}x + Q \mathrm{d}y + \int_{L_2} P \mathrm{d}x + Q \mathrm{d}y = \int_{L} P \mathrm{d}x + Q \mathrm{d}y$$

格林公式总结了曲线积分与二重积分的关系，可以把某些复杂的曲线积分化为二重积分计算，或把某些复杂的二重积分化为曲线积分计算.

例 1　利用二重积分计算 $\oint_{L} (1-x^2) y \mathrm{d}x + x(1+y^2) \mathrm{d}y$，$L$ 为圆周 $x^2 + y^2 = R^2$ 正向.

解　L 围成圆形闭区域 D：$0 \leqslant \theta \leqslant 2\pi$，$0 \leqslant r \leqslant R$，由 $P(x,y) = (1-x^2)y$，$Q(x,y) = x(1+y^2)$，有

$$\frac{\partial Q}{\partial x} = 1 + y^2, \quad \frac{\partial P}{\partial y} = 1 - x^2$$

$$\oint_{L} (1-x^2) y \mathrm{d}x + x(1+y^2) \mathrm{d}y = \iint_{D} [(1+y^2) - (1-x^2)] \mathrm{d}x \mathrm{d}y = \iint_{D} (x^2 + y^2) \mathrm{d}x \mathrm{d}y$$

$$= \int_{0}^{2\pi} \mathrm{d}\theta \int_{0}^{R} r^3 \mathrm{d}r = 2\pi \cdot \left[\frac{r^4}{4} \right]_{0}^{R} = \frac{1}{2} \pi R^4$$

8.5.2　曲线积分计算平面图形面积

可以用曲线积分计算平面区域 D 面积.

在格林公式中，若取 $P(x,y) = y$、$Q(x,y) = 0$，则可得平面区域 D 面积 σ 的计算公式

$$\sigma = \iint_{D} \mathrm{d}x \mathrm{d}y = \iint_{D} \left(\frac{\partial Q}{\partial x} - \frac{\partial P}{\partial y} \right) \mathrm{d}x \mathrm{d}y = \oint_{L} P \mathrm{d}x + Q \mathrm{d}y = -\oint_{L} y \mathrm{d}x$$

类似地，取 $P(x,y) = 0$、$Q(x,y) = x$，也可得平面区域 D 面积 σ 的计算公式

$$\sigma = \iint_{D} \mathrm{d}x \mathrm{d}y = \oint_{L} x \mathrm{d}y$$

两式相加再除以 2，还可以得出平面区域 D 面积 σ 的计算公式

$$\sigma = \frac{1}{2} \oint_{L} x \mathrm{d}y - y \mathrm{d}x$$

例 2　利用曲线积分，计算长、短半轴分别为 a、b 的椭圆面积.

解　设椭圆的参数方程为：$x = a\cos t$、$y = b\sin t$，起点对应参数 $t = 0$、终点对应参数 $t = 2\pi$，椭圆的面积为

$$\sigma = \frac{1}{2} \oint_{L} x \mathrm{d}y - y \mathrm{d}x = \frac{1}{2} \left[\int_{0}^{2\pi} a\cos t \, \mathrm{d}(b\sin t) - \int_{0}^{2\pi} b\sin t \, \mathrm{d}(a\cos t) \right] = \frac{ab}{2} \int_{0}^{2\pi} \mathrm{d}t = \pi ab$$

8.5.3　曲线积分与路无关的条件

定义 1　对区域 D 内任意两点 A、B 及 A 到 B 的任意曲线 L，若曲线积分 $\int_{L} P \mathrm{d}x + Q \mathrm{d}y$ 为同一值，则称此曲线积分在区域 D 内与路无关.

定理 2　$\int_{L} P \mathrm{d}x + Q \mathrm{d}y$ 在区域 D 内与路无关 $\Leftrightarrow$ 区域 D 内任意闭曲线 C 有 $\oint_{C} P \mathrm{d}x +$

$Q\mathrm{d}y = 0$.

证 ⇒ $\int_L P\mathrm{d}x + Q\mathrm{d}y$ 在区域 D 内与路无关,对 D 内任意闭曲线 C,取 A、B 两点把 C 分为从 A 到 B 的 L_1 及 B 到 A 的 L_2 两段,则

$$\oint_C P\mathrm{d}x + Q\mathrm{d}y = \int_{L_1} P\mathrm{d}x + Q\mathrm{d}y + \int_{L_2} P\mathrm{d}x + Q\mathrm{d}y = \int_{L_1} P\mathrm{d}x + Q\mathrm{d}y - \int_{L_2^-} P\mathrm{d}x + Q\mathrm{d}y = 0$$

⇐ D 内任意闭曲线 C 有 $\oint_C P\mathrm{d}x + Q\mathrm{d}y = 0$,对 D 内任意两点 A、B 及 A 到 B 的任意 曲线 L_1、L_2,可以构成一条闭曲线 C,不妨假设 $C = L_1 + L_2^-$,由于 C 上曲线积分为 0,

$$\int_{L_1} P\mathrm{d}x + Q\mathrm{d}y - \int_{L_2} P\mathrm{d}x + Q\mathrm{d}y = \int_{L_1} P\mathrm{d}x + Q\mathrm{d}y + \int_{L_2^-} P\mathrm{d}x + Q\mathrm{d}y = \oint_C P\mathrm{d}x + Q\mathrm{d}y = 0$$

$$\int_{L_1} P\mathrm{d}x + Q\mathrm{d}y = \int_{L_2} P\mathrm{d}x + Q\mathrm{d}y$$

即曲线积分在区域 D 内与路无关.

定义 2 若区域 D 内任一简单闭曲线所围的区域含于 D 内,则称 D 为单连通区域. 直观地讲,单连通区域是无孔、无洞、无缝的区域.

定理 3 若 $P(x,y)$、$Q(x,y)$ 在单连通区域 D 有连续的一阶偏导数,则

$$\int_L P\mathrm{d}x + Q\mathrm{d}y \text{ 在区域 } D \text{ 内与路无关} \Leftrightarrow \text{区域 } D \text{ 内各点处有} \frac{\partial P}{\partial y} = \frac{\partial Q}{\partial x}$$

证 ⇒ $\int_L P\mathrm{d}x + Q\mathrm{d}y$ 在区域 D 内与路无关,若在 D 内点 $M_0(x_0, y_0)$ 处,有 $\frac{\partial P}{\partial y} \neq \frac{\partial Q}{\partial x}$,不妨假设 $\frac{\partial Q}{\partial x} > \frac{\partial P}{\partial y}$.

由于 P、Q 在单连通区域 D 有连续的一阶偏导数,可以在 D 内取以 M_0 为圆心、半 径足够小的圆形闭区域 D_0,使 D_0 各点有

$$\frac{\partial Q}{\partial x} - \frac{\partial P}{\partial y} > 0$$

从而,在 D_0 的边界正向闭曲线 C_0 上有

$$\oint_{C_0} P\mathrm{d}x + Q\mathrm{d}y = \iint_{D_0} \left(\frac{\partial Q}{\partial x} - \frac{\partial P}{\partial y} \right) \mathrm{d}x\mathrm{d}y > 0$$

这与"D 内任意闭曲线 C 有 $\oint_C P\mathrm{d}x + Q\mathrm{d}y = 0$"相矛盾,故 D 内各点处 $\frac{\partial P}{\partial y} = \frac{\partial Q}{\partial x}$.

⇐ D 内各点处有 $\frac{\partial P}{\partial y} = \frac{\partial Q}{\partial x}$,在 D 内任取闭曲线 C,围成的区域为 D_0,则

$$\oint_C P\mathrm{d}x + Q\mathrm{d}y = \iint_{D_0} \left(\frac{\partial Q}{\partial x} - \frac{\partial P}{\partial y} \right) \mathrm{d}x\mathrm{d}y = 0$$

故 $\int_L P\mathrm{d}x + Q\mathrm{d}y$ 在区域 D 内与路无关.

例 3 计算 $\int_L \mathrm{e}^x \cos y \mathrm{d}x - \mathrm{e}^x \sin y \mathrm{d}y$,$L$ 是点 $O(0,0)$ 到点 $A(1,1)$ 的一条曲线.

解 由 $P(x,y) = \mathrm{e}^x \cos y$,$Q(x,y) = -\mathrm{e}^x \sin y$,得到

$$\frac{\partial P}{\partial y} = -\mathrm{e}^x \sin y = \frac{\partial Q}{\partial x}$$

曲线积分与路无关，可以选取如图 8-24 的平行于坐标轴的折线为路，即从点 $O(0,0)$ 到点 $B(1,0)$、再到点 $A(1,1)$ 的折线.

在 OB 上，以 x 为参数，起点对应 $x=0$，终点对应 $x=1$.

在 BA 上，以 y 为参数，起点对应 $y=0$，终点对应 $y=1$. 计算得到

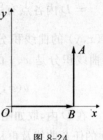

图 8-24

$$\int_L \mathrm{e}^x \cos y \,\mathrm{d}x - \mathrm{e}^x \sin y \,\mathrm{d}y$$

$$= \int_{OB} \mathrm{e}^x \cos y \,\mathrm{d}x - \mathrm{e}^x \sin y \,\mathrm{d}y + \int_{BA} \mathrm{e}^x \cos y \,\mathrm{d}x - \mathrm{e}^x \sin y \,\mathrm{d}y$$

$$= \int_0^1 \mathrm{e}^x \cos 0 \,\mathrm{d}x + \int_0^1 -\mathrm{e}^1 \sin y \,\mathrm{d}y = [\mathrm{e}^x]_0^1 + \mathrm{e}[\cos y]_0^1 = \mathrm{e}\cos 1 - 1$$

例 4　计算 $\int_L (x^5 + xy^3)\mathrm{d}x + (6x - 7y^3)\mathrm{d}y$，$L$ 是 $y = \dfrac{2}{x}$ 从点 $(2,1)$ 到点 $(1,2)$ 的路.

解　由 $P(x,y) = x^5 + xy^3$、$Q(x,y) = 6x - 7y^3$，得到

$$\frac{\partial P}{\partial y} = 3xy^2, \quad \frac{\partial Q}{\partial x} = 6$$

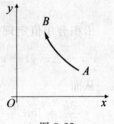

图 8-25

两式不等，曲线积分与路有关，必须按照指定路进行计算. 在如图 8-25 所示 L 上，以 x 为参数，起点对应 $x=2$，终点对应 $x=1$，计算得到

$$\int_L (x^5 + xy^3)\mathrm{d}x + (6x - 7y^3)\mathrm{d}y$$

$$= \int_2^1 \left(x^5 + x \cdot \frac{8}{x^3}\right)\mathrm{d}x + \int_2^1 \left(6x - \frac{56}{x^3}\right)\mathrm{d}\left(\frac{2}{x}\right)$$

$$= \int_2^1 \left(x^5 + 8x^{-2} - 12 \cdot \frac{1}{x} + 112x^{-5}\right)\mathrm{d}x$$

$$= \left[\frac{x^6}{6} - \frac{8}{x} - 12\ln x - 28x^{-4}\right]_2^1 = -\frac{163}{4} + 12\ln 2$$

8.5.4　二元函数的全微分求积

定理 4　若 $P(x,y)$、$Q(x,y)$ 在单连通区域 D 有连续的一阶偏导数，则在 D 内 $P(x,y)\mathrm{d}x + Q(x,y)\mathrm{d}y$ 为某一函数 $u(x,y)$ 的全微分 $\Leftrightarrow$ 各点处有 $\dfrac{\partial P}{\partial y} = \dfrac{\partial Q}{\partial x}$.

证　$\Rightarrow$ 在 D 内存在函数 $u(x,y)$，使 $\mathrm{d}u = P(x,y)\mathrm{d}x + Q(x,y)\mathrm{d}y$，

$$\frac{\partial u}{\partial x} = P(x,y), \quad \frac{\partial u}{\partial y} = Q(x,y), \quad \frac{\partial^2 u}{\partial x \partial y} = \frac{\partial P}{\partial y}, \quad \frac{\partial^2 u}{\partial y \partial x} = \frac{\partial Q}{\partial x}$$

由于 $P(x,y)$、$Q(x,y)$ 在单连通区域 D 有连续的一阶偏导数，得到

$$\frac{\partial P}{\partial y} = \frac{\partial^2 u}{\partial x \partial y} = \frac{\partial^2 u}{\partial y \partial x} = \frac{\partial Q}{\partial x}$$

$\Leftarrow D$ 内各点有 $\dfrac{\partial P}{\partial y}=\dfrac{\partial Q}{\partial x}$，即 D 内从点 $M_0(x_0,y_0)$ 到点

$M(x,y)$ 的曲线积分与路无关，在 $M_0(x_0,y_0)$ 固定时，这
个曲线积分是 x、y 的函数，记为

$$u(x,y)=\int_{(x_0,y_0)}^{(x,y)}Pdx+Qdy$$

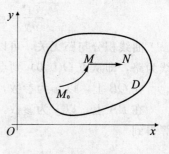

在 D 内，取如图 8-26 所示的从点 $M_0(x_0,y_0)$ 到点 $M(x,$
$y)$ 的任意曲线及再从点 $M(x,y)$ 到点 $N(x+\Delta x,y)$ 的平行
于 x 轴线段为路，在 MN 上，x 为参数，$dy=0$，得到

图 8-26

$$
\begin{aligned}
u(x+\Delta x,y)&=\int_{(x_0,y_0)}^{(x+\Delta x,y)}Pdx+Qdy\\
&=\int_{(x_0,y_0)}^{(x,y)}Pdx+Qdy+\int_{(x,y)}^{(x+\Delta x,y)}Pdx+Qdy\\
&=u(x,y)+\int_{x}^{x+\Delta x}P(x,y)dx
\end{aligned}
$$

由积分中值定理

$$u(x+\Delta x,y)-u(x,y)=\int_{x}^{x+\Delta x}P(x,y)dx=P(c,y)\Delta x\ (c\ \text{在}\ x\ \text{与}\ x+\Delta x\ \text{之间})$$

从而

$$\frac{\partial u}{\partial x}=\lim_{\Delta x\to0}\frac{u(x+\Delta x,y)-u(x,y)}{\Delta x}=\lim_{\Delta x\to0}P(c,y)=\lim_{c\to x}P(c,y)=P(x,y)$$

同理 $\dfrac{\partial u}{\partial y}=Q(x,y)$.

由定理 4 可知，满足定理条件时 $Pdx+Qdy$ 是某一函数 $u(x,y)$ 的全微分，且可用
曲线积分求出. 若取从点 (x_0,y_0) 到点 (x,y_0)、再到点 (x,y) 的折线为路，则 $u(x,y)$ 计算
公式为

$$u(x,y)=\int_{x_0}^{x}P(x,y_0)dx+\int_{y_0}^{y}Q(x,y)dy$$

例 5 求函数 $u(x,y)$，使 $du=(4x^3+10xy^3-3y^4)dx+(15x^2y^2-12xy^3+5y^4)dy$.

解 由 $P(x,y)=4x^3+10xy^3-3y^4$，$Q(x,y)=15x^2y^2-12xy^3+5y^4$，在全平面有

$$\frac{\partial P}{\partial y}=30xy^2-12y^3=\frac{\partial Q}{\partial x}$$

取点 (x_0,y_0) 为 $(0,0)$，得到这样的一个函数，即

$$u(x,y)=\int_{0}^{x}4x^3dx+\int_{0}^{y}(15x^2y^2-12xy^3+5y^4)dy=x^4+5x^2y^3-3xy^4+y^5$$

习　题　8

1. 化下列二重积分 $\iint\limits_{D}f(x,y)dxdy$ 为累次积分.

① D 为 $x=a$，$x=2a$，$y=-b$，$y=b/2((a,b>0)$围成的区域；

② D 为 $y=2x$，$y=x^2$ 围成的区域；

③ D 为 $y=x$，$y=2x$，$x=1$，$x=2$ 围成的区域；

④ D 为菱形域 $|x|+|y|\leqslant 1$.

2. 计算下列二重积分.

① $\iint\limits_{D} x^2\sin y\mathrm{d}x\mathrm{d}y$，$D$ 是矩形区域：$1\leqslant x\leqslant 2$，$0\leqslant y\leqslant \dfrac{\pi}{2}$；

② $\iint\limits_{D}(x^2+2y)\mathrm{d}x\mathrm{d}y$，$D$ 是 $y=x^2$ 与 $y=x^3$ 围成的区域；

③ $\iint\limits_{D}(x^2+y^2)\mathrm{d}x\mathrm{d}y$，$D$ 是 $y=x$、$y=x+a$、$y=a$ 与 $y=3a(a>0)$ 围成的区域；

④ $\iint\limits_{D}\dfrac{x^2}{y^2}\mathrm{d}x\mathrm{d}y$，$D$ 是 $y=x$、$x=2$ 与 $xy=1$ 围成的区域；

⑤ $\iint\limits_{D}(x^2-y^2)\mathrm{d}x\mathrm{d}y$，$D$ 是 $x=0$、$y=0$、$x=\pi$ 与 $y=\sin x$ 围成的区域；

⑥ $\iint\limits_{D}\cos(x+y)\mathrm{d}x\mathrm{d}y$，$D$ 是 $x=0$、$y=\pi$ 与 $y=x$ 围成的区域.

3. 改变下列累次积分的顺序.

① $\displaystyle\int_0^1\mathrm{d}x\int_{x^2}^{\sqrt{x}}f(x,y)\mathrm{d}y$；
② $\displaystyle\int_0^1\mathrm{d}y\int_{-\sqrt{1-y^2}}^{\sqrt{1-y^2}}f(x,y)\mathrm{d}x$；

③ $\displaystyle\int_{-1}^1\mathrm{d}x\int_{-\sqrt{1-x^2}}^{1-x^2}f(x,y)\mathrm{d}y$；
④ $\displaystyle\int_0^4\mathrm{d}y\int_{-\sqrt{4-y}}^{(y-4)/2}f(x,y)\mathrm{d}x$；

⑤ $\displaystyle\int_0^\pi\mathrm{d}x\int_{-\sin(x/2)}^{\sin x}f(x,y)\mathrm{d}y$；
⑥ $\displaystyle\int_0^1\mathrm{d}x\int_0^x f(x,y)\mathrm{d}y+\int_1^2\mathrm{d}x\int_0^{2-x}f(x,y)\mathrm{d}y$.

4. 利用极坐标计算下列二重积分.

① $\iint\limits_{D}\sqrt{x^2+y^2}\mathrm{d}x\mathrm{d}y$，$D$：$x^2+y^2\leqslant 9$；

② $\iint\limits_{D}\ln(1+x^2+y^2)\mathrm{d}x\mathrm{d}y$，$D$：$x^2+y^2\leqslant 1$，$y\geqslant 0$，$x\geqslant 0$；

③ $\iint\limits_{D}|xy|\mathrm{d}x\mathrm{d}y$，$D$：$x^2+y^2\leqslant a^2$；

④ $\iint\limits_{D}\mathrm{e}^{x^2+y^2}\mathrm{d}x\mathrm{d}y$，$D$：$x^2+y^2\leqslant 1$；

⑤ $\iint\limits_{D}\sqrt{1-x^2-y^2}\mathrm{d}x\mathrm{d}y$，$D$：$x^2+y^2\leqslant x$；

⑥ $\iint\limits_{D}\sin\sqrt{x^2+y^2}\mathrm{d}x\mathrm{d}y$，$D$：$\pi^2\leqslant x^2+y^2\leqslant 4\pi^2$.

5. 利用二重积分计算下列曲线围成的平面图形的面积.

① $y^2=x$，$y^2=4x$，$x=4$；

② $xy=a^2$，$xy=2a^2$，$y=x$，$y=2x$，$x>0$，$y>0$；

③ $y=\sin x$，$y=\cos x$，$-3\pi/4\leqslant x\leqslant\pi/4$；

④ $r\leqslant 3\cos\theta$，$r\geqslant 3/2$.

6. 利用二重积分计算下列曲面围成的立体的体积.

① 平面 $z=5$ 与抛物面 $z=1+x^2+y^2$；

② 圆柱面 $x^2+y^2=R^2$ 与圆柱面 $x^2+z^2=R^2$；

③ 锥面 $z=\sqrt{x^2+y^2}$ 与上半球面 $z=\sqrt{2a^2-x^2-y^2}$；

④ 柱面 $az=y^2$，$x^2+y^2=r^2$ 与平面 $z=0$.

7. 求位于两圆 $x^2+(y-2)^2\leqslant 4$ 与 $x^2+(y-1)^2\leqslant 1$ 之间的均匀薄片的重心.

8. 计算下列对坐标的曲线积分.

① $\int_L (x^2-y^2)\mathrm{d}x$，$L$ 为抛物线 $y=x^2$ 从 $(0,0)$ 到 $(2,4)$ 的一段；

② $\int_L (2a-y)\mathrm{d}x-(a-y)\mathrm{d}y$，

其中，L 为摆线 $x=a(t-\sin t)$，$y=a(1-\cos t)$ 从 $t=0$ 到 $t=2\pi$ 的一段；

③ $\int_L \dfrac{\mathrm{d}x+\mathrm{d}y}{|x|+|y|}$，$L$ 为从 $A(1,0)$ 顺次到 $B(0,1)$、$C(-1,0)$、$D(0,-1)$，再到 A 的折线；

④ $\int_L \dfrac{(x+y)\mathrm{d}x-(x-y)\mathrm{d}y}{x^2+y^2}$，$L$ 为圆周 $x^2+y^2=a^2$ 从 $(a,0)$ 开始反向一周；

⑤ $\int_\Gamma (y^2-z^2)\mathrm{d}x+2yx\mathrm{d}y-x^2\mathrm{d}z$，$\Gamma$ 为曲线 $x=t$、$y=t^2$、$z=t^3$ 从 $t=0$ 到 $t=1$ 的一段.

9. 计算 $\int_L (x^2+y^2)\mathrm{d}x-2xy^2\mathrm{d}y$，其中，$L$ 为

① 从点 $(0,0)$ 到 $(1,2)$ 的直线段；

② 抛物线 $y=2x^2$ 从 $(0,0)$ 到 $(1,2)$ 的一段；

③ 从点 $(0,0)$ 沿 x 轴到 $(1,0)$、再沿 y 轴平行线到 $(1,2)$ 的折线段.

10. 一力场的力，大小与作用点到 z 轴的距离成反比，方向垂直且指向 z 轴. 一质点沿圆周 $x=\cos t$、$y=1$、$z=\sin t$ 从点 $M(1,1,0)$ 移动到 $N(0,1,1)$，求场力作的功.

11. 利用格林公式计算下列对坐标的曲线积分.

① $\oint_L (x+y)\mathrm{d}x-(x-y)\mathrm{d}y$，$L$ 为椭圆 $\dfrac{x^2}{a^2}+\dfrac{y^2}{b^2}=1$ 的正向边界曲线；

② $\oint_L (2xy-x^2)\mathrm{d}x+(x+y^2)\mathrm{d}y$，$L$ 为 $y=x^2$ 与 $y^2=x$ 围成区域的边界正向；

③ $\oint_L (x+y)^2\mathrm{d}x+(x^2-y^2)\mathrm{d}y$，$L$ 是顶点为 $A(1,1)$、$B(3,2)$、$C(3,5)$ 的三角形正向边界.

12. 利用曲线积分计算下列曲线围成的图形的面积.

① 椭圆 $9x^2+16y^2=144$；

② 星形线 $x = a\cos^3 t$，$y = a\sin^3 t$．

13. 证明下列曲线积分与路径无关，并求曲线积分值．

① $\displaystyle\int_{(2,1)}^{(1,2)} \frac{y\mathrm{d}x - x\mathrm{d}y}{x^2}$；

② $\displaystyle\int_{(1,2)}^{(3,4)} (6xy^2 - y^3)\mathrm{d}x + (6x^2 y - 3xy^2)\mathrm{d}y$．

14. 半平面 $x > 0$ 有力 $\boldsymbol{F} = -kr^{-3}(x\boldsymbol{i} + y\boldsymbol{j})$ 构成力场，k 为常量，$r = \sqrt{x^2 + y^2}$，证明：在此力场中，场力作功与所取路径无关．

15. 求函数 $u(x, y)$，使 $\mathrm{d}u = (x^2 + 2xy - y^2)\mathrm{d}x + (x^2 - 2xy - y^2)\mathrm{d}y$．

16. 计算曲线积分 $\displaystyle\oint_{L_{ABOA}} (\mathrm{e}^x \sin y - y)\mathrm{d}x + (\mathrm{e}^x \cos y - 1)\mathrm{d}y$，$L$ 是沿点 $A(0, a)$，点 $B(a, 0)$，点 $O(0, 0)$，路径为 $ABOA$ 的封闭折线．

9 数学实验

9.1 函数与极限实验

9.1.1 实验目的

了解 Mathcad 窗口, 熟悉 Mathcad 的数值运算, 掌握 Mathcad 函数定义、函数值计算, 掌握 Mathcad 极限计算.

9.1.2 Mathcad 窗口

当前, 流行的数学软件有 Mathematica、Matlab、Mathcad、Origin、Maple、Ansys、Lindo、Lingo、Scientific notebook、SAS、SPSS、Statistics、DPS、PEMS、NOSA 等多种.

Mathcad Professional (Mathcad 专业版), 是美国 Mathsoft 公司开发的交互式数学系统, 简称为 Mathcad. 在 Windows 环境运行 Mathcad 的 Setup. exe, 接受协议、输入序列号、选择安装文件夹, 完全安装或最小安装.

在 Windows 桌面用鼠标双击 Mathcad 图标, 或在 "开始" 菜单选择 "程序、Mathsoft Apps、Mathcad Professional" 命令, 可以启动 Mathcad.

若在 Windows 控制面板双击 "打印机" 图标, 用 "添加打印机" 启动向导, 任意安装一种打印机, 则启动 Mathcad 不会出现打印机错误提示框, 且可以在资源管理器或我的电脑双击 . mcd 文件直接启动 Mathcad 打开.

启动 Mathcad 时, 会出现 "Tip of the Day(每日提示)" 与 "Resource Center (资源中心)" 窗口.

依次关闭它们后, 可以看到如图 9-1 所示的 Mathcad 窗口. 窗口顶部是标题栏、命令菜单栏、"Standard (标准)" 工具栏、"Formating (格式)" 工具栏, 底部是状态栏, 中间是当前工作空间, 称为 worksheet (工作单).

标准工具栏可实现 New (新的)、Open (打开)、Save (保存) 等文件操作, 可实现 Cut (剪切)、Copy (复制)、Paste (粘贴)、Undo (取消)、Align Across (水平对齐) 等编辑操作.

格式工具栏可完成 Style (样式)、Font (字体)、Font Size (字体大小) 等常用的格式操作.

在如图 9-2 所示的菜单中, 用 "File (文件)" 菜单可进行文件操作, 用 "View

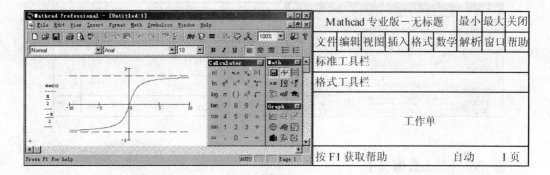

图 9-1

（视图）"菜单可设置工具栏标，用"Window（窗口）"菜单可同时查看多个工作单，用"Help（帮助）"菜单可查看相关信息. 菜单中，标"…"的命令表示有对话框，标"▲"的命令表示有下拉菜单，"Ctrl＋N"表示 New 命令的快捷键（按住 Ctrl 键不放击 N 键，也可记为 ^N）.

File	文件	View	视图	Window	窗口
New⋯　Ctrl+N	新的⋯	□Toolbars　　▲	工具栏	Cascade	层叠
Open⋯　Ctrl+O	打开⋯	□Status Bar	状态栏	Tile Horizontal	横向平铺
Close　　Ctrl+W	关闭	□Ruler	标尺	Tile Vertical	纵向平铺
Save　　Ctrl+S	保存	Regions	区域	□1 Untitled:1	当前工作单
Save As⋯	另存为⋯	Room⋯	显示比例	Help	帮助
Send⋯	发送⋯	Refresh	刷新	Mathcad Help	Mathcad 帮助
Page Setup⋯	页面设置⋯	Animate⋯	动画	Resource	资源中心
Print Preview	打印预览	Playback⋯	播放	Center⋯	每日提示
Print⋯　Ctrl+P	打印	Preferences⋯	参数选择	Tip of the Day⋯	电子书
				Open Book⋯	
1 L1101.mcd	最近文件			About Mathcad	关于 Mathcad
Exit	退出				

图 9-2

　　选择 File 菜单的"Save（保存）"或"Save As（另存为）"命令，或选择 Standard 工具栏的 Save 按钮，出现如图 9-3 所示的对话框. 若保存类型选择 ＊.mcd（Mathcad Worksheet），则保存文件只能用 Mathcad 打开. 若保存类型选择 ＊.rtf（Rich Text Format File，文本格式文件），则保存文件只能用 Word 等打开. 若保存类型选择 ＊.htm（HTML File，网页文件），则保存文件只能用 IE（Internet Explorer，浏览器）、Word 等打开. 若保存类型选择 ＊.mct（Mathcad Template，Mathcad 模板），则保存文件成为 Mathcad 模板文件. 通常每道题存为一个 .mcd 文件后，关闭当前工作单，再打开新工作单做下一题.

　　选择 File 菜单的"Exit（退出）"命令，或用鼠标击 Mathcad 窗口的关闭按钮，均可以关闭 Mathcad，退回 Windows 系统.

另存为					帮助	关闭
保存在	文件夹	往上	桌面	新建	列表	详细
文件夹 文件名						
文件名	L1101.mcd					保存
保存类型	*.mcd	*.mct	*.rtf	*.htm		取消

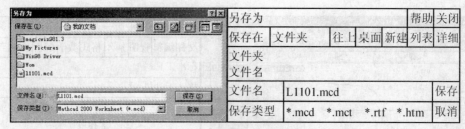

图 9-3

9.1.3 Mathcad 数值计算

在 View、Toolbars 下拉菜单中，可以设置如图 9-4 所示的 Standard、Formatting、Math（数学）、Calculator（计算器）、Graph（图形）、Matrix（矩阵）、Evaluation（求值）、Calculus（微积分）、Programming（程序）、Boolean（布尔）、Greek（希腊）、Symbolic（解析）、Modifier（编辑器）等工具栏. 通常要设置 Standard、Formatting、Math 工具栏，其它的工具栏可以在 Math 工具栏用按钮选择，再用鼠标拖为适当形状并拖到适当位置.

Standard	标准
Formatting	格式
Math	数学
Calculator	计算器
Graph	图形
Matrix	矩阵
Evaluation	求值
Calculus	微积分
Programming	程序
Boolean	布尔
Greek	希腊
Symbolic	解析
Modifier	编辑器

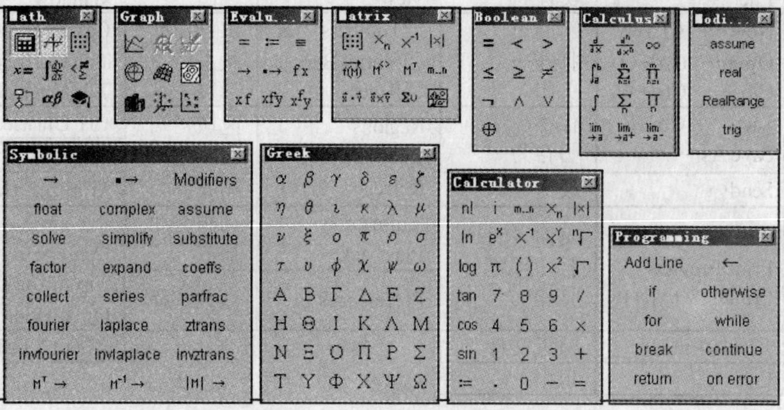

图 9-4

工具栏常用按钮的功能及快捷键，如表 9-1 所示.

Mathcad 工作单按打印纸张自动分为页. 用鼠标击工作单，会出现红色十字形插入点，可由用户随意设置 Math（数学）、Graph（图形）、Text（文本）区域（统称对象）. Mathcad 按工作单从左到右、从上到下的顺序，执行 Math、Graph 区域，以完成计算、绘图. 执行时，遇到 Text 区域则跳过去，故 Text 区域只起说明作用.

在如图 9-5 所示的菜单中，Insert（插入）菜单用于对象的插入，Edit（编辑）菜单用于对象的删除、移动、复制，Format（格式）菜单用于对象的设置.

插入区域，可使用工具栏，可使用 Insert 菜单，也可使用键盘输入字符. 若直接输入字符，则系统默认为 Math 区域. 若在第 1 个字符后输入空格，则默认为 Text 区域. 正在编辑的区域称为当前区域，有矩形边框与黑色小块▮. 区域内的▮称编辑光标或位

表 9-1 工具栏常用按钮及快捷键

按钮	功能	快捷键	按钮	功能	快捷键	按钮	功能	快捷键
×	乘	*	≠	不等于	Ctrl+3	$\lim\limits_{\to a+}$	右极限	Ctrl+Shift+A
( )	括号	'	¬	非	Ctrl+Shift+1	$\lim\limits_{\to a-}$	左极限	Ctrl+Shift+B
x^y	乘方	∧	∧	与	Ctrl+Shift+7	[icon]	X-Y 图	Shift+2
$\sqrt{\ }$	平方根	\	∨	或	Ctrl+Shift+6	[icon]	极坐标图	Ctrl+7
$\sqrt[n]{\ }$	n 次方根	Ctrl+\	⊕	异或	Ctrl+Shift+5	[icon]	曲面图	Ctrl+2
π	圆周率	Ctrl+Shift+P	$\dfrac{\mathrm{d}}{\mathrm{d}x}$	导数	Shift+/	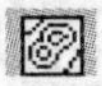 [icon]	等高图	Ctrl+5
m..n	变量范围	;	$\dfrac{\mathrm{d}^n}{\mathrm{d}x^n}$	n 阶导数	Ctrl+Shift+/	[icon]	矩阵	Ctrl+M
x_n	下标	[	∞	无穷大	Ctrl+Shift+Z	|X|	行列式	|
:=	定义	:	$\displaystyle\int_a^b$	定积分	Shift+7	$\overrightarrow{f(M)}$	向量	Ctrl+−
≡	全局定义	~	$\displaystyle\sum_{n=1}^m$	有限和	Ctrl+Shift+4	M◇	矩阵列	Ctrl+6
→	解析求值	Ctrl+.	$\displaystyle\prod_{n=1}^m$	有限积	Ctrl+Shift+3	M^T	转置矩阵	Ctrl+1
▪→	解析关键	Ctrl+Shift+.	∫	不定积分	Ctrl+I	$\overrightarrow{x}\cdot\overrightarrow{y}$	点积	*
=	逻辑等	Ctrl+=	$\displaystyle\sum_n$	无限和	Shift+4	$\overrightarrow{x}\times\overrightarrow{y}$	叉积	Ctrl+8
≤	小于等于	Ctrl+9	$\displaystyle\prod_n$	无限积	Shift+3	Σv	分量的和	Ctrl+4
≥	大于等于	Ctrl+0	$\lim\limits_{\to a}$	双侧极限	Ctrl+L	[icon]	图片	Ctrl+T

Edit		编辑	Insert		插入	Format		格式
Undo	Ctrl+Z	取消	Graph	▲	图形	Equation…		方程
Redo	Ctrl+Y	重复	Matrix…	Ctrl+M	矩阵	Result…		结果
Cut	Ctrl+X	剪切	Function…	Ctrl+E	函数	Text…		文本
Copy	Ctrl+C	复制	Unit…	Ctrl+U	单位	Paragraph…		段落
Paste	Ctrl+V	粘贴	Picture…	Ctrl+T	图片	Tabs…		制表符
Paste Special…		特殊粘贴…	Area		面积	Style…		样式
Delete	Ctrl+D	删除	Math Region…		数学区域	Properties…		属性
Select All	Ctrl+A	全选	Text Region…	"	文本区域	Graph	▲	图形
Find	Ctrl+F	查找	Page Break		分页标志	Color	▲	颜色
Replace	Ctrl+H	替换	Hyperlin…	Ctrl+K	超链接	Separate Regions		分割区域
Go to Page		换页	Reference…		参数	Align Regions		排列区域
Check Spelling		拼写检查	Component…		部件	Area		面积
Links…		链接	Object…		对象	Headers/Footers…		页眉/页脚
Object		对象				Repaginate Now		重编页码

图 9-5

柄，表示当前输入位置；边框上的▪称变形光标，表示区域变化的方向．鼠标指针在边框上变为手形时，可按住左钮拖动使区域移动；变为双箭头时，可按住左钮拖动使区域变大或缩小.

在 Math 区域，可用 Calculator 工具栏或键盘输入数值运算表达式. 编辑 Math 区域时，蓝色折线称位置光标，表示选定的当前整体，可按空格键进行改变. 右下角折线表示当前输入位置在竖线之右，左下角折线表示当前输入位置在竖线之左，Insert键或左、右光标键进行折线转换. Text 区域没有蓝色折线，部分汉字及全角字符不能在 Text 区域直接输入，但可以由 Word、记事本等进行 Paste（粘贴）或 Paste Special（特殊粘贴）.

按住鼠标左钮直接拖动，出现虚线矩形框，可以选定多个区域；用鼠标击一个区域，再按住 Shift 键击另一区域，可以选定多个相邻区域；按住 Ctrl 键击另一区域，可以选定多个不相邻区域. 位置光标选定的单个区域的部分对象、虚线矩形框选定多个区域，都可以用 Edit 菜单、或标准工具栏、或用鼠标右钮击对象于快捷菜单，实现移动或复制操作. 只用 Cut 命令，可完成删除操作；先用 Cut 命令、再于其它位置用 Paste 命令，可完成移动操作；先用 Copy 命令、再用 Paste 命令，可完成复制操作.

若直接粘贴 Mathcad 对象到 Word 文档，则是以链接方式插入. 鼠标击链接处会出现滚动条，可直接修改 Mathcad 对象（文档受原对象制约）. 若用 Word 编辑菜单的"选择性粘贴"命令，则可选择图片方式把 Mathcad 对象插入（文档不受原对象制约）.

在表达式后，使用求值号，可以得到计算结果. 若使用 Evaluation 或 Calculator 工具栏数值求值"＝"按钮（快捷键＝），则于求值号后输出 3 位小数的计算结果. 若使用 Evaluation 或 Symbolic 工具栏解析求值"→"按钮（快捷键 Ctrl＋.）或"▮→"按钮（快捷键Ctrl＋Shift＋.），则再按等号键或用鼠标击区域外，可于求值号后输出结果. 解析求值在表达式没有小数点时，输出计算结果的精确值；在有小数点时，输出有效数字 20 位. 若使用 Symbolic 工具栏化简求值"simplify"按钮或▮→按钮输入关键字"simplify"，则可以在解析求值时进行化简. 若使用 Symbolic 工具栏浮点求值"float"按钮，则可以设置计算结果为0～250 位有效数字.

例 1　计算 $\frac{3}{4}-\sqrt{5}+\sqrt[3]{2}\times\pi^2$.

解　用鼠标击工作单，输入 3/4 空格 $-\sqrt{5}$ 空格 $+\sqrt[3]{2}$ 空格 $*\,\pi x^2$ 空格 求值号（输入空格时请注意观察编辑区域蓝色折线的变化，以下不再提示）.

若求值号使用数值求值号＝，则于求值号后输出 10.949；

若求值号使用解析求值号→，则于求值号后输出 $\frac{3}{4}-\sqrt{5}+\sqrt[3]{2}\times\pi^2$；

若使用 float 按钮，设置 10 位有效数字，则结果为 float，10→10.94885436.

若把算式中的 5 添上小数点，再解析求值，则为 $-1.48606799774997896964+\sqrt[3]{2}\times\pi^2$.

9.1.4　函数运算

Mathcad 的函数分为内部函数与自定义函数两类.

内部函数可以用 Insert 菜单的 Function（函数）命令，或标准工具栏的 Function 按钮，于如图 9-6 所示的对话框选择.

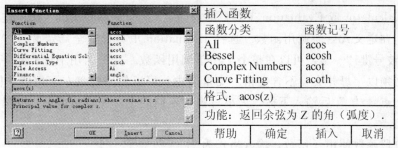

图 9-6

在 Insert Function 对话框，可于左边的列表框选择函数分类，于右边的列表框选择函数记号. Mathcad 的 30 种内部函数分类，如表 9-2 所示.

表 9-2　内部函数分类表

All	全部	Hyperbolic	双曲	Solving	求解
Bessel	贝塞尔	Image Processing	射影处理	Sorting	排序
Complex Numbers	复数	Interpolation and Predic	内插与预测	Special	特殊
Curve Fitting	曲线拟合	Log and Exponenetial	对数与指数	Statistics	统计
Differential Equation So	解微分方程	Number Theory/Combi	数论与组合	String	字符串
Expression Type	表达式类型	Pieccewise Cotinuous	分段连续	Trigonometric	三角
File Access	文件存取	Probability Density	概率密度	Truncation and Round-	截尾与舍入
Finance	金融	Probability Distribution	概率分布	User defined	用户自定义
Fourier Transform	傅里叶变换	Random Numbers	随机数	Vector and Matrix	向量与矩阵
Graph	图形	Regression and Smoothi	回归与光滑	Wavelet Transform	子波变换

计算中常用的内部函数如表 9-3 所示，圆括号（ ）为必须，方括号［ ］为选项.

表 9-3　常用内部函数表

函　数	功　能	函　数	功　能	函　数	功　能
$\exp(z)$	e 为底指数 e^z	$\tan(z)$	正切 $\tan z$	$\mathrm{asec}(z)$	反正割 $\mathrm{arcsec}z$
$\ln(z)$	e 为底对数 $\ln z$	$\cot(z)$	余切 $\cot z$	$\mathrm{acsc}(z)$	反余割 $\mathrm{arccsc}z$
$\log(z,[b])$	b 为底对数 $\log_b z$	$\sec(z)$	正割 $\sec z$	$\sinh(z)$	双曲正弦 $(e^z-e^{-z})/2$
$\mathrm{combin}(n,k)$	n 取 k 组合数 C_n^k	$\csc(z)$	余割 $\csc z$	$\cosh(z)$	双曲余弦 $(e^z+e^{-z})/2$
$\mathrm{mod}(x,y)$	x 除以 y 的余数	$\mathrm{asin}(z)$	反正弦 $\mathrm{arcsin}z$	$\tanh(z)$	双曲正切 $(e^z-e^{-z})/(e^z+e^{-z})$
if(条件,x,y)	条件真取 x,否则取 y	$\mathrm{acos}(z)$	反余弦 $\mathrm{arccos}z$	$\mathrm{asinh}(z)$	反双曲正弦 $\ln(z+\sqrt{z^2+1})$
$\sin(z)$	正弦 $\sin z$	$\mathrm{atan}(z)$	反正切 $\mathrm{arctan}z$	$\mathrm{acosh}(z)$	反双曲余弦 $\pm\ln(z+\sqrt{z^2-1})$
$\cos(z)$	余弦 $\cos z$	$\mathrm{acot}(z)$	反余切 $\mathrm{arccot}z$	$\mathrm{atanh}(z)$	反双曲正切 $(\ln|1+z|-\ln|1-z|)/2$

自定义函数或变量，使用定义号":="或全局定义号"≡"进行定义，格式为

函数名或变量名:=[或≡]表达式

选择 Calculator 或 Evaluation 工具栏的局部定义号":="按钮（快捷键为冒号键
";"），只能在定义式后面调用函数. 选择 Evaluation 工具栏的全局定义号"≡"按钮
（快捷键为波号键"～"），可以在整个工作单调用函数. 变量名用字母、数字、下划线
等组成，必须以字母开头、不含空格. 变量名中，可以使用键盘左上角的单撇号"'"，
可以于西文点号"."后输入下标，大小写视为不同的字母. 表达式中，变量之间的乘
号不能省略.

定义分段函数使用 if 函数，输入格式为

函数名（自变量）定义号 if（条件式，表达式 1，表达式 2）

if 称为条件函数，在条件为真（非零）时返回表达式 1，条件为假（零）时返回表
达式 2.条件式的布尔运算符，可以用 Boolean 工具栏选择. 定义域完全分类多于两类
时，可以嵌套为

函数名（变量名）定义号 if（条件 1，式 1，if（条件 2，式 2，式 3））

已定义的函数，可以调用来计算函数值，格式为

函数名（表达式）求值号

调用未定义的函数时，函数名会显示红色并出现提示信息：

This variable or function is not defined above（变量或函数在前面未定义）.

自变量构成等差数列时，可以在调用函数前定义自变量的范围为

变量名 定义号 初值，初值＋步长 .. 终值

其中，初值、步长、终值为数列的首项、公差、末项. 变量范围号 .. 用键盘分号
键";"输入，或 Calculator、或 Matrix 工具栏 Range Variable（变量范围）"m..n"
按钮输入. 调用函数只能用数值求值号＝，才输出结果表格. 在输出结果多于 16 格时，
用鼠标击输出结果即出现垂直滚动条，可上下翻看其它输出结果.

例 2 若 $f(x) = \dfrac{x}{x-1}$，求 $f\left[\dfrac{1}{f(x)}\right]$ 及 $x = 2$、3、4、5、6 时的函数值.

解 先定义函数为

$f(x) := \dfrac{x}{x-1}$（局部定义冒号键":"，或 $f(x) \equiv \dfrac{x}{x-1}$ 全局定义波号键"～"）

再计算函数值并化简为

$f\left(\dfrac{1}{f(x)}\right)$ simplify$\rightarrow -x+1$（全用圆括号，Symbolic 工具栏 simplify 按钮）

自变量值构成等差数列，故定义自变量范围为

$x := 2, 3 .. 6$（变量范围分号键";"）

最后，多次计算函数值为

$f(x)=$ （只能用＝）

2
1.5
1.333
1.25
1.2

例 3 若 $h(x)$ 为绝对值函数，求 $x=-20$、-18、-16、$\cdots$、20 时的函数值.

解 视定义域完全分类为 3 类，可定义函数为

$h(x):=\mathrm{if}(x>0,\,x,\,\mathrm{if}(x<0,-x,0))$

视定义域完全分类为 2 类，也可定义函数为

$h(x):=\mathrm{if}(x<0,-x,\,x)$

用 Calculator 工具栏绝对值"| x |"按钮，还可定义函数为

$h(x):=|x|$

再定义自变量范围为

$x:=-20,-18..20$

最后，用 $f(x)=$ 计算函数值，用鼠标击输出结果可以翻看（略）.

9.1.5 极限运算

选择 Calculus（微积分）工具栏的 $\lim\limits_{\to a}$、$\lim\limits_{\to a+}$、$\lim\limits_{\to a-}$、按钮（快捷键 Ctrl＋L、Ctrl＋Shift＋A、Ctrl＋Shift＋B），可以分别进行双侧极限、右极限、左极限运算.

极限运算只能进行解析计算，极限存在则输出极限值，极限不存在则算式显示为红色.

自变量趋于无穷大的极限，$-\infty$ 由 ∞ 添减号，$+\infty$ 的加号省略，∞ 由 Calculus 工具栏选择.

分段函数的连接点处，一般要用各段解析式分别计算左、右极限. 根据左、右极限是否相等，判断连接点处双侧极限是否存在. 再根据双侧极限与连接点处函数值是否相等，判断连接点是否为连续点或间断点.

例 4 计算 $\lim\limits_{x\to 0}\dfrac{1-\cos(2x)}{x^2}$.

解 这是双侧极限，求得

$\lim\limits_{x\to 0}\dfrac{1-\cos(2x)}{x^2}\to 2$

例 5 计算 $\lim\limits_{x \to \infty}\left(1 - \dfrac{5}{x}\right)^{-2x+3}$

解

$$\lim\limits_{x \to \infty}\left(1 - \dfrac{5}{x}\right)^{-2x+3} \to \exp(10) \quad （指数 e^{10}）$$

例 6 判断函数 $f(x) = \begin{cases} 2x+1 & x>0 \\ 0 & x=0 \\ 2x-1 & x<0 \end{cases}$ 在连接点 $x=0$ 处的连续性.

解 计算 $x=0$ 处的左极限，得

$$\lim\limits_{x \to 0^-}(2x-1) \to -1$$

计算 $x=0$ 处的右极限，得

$$\lim\limits_{x \to 0^+}(2x+1) \to 1$$

左右极限不相等，$\lim\limits_{x \to 0} f(x)$ 不存在，故 $f(x)$ 在连接点 $x=0$ 处不连续.

练 习 1

1. 计算 π 的 50 位有效数字近似值，计算 e 的 50 位小数近似值.

2. $f(x) = \dfrac{x-1}{2x+3}$，计算 $f[f(x)-1]$、$f[2f(x)]$、$f[3/f(x)]$，再计算 $x=-2,-1,\cdots,2$ 的函数值.

3. 计算下列极限.

① $\lim\limits_{x \to -\infty} x\sqrt{\sin\dfrac{1}{x^2}}$;

② $\lim\limits_{x \to +\infty} x(\sqrt{x^2+1}-x)$;

③ $\lim\limits_{x \to 0^+} x\cos\dfrac{1}{x}$;

④ $\lim\limits_{x \to 1^-}\left(\dfrac{x}{x-1} - \dfrac{1}{\ln x}\right)$.

4. 研究函数 $f(x) = \begin{cases} x & x<1 \\ -x^2+4x-2 & 1 \leqslant x<3 \\ 4-x & x \geqslant 3 \end{cases}$ 的连续性.

5. $f(x) = \begin{cases} \dfrac{\sin x}{x} & x<0 \\ a & x=0 \\ x\sin\dfrac{1}{x}+b & x>0 \end{cases}$，视 a、b 为参数，定义为 $f(x,a,b)$，计算 $f(2)$、$f(-3)$ 的精确值及 8 位有效数字的近似值. 求 a、b 值，使 $f(x)$ 在 $x=0$ 处连续.

9.2 导数与微分实验

9.2.1 实验目的

掌握 Mathcad 的导数与微分运算，熟悉变量的求解，掌握直角坐标图形的描绘，了解极坐标图形的描绘.

9.2.2 Mathcad 求导运算

选择 Calculus 工具栏一阶导数 $\dfrac{d}{dx}$ 或 n 阶导数 $\dfrac{d^n}{dx^n}$ 按钮（快捷键 Shift＋/、Ctrl＋Shift＋/），即可于出现的导数运算符号处输入求导的解析式及自变量. 选择 Symbolic 工具栏解析求值→按钮或化简求值 simplify 按钮，再按等号键或用鼠标击区域外可得出计算结果.

为方便计算，根号常输入为分指数，分数不要改为小数. 计算函数的微分 dy，可以先计算导数，再乘上 dx.

在如图 9-7 所示的菜单中，给出了 Math（数学）菜单设置计算的方式，Symbolic（解析）菜单设置计算的方法.

Math		数学	Symbolic		解析
=Calculate F9 　Calculate Worksheet ∨ Automatic Calculation 　Optimization		更新工作单可见部分 更新工作单 自动计算 简化求值号右表达式	Evaluate　　　▲ Simplify Expand Factor Collect Polynomial Coefficients		求值 化简表达式 展开表达式 分解整系数表达式 整理表达式 多项式系数
Options⋯		选项⋯	Variable　　　▲ Matrix　　　　▲ Transform　　　▲		变量 矩阵 变换
			Evaluation Style⋯		求值样式

图 9-7

在如图 9-8 所示的 Symbolic 下级菜单中，Evaluate（求值）下拉菜单可以对表达式计算，Variable（变量）下拉菜单可以对指定变量求解、换元、微分、积分，Matrix（矩阵）下拉菜单可以对矩阵计算，Transform（变换）下拉菜单可以对表达式进行变换.

输入表达式或逻辑等号＝连接的等式后，用蓝色折线位置光标选定自变量，选择 Symbolic、Variable（变量）下拉菜单的 Differentiate（微分）命令，可以对表达式或

Symbolic\Evaluate	解析\求值	Symbolic\Variable	解析\变量	Symbolic\Transform	解析\变换
Symbolically Shift+9	解析	Solve	求解	Fourier	傅氏变换
Floating Point…	浮点	Substitute	替换	Inverse Fourier	傅氏逆
Complex	复数	Differentiate	微分	Laplace	拉氏变换
Symbolic\Matrix	解析\矩阵	Integrate	积分	Inverse Laplace	拉氏逆
Transpose	转置	Expand to Series…	展幂级数	Z	Z 变换
Invert	逆阵	Convert to Partial Fraction	部分分式	Inverse Z	Z 逆变换
Determinant	行列式				

图 9-8

逻辑等号=两边进行求导运算.

隐函数 $F(x,y)=0$ 的导数，可以用 $\dfrac{\mathrm{d}y}{\mathrm{d}x}=-\dfrac{F'_x}{F'_y}$ 计算，F'_x、F'_y 分别表示 $F(x,y)$ 对 x、y 求导.

例 1　求函数 $y=\arctan\dfrac{x}{\sqrt{a^2-x^2}}$ 的一阶导数.

解　选择 Calculus 工具栏一阶导数 $\dfrac{\mathrm{d}}{\mathrm{d}x}$ 按钮，输入解析式及自变量，求得

$$\frac{\mathrm{d}}{\mathrm{d}x}\operatorname{atan}\left(\frac{x}{\sqrt{a^2-x^2}}\right)\ \text{simplify}\to\frac{1}{(a^2-x^2)^{(\frac{1}{2})}}$$

例 2　求函数 $y=x^2\mathrm{e}^{-x}$ 的三阶导数.

解　选择 Calculus 工具栏 n 阶导数 $\dfrac{\mathrm{d}^n}{\mathrm{d}x^n}$ 按钮，输入解析式及自变量，求得

$$\frac{\mathrm{d}^3}{\mathrm{d}x^3}x^2\mathrm{e}^{-x}\ \text{simplify}\to-6\exp(-x)+6x\exp(-x)-x^2\exp(-x)$$

例 3　求函数 $y=\sqrt{(a^2+x^2)^3}$ 的微分.

解　可以用按钮操作，这里练习菜单命令操作. 输入逻辑等号=连接的等式，即

$$f(x)=(a^2+x^2)^{\frac{3}{2}}$$

用位置光标选定自变量 x，选择 Symbolic、Variable 下拉菜单的 Differentiate 命令，得

$$\frac{\mathrm{d}}{\mathrm{d}x}f(x)=3\cdot(a^2+x^2)^{(\frac{1}{2})}\cdot x$$

从而得到 $\mathrm{d}y=3x\sqrt{a^2+x^2}\,\mathrm{d}x$.

例 4　求隐函数 $x^3+y^3=axy$ 的导数.

解　定义隐函数 $F(x,y)$，再计算 $F(x,y)$ 对 x、y 导数的商，即

$$F(x,y,a):=x^3+y^3-a\cdot x\cdot y$$

$$-\dfrac{\dfrac{\mathrm{d}}{\mathrm{d}x}F(x,y,a)}{\dfrac{\mathrm{d}}{\mathrm{d}y}F(x,y,a)} \quad \text{simplify} \rightarrow \dfrac{-(-3 \cdot x^2 + a \cdot y)}{(-3 \cdot y^2 + a \cdot x)}$$

从而得到隐函数的导数 $\dfrac{\mathrm{d}y}{\mathrm{d}x} = \dfrac{-(-3 \cdot x^2 + a \cdot y)}{(-3 \cdot y^2 + a \cdot x)}$.

9.2.3 变量的求解

选择 Symbolic、Variable 下拉菜单的 Solve 命令, 或选择 Symbolic 工具栏的 solve 按钮（快捷键 Ctrl+Shift+.）, 可以对单个方程（逻辑等号 = 在右边为零时可省）或不等式求解变量.

除 Solve 命令外, 还可以使用如表 9-4 所示的 Solving（求解）函数求解变量.

函数 root（求根）用于函数求出一个根, 使用前要为变量定义一个猜想值, 范围 $[a,b]$ 可以省略. 函数 find（求解）用于方程组（或条件式）求出一组解, 函数 maximize（最大化）、minimize（最小化）用于规划问题求出一组最优解和最优值, 使用前均要用关键字 "Given" 列出全部条件式, 并于 Given 前为变量定义一组猜想值.

初等函数的定义域, 为各部分定义域的交集, 可用 Solve 命令或 Solving 函数计算各部分定义域, 再通过区间重叠确定.

表 9-4　Solving 函数表

函　　数	功　　能	函　　数	功　　能
find(var1,var2,⋯)	求解方程组	minimize(f,var1,var2,⋯)	f 在多个条件式的最小值
lsolve(M,v)	线性系统 $Mx=v$ 向量解	polyzoot(v)	v 为系数的多项式的根
maximize(f,var1,var2,⋯)	f 在多个条件式的最大值	root(f(var),var,$[a,b]$)	f 在 $[a,b]$ 的一个根
minerr(var1,var2,⋯)	最接近多个条件的向量		

分段函数的定义域, 为各段定义域的并集, 常通过区间相加完成.

例 5 求解方程 $\dfrac{ax+1}{x-b} = \mathrm{e}^{-a}$.

解 选择 Symbolic 工具栏的 solve 按钮, 指定求解变量 x, 求得

$$\dfrac{a \cdot x + 1}{x - b} = \mathrm{e}^{-a} \quad \text{solve}, x \rightarrow \dfrac{-(1 + \exp(-a) \cdot b)}{(a - \exp(-a))}$$

从而得到方程的解为 $x = -\dfrac{1 + b\mathrm{e}^{-a}}{a - \mathrm{e}^{-a}}$.

例 6 求函数 $f(x) = \sqrt{x^2 - 1} \cdot \ln(4 - 3x - x^2)$ 的定义域.

解 选择 Symbolic 工具栏的 solve 按钮, 分别计算各部分定义域得

$$x^2 - 1 \geqslant 0 \text{ solve}, x \rightarrow \begin{pmatrix} x \leqslant -1 \\ 1 \leqslant x \end{pmatrix} \qquad \text{(并集)}$$

$$4 - 3 \cdot x - x^2 > 0 \text{ solve}, x \rightarrow (-4 < x) \cdot (x < 1) \quad \text{(交集)}$$

从而得到函数的定义域为 $D = (-4, -1]$.

9.2.4 直角坐标图形

Insert 的 Graph 下拉菜单及 Format 的 Graph、Color、Align Regions、Area 下拉菜单如图 9-9 所示.

Insert\Graph	插入\图形	Format\Graph	格式\图形	Format\Color	格式\颜色
X—Y Plot @ Polar Plot Ctrl+7	直角坐标图 极坐标图	X—Y Plot··· Polar Plot··· 3D Plot···	直角坐标图 极坐标图 3 维图	Background··· Highlight··· Annotation···	背景 高亮 注释
3D Plot Wizard···	3 维图向导				
Surface Plot Ctrl+2 Contour Plot Ctrl+5	曲面图 等高图	Trace··· Zoom···	轨迹 显示比例	Use Default Palette Optimize Palette	默认调色板 优化调色板
3D Scatter Plot 3D Bar Plot Vector Field Plot	3 维散点图 3 维条形图 向量场图	Format\Align Regions Across Down	格式\排区域 水平对齐 垂直对齐	Format\Area Lock Unlock	格式\范围 锁定 解锁
				Collapse Expand	折叠 扩展

图 9-9

选择 Insert 的 Graph 下拉菜单的"X—Y Plot（直角坐标图）"命令，或选择 Graph（图形）工具栏的 ⟋ 按钮（快捷键 Shift＋2），可以在工作单插入一个直角坐标图形区域.

首先在图形区域输入函数. 在区域左端的编辑光标处输入纵轴表达式，可于上下出现的两个编辑光标输入纵轴上下限. 在区域下端的编辑光标处输入横轴表达式，可于左右出现的两个编辑光标输入横轴上下限. 用鼠标击空白处，图形区域的矩形内即出现图形. 若输入以逗号分隔的多个表达式，则可以在同一坐标系绘制多个函数的图形.

隐函数要化为显函数或参数方程绘制函数图形，参数方程可以在图形区域前定义参数的范围. 隐函数 $x^2 + y^2 = 1$，可化为 $y = \sqrt{1-x^2}$、$y = -\sqrt{1-x^2}$ 两个显函数绘图，也可化为参数方程 $x = \cos t$、$y = \sin t$（$-\infty < t < +\infty$）绘图. 平行于 y 轴的直线 $x = a$ 不是 y 对 x 的函数，可写为 $y = \tan \dfrac{\pi}{2}(x-a)$ 在小范围内用显函数 $y = 1000(x-a)$ 替代，

也可化为参数方程 $x=a$、$y=t$（$-\infty < t < +\infty$）绘图.

　　显示的图形，通常需要修改. 用鼠标击图形区域，区域左端出现纵轴上下限、区域下端出现横轴上下限，直接修改这些数值可改变图形显示的范围. 鼠标指针在右边框或下边框变形光标处变为双箭头时，可按住左钮拖动改变横或纵轴的长度单位及图形的大小. 鼠标指针在边框上变为手形时，可按住左钮拖动使区域移动.

　　用鼠标双击图形区域，或用鼠标击图形区域选择 Format 的 Graph 下拉菜单"$X-Y$ Plot"命令，均可于如图 9-10 所示的 $X-Y$ Axes 坐标轴选项卡，设置坐标轴为 Boxed（盒状）、Crossed（交叉）、None（无），设置 Numbered（标数）、Autoscale（自动刻度）.

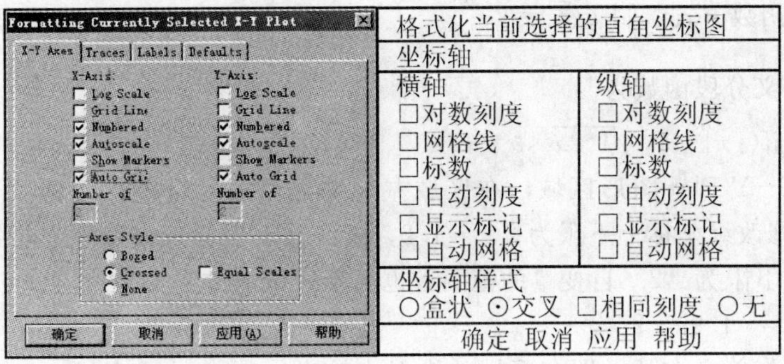

图 9-10

　　在如图 9-11 所示的 Traces(轨迹)选项卡，可逐个轨迹设置 Color(颜色)为 red(红)、blu(蓝)、grn(绿)、mag(朱红)、cya(浅绿)、brn(深绿)、blk(黑)、wht(白)，设置 Line(线条)为 solid(实线)、dot(点线)、dash(划线)等，设置 Type(类型)为 lines(线)、points(点)、bar(条)等，设置 Symbol(符号)为 none(无)、x's(x)、+'s(+)、o's(o)、box(方)、dmnd(钻石)，设置 Hide Argument(隐藏变量)及 Hide Legend(隐藏图例).

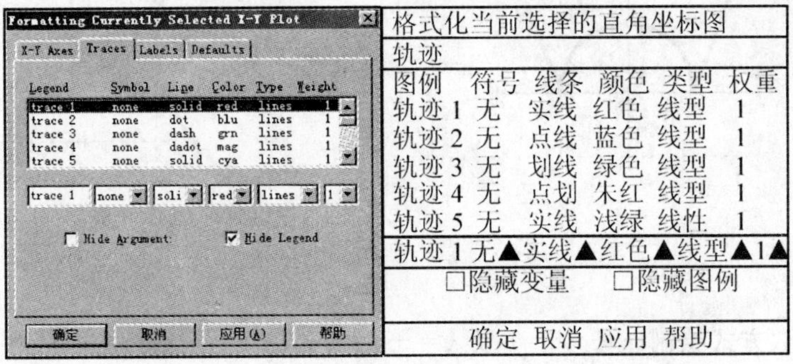

图 9-11

　　在如图 9-12 所示的对话框，Labels(标志) 选项卡可以设置标题及坐标轴标志，Defaults(默认) 选项卡可以设置默认格式.

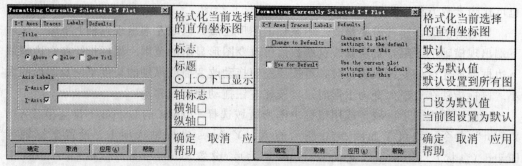

图 9-12

例 7 显函数方式绘制 $g(x) = \begin{cases} x^2-1 & |x|\geqslant1 \\ \sqrt{1-x^2} & |x|<1 \end{cases}$ 及 $y=-1$、$x=1$ 的图形.

解 先定义分段函数为

$g(x) := \text{if}(|x|<1, \sqrt{1-x^2}, x^2-1)$

再插入 $X-Y$ Plot 图形区域, 在区域左端输入以逗号分隔的表达式 $g(x)$, -1, 1 $000(x-1)$ 并修改纵坐标上下限为 2、-1.2, 于区域下端输入以逗号分隔的 x, x, x 并修改横坐标上下限为 ±2. 自变量的范围, 也可于区域上方定义为

$x := -2,\ -1.99..2$

鼠标点工作单空白处, 即在区域的矩形内输出 $y=g(x)$ 及直线 $y=-1$、$x=1$ 的图形.

用鼠标拖动区域边框, 调整 x、y 轴的长度单位. 用鼠标双击图形, 于 $X-Y$ Axes 选项卡设置 Crossed, 于 Traces 选项卡设置 trace1 为 none、red、solid、2, 设置 trace2、trace3 为 none、red、solid、1. 图形完成后, 如图 9-13 所示.

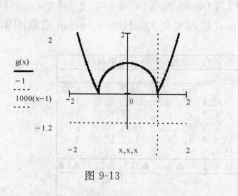

图 9-13

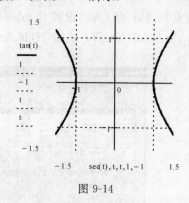

图 9-14

例 8 参数方式绘制 $x^2-y^2=1$ 及 $y=\pm1$、$x=\pm1$ 的图形.

解 双曲线 $x^2-y^2=1$ 可以化为参数方程 $x=\sec t$、$y=\tan t$ ($0\leqslant t\leqslant2\pi$), 可先定义参数范围为 $t := 0,\ 0.01..2\pi$, 也可以由 Mathcad 自己识别.

插入 $X-Y$ Plot 图形区域, 于区域左端输入表达式 $\tan(t)$、1、-1、t、t 及纵坐标上下限为 ±1.3, 于区域下端输入表达式 $\sec(t)$、t、t、1、-1 及横坐标上下限为

±1.5.

鼠标点工作单空白处，即在区域的矩形内输出双曲线及直线 $y=±1$、$x=±1$ 的图形.

鼠标双击图形，于 $X-Y$ Axes 选项卡设置 Crossed，于 Traces 选项卡设置 trace1 为 none、red、solid、2，设置 trace2、…、trace5 为 none、red、dot、1. 图形完成，如图9-14所示.

9.2.5 极坐标图形

选择 Insert 的 Graph 下拉菜单的"Polar Plot（极坐标图）"命令，或选择 Graph（图形）工具栏的 ⊕ 按钮（快捷键 Ctrl+7），可以在工作单插入一个极坐标图形区域.

在区域左端的编辑光标处输入以逗号分隔的极径表达式并可于右端出现的两个编辑光标输入极径的上下限，在区域下端的编辑光标处输入以逗号分隔的极角表达式. 用鼠标击工作单空白处，即于图形区域的圆内出现图形. 变量的取值范围，可以在区域前定义，也可以在区域右端直接修改极径的上下限.

用鼠标双击图形区域，或用鼠标击图形区域选择 Format 的 Graph 下拉菜单"Polar Plot（极坐标图）"命令，均可于如图 9-15 所示的 Polar Axes（极坐标轴）选项卡，设置坐标轴 Axes 为 Perimete（圆周状）、Crossed（交叉状）、None（无），设置 Angular（极角）是否 Numbered（标数）.

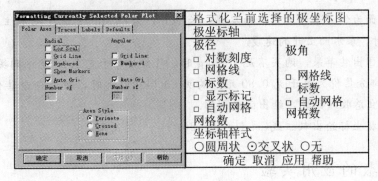

图 9-15

例9 不显示极角标记，绘制心形线 $r=1+\cos\theta$.

解 可用任何字母表示极角，因而，心形线的极坐标方程可表示为 $r=1+\cos t$.

插入 Polar Plot 区域，在区域左端输入 $1+\cos(t)$ 并于区域右端修改极径上下限为 2.1、0，在区域下端输入 t. 鼠标击工作单空白处，即在图形区域的圆内显示出心形线.

鼠标双击图形，设置 Crossed，取消 Angular 的 Numbered（不显示极角标记），设置 trace1 为 red、solid. 图形完成后，如图 9-16 所示.

例10 显示极角标记，绘制三叶线 $r=\sin3\theta$.

解 插入 Polar Plot 区域，在区域左端输入 $\sin(3t)$ 并于区域右端修改极径上下限为 1.1、0，在图形区域下端输入 t. 鼠标击空白处，即在图形区域显示出三叶线.

　　鼠标双击图形，设置 Perimete（圆周状），选择 Angular 的 Numbered，设置 trace1 为 red、solid. 图形完成后，如图 9-17 所示.

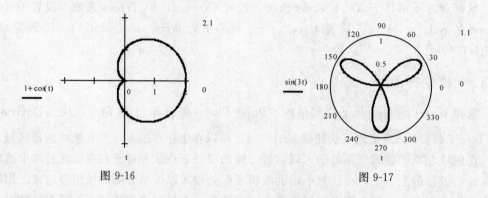

图 9-16　　　　　　　　　　　　　　　　图 9-17

练 习 2

　　1. 求曲线 $y^x = x^y$ 在（1,1）点处的切线方程及法线方程.

　　2. 求函数 $y = \dfrac{1 + \ln\sqrt{x}}{1 - \ln\sqrt{x}}$ 在 $x = 100$ 处的微分.

　　3. 一截面为倒置等边三角形的水槽，长 20m，若以 3m³/s 速度把水注入水槽，在水面高 2m 时，求水面上升的速度.

　　4. 某果园出售苹果，购买不足 2000kg 时，售价为每千克 1.20 元. 购买 2000kg 以上时，超过部分售价为每千克 0.80 元. 购买 5000kg 以上时，超过部分售价为每千克 0.30 元. 建立总收入函数，绘出函数图形.

　　5. 化为极坐标绘出双纽线 $(x^2 + y^2)^2 = 2(x^2 - y^2)$ 的图形.

9.3　导数的应用实验

9.3.1　实验目的

　　掌握 Mathcad 的最值计算，知道函数单调区间及凹凸区间的确定，了解幂级数的展开，熟悉直角坐标与极坐标动画设计.

9.3.2　Mathcad 最值计算

　　在 Mathcad 中，通常用 solve 命令确定函数的最值及拐点.

　　由 $\dfrac{\mathrm{d}}{\mathrm{d}x} f(x)[=0]$ solve, $x \to$，可以计算函数 $f(x)$ 的驻点；

由 $\dfrac{\mathrm{d}}{\mathrm{d}x}f(x)>0$ solve，$x\rightarrow$，可以计算函数 $f(x)$ 的单增区间；

由 $\dfrac{\mathrm{d}}{\mathrm{d}x}f(x)<0$ solve，$x\rightarrow$，可以计算函数 $f(x)$ 的单减区间；

增减区间的分界点，或区间内的唯一驻点，其横坐标为函数的最值点．

由 $\dfrac{\mathrm{d}^2}{\mathrm{d}x^2}f(x)[=0]$ solve，$x\rightarrow$，可以计算函数 $f(x)$ 拐点的可疑点；

由 $\dfrac{\mathrm{d}^2}{\mathrm{d}x^2}f(x)>0$ solve，$x\rightarrow$，可以计算函数 $f(x)$ 的凹区间；

由 $\dfrac{\mathrm{d}^2}{\mathrm{d}x^2}f(x)<0$ solve，$x\rightarrow$，可以计算函数 $f(x)$ 的凸区间；

凹凸区间的分界点，为函数的拐点．

例 1　口服中药罗勒胶囊，体外血栓抑制率的净升率与时间 t 的关系为 $C_\mathrm{m}=133\,(\mathrm{e}^{-0.2112t}-\mathrm{e}^{-2.3358t})$，求净升率的最大值．

解　定义净升率函数，并求出驻点，得到

$f(t):=133\cdot(\mathrm{e}^{-0.2112\cdot t}-\mathrm{e}^{-2.3358\cdot t})$

$\dfrac{\mathrm{d}}{\mathrm{d}t}f(t)$ solve，$t\rightarrow1.1311795971064476313$

若用 root 函数求根，则要赋初值或指定范围，得到

$t:=1$

$\mathrm{root}\left(\dfrac{\mathrm{d}}{\mathrm{d}t}f(t),t\right)$ float，$7\rightarrow1.131180$ 或 $\mathrm{root}\left(\dfrac{\mathrm{d}}{\mathrm{d}t}f(t),t,0,4\right)$ float，$7\rightarrow1.131180$

最后，把驻点值粘贴到括号内，计算函数的最值，得到

$f(1.1311795971064476313)$ float，$7\rightarrow95.26601$

例 2　求标准正态分布密度函数 $f(x)=\dfrac{1}{\sqrt{2\pi}}\,\mathrm{e}^{\frac{-x^2}{2}}$ 的单调区间及凹凸区间．

解　定义函数，并确定单增区间，得到

$f(x):=\dfrac{1}{\sqrt{2\pi}}\,\mathrm{e}^{\frac{-x^2}{2}}$

$\dfrac{\mathrm{d}}{\mathrm{d}x}f(x)>0$ solve，$x\rightarrow x<0$

故函数的单增区间为 $(-\infty,0)$，类似可得单减区间 $(0,+\infty)$；

再确定凹区间，得到

$\dfrac{\mathrm{d}^2}{\mathrm{d}x^2}f(x)>0$ solve，$x\rightarrow\begin{pmatrix}x<-1\\1<x\end{pmatrix}$

故函数的凹区间为 $(-\infty,-1)\cup(1,+\infty)$，类似可得凸区间 $(-1,1)$．

9.3.3　Mathcad 幂级数展开

在工作单输入表达式，用蓝色折线位置光标选定自变量，选择 Symbolic、Variable

下拉菜单的 Expand to Series（展为幂级数）命令，于对话框指定阶数，可以得到带有余项的展开式．

例 3 把 $\sin(x+a)$ 展开为 x 的 5 阶幂级数．

解 在工作单输入 $\sin(x+a)$，用位置光标选定自变量 x，选择 Symbolic、Variable 下拉菜单的 Expand to Series 命令，指定阶数 5，得到

$$\sin(x+a)$$

$$\sin(a)+\cos(a)\cdot x+\frac{-1}{2}\cdot\sin(a)\cdot x^2+\frac{-1}{6}\cdot\cos(a)\cdot x^3+\frac{1}{24}\cdot\sin(a)\cdot x^4+O$$

$$(x^5)$$

若用 Symbolic 工具栏的 series 按钮，输入自变量及阶数，则得到

$$\sin(x+a)\ \text{series},\ x,5\rightarrow\sin(a)+\cos(a)\cdot x+\frac{-1}{2}\cdot\sin(a)\cdot x^2$$

$$+\frac{-1}{6}\cdot\cos(a)\cdot x^3+\frac{1}{24}\cdot\sin(a)\cdot x^4$$

9.3.4　直角坐标及极坐标动画

直角坐标或极坐标图形，选择图形参数为内部整型变量 FRAME（帧），可以设计出平面动画．与帧变量 FRAME 无关的函数为静画，与帧变量 FRAME 有关的函数为动画．帧变量 FRAME 控制动画的帧，通常从 0 开始，每秒播放 10 至 30 帧．

设计自变量从 0 到 l 的 n 帧动画，定义参数 t 有消除与保留两种类型．消除型动画在下一帧出现时上一帧消除，常用 $t:=l\cdot \text{FRAME}/n$ 定义；保留型动画在下一帧出现时上一帧保留，常用 $t:=0,\ 0.1..l\cdot \text{FRAME}/n$ 定义．

选择 View 菜单的 Animate（动画）命令，出现如图 9-18 所示的对话框．鼠标左拖用虚框围住图形区域，于 Animate 对话框输入帧变量的开始值 0、结束值 n 及每秒播放帧数，击 Animate 按钮开始编译动画．编译时，Animate 对话框的编译区下方显示正编译的帧数．

编译完成后，出现如图 9-19 所示的 Playback（播放）窗口．鼠标击窗口下方的播放按钮，可播放动画．

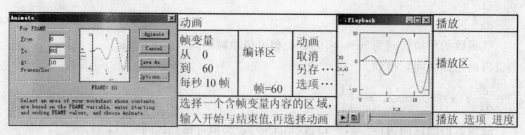

图 9-18　　　　　　　　　　　　　　　　图 9-19

在 Playback 窗口，鼠标击选项按钮，出现如图 9-20 所示的菜单．菜单的查看命令可选择播放窗口为"一半"、"正常"、"双倍的大小"，速度命令可拖动滚动条的滑块设

置播放速度，Open 命令可打开动画文件，Copy 命令可复制当前帧到剪贴板，配置命令可设置窗口大小，Command 命令可使 Mathcad 执行 Windows 的 MCI（多媒体接口）命令.

设计的动画还可从图形的线条及颜色、动画的帧数及运动方向等多方面，进行适当的修改. 修改好后，鼠标击 Animate 对话框的 Save As 按钮，可由如图 9-21 所示的对话框存为 .avi 文件. 选择 View 菜单的 Playback 命令，于出现的 Playback 窗口用鼠标击选项按钮，用 Open 命令可打开 .avi 文件播放. 用

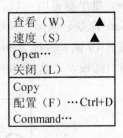

图 9-20

如图 9-22 所示的 Windows Media Player 或其它的多媒体播放器，可以播放 .avi 动画.

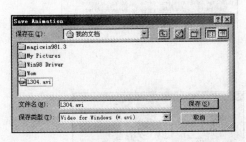

图 9-21

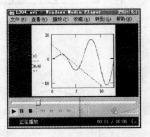

图 9-22

鼠标击 Animate 对话框的 Optins 按钮，于如图 9-23 所示的 Compressor Options（压缩选项）对话框，可选择 Microsoft Video 1、VDOnet VDOWave、Microsoft MPEG−4 Video Codec V1 等压缩程序，对保存的动画进行压缩. 鼠标击 Optins 对话框的"配置"按钮，于如图 9-24 所示的对话框，可对压缩率进行设置（压缩率高，占磁盘空间小，但播放质量差）.

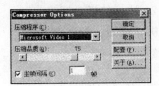

图 9-23

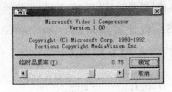

图 9-24

例 4 设计 $f(x)=x\sin x$ 从 0 到 4π 的切线动画.

解 在工作单定义函数、导函数、切线、帧变量，得到

$f(x):=x \cdot \sin(x)$ （定义函数）

$g(x):=\dfrac{\mathrm{d}}{\mathrm{d}x}f(x)$ （定义导函数）

$y(x,a):=f(a)+g(a)\cdot(x-a)$ （定义点 $(a,f(a))$ 处的切线方程）

$a:=\dfrac{4 \cdot \pi \cdot \text{FRAME}}{60}$ （消除型定义参数，从点 $(0,0)$ 开始绘 60 帧）

在同一直角坐标区域，绘制函数 $f(x)$ 及切线 $y(x,a)$ 的图形，设置横坐标范围 0、

4π，纵坐标范围-12、10，Weight 为 2，存为文件 La304.mcd. 选择 View 菜单的 Animate 命令，鼠标左拖用虚框围住图形区域，设置帧变量的开始值 0 及结束值 60，每秒播放 10 帧，选择 Animate 按钮编译动画，如图 9-25 所示. 编译完成后，可于 Playback 窗口播放，可选择 Save As 按钮存为文件 La304.avi.

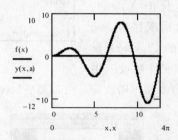 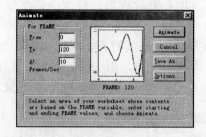

图 9-25

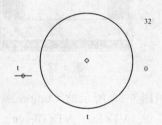 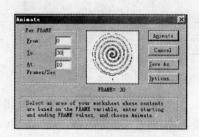

图 9-26

关闭 Animate 对话框，定义 a 为 $4\pi\text{FRAME}/120$（反向则为 $4\pi-4\pi\text{FRAME}/120$）. 鼠标双击图形，修改 trace1 为 dmnd、solid、red，trace2 为 dmnd、solid、blu. 打开 Animate 对话框，设置帧变量结束值 120，每秒播放 20 帧，编译动画.

例 5　设计阿基米德（Archimedes）螺线 $r=a\theta$ 从 0 到 10π 的展开动画.

解　设 $a=1$，绘制 $r=t$ 图形. 在工作单定义自变量，得到

$$t_:=0,0.1..\frac{10\cdot\pi\cdot\text{FRAME}}{30}\qquad（保留型定义参数，绘 30 帧）$$

在极坐标区域，极角及极径均输入 t，设置极径范围 0、32（$10\pi=31.4$）. 鼠标双击图形，极角与极径均取消 Numbered，修改 trace1 为 dmnd、red、solid. 选择 View 菜单的 Animate 命令，鼠标左拖用虚框围住图形区域，设置帧变量的开始值 0 及结束值 30，每秒播放 10 帧，如图 9-26 所示. 编译动画，再存为文件 La305.avi.

练 习 3

1. 把一根长为 10(m) 的铁丝分为两段，一段折为一个正方形，另一段弯为一个圆. 两段分别为多长时，正方形与圆的面积之和为最小？

2. 某药厂生产一种成药 x 件的总成本为 $C(x)=0.5x^2+2x+100$(百元)，市场对该药的需求规律为 $x=74-2p$，其中 p 为价格（百元/件）. 建立利润函数，求利润函数的最大值.

3. 确定 $y=\dfrac{10}{4x^3-9x^2+6x}$ 的单调区间及凹凸区间.

4. 圆沿着大圆周（外）滚动，设计圆上固定点的轨迹动画.

9.4 不定积分实验

9.4.1 实验目的

掌握 Mathcad 的不定积分运算，掌握曲面图的绘制，熟悉曲面图的格式化，了解散点图的绘制，知道等高图的绘制，知道多面体的绘制.

9.4.2 Mathcad 不定积分运算

在 Mathcad 中，选择 Calculus 工具栏的 $\int$ 按钮（快捷键 Ctrl＋I），于编辑光标处输入被积函数和积分变量，选择→或 simplify 按钮，用鼠标击数学区域外，可求得一个原函数.

输入表达式，选定变量，选择 Symbolics、Variable 下拉菜单的 Integrate 命令，也可以求得一个原函数.

例 1 求不定积分 $\displaystyle\int\frac{\mathrm{d}x}{(1-x^2)^{3/2}}$.

解 选择 Calculus 工具栏的 $\int$ 按钮，输入被积函数，选择 simplify 简化运算，求得

$$\int\frac{1}{(1-x^2)^{\frac{3}{2}}}\mathrm{d}x \text{ simplify} \to \frac{x}{(1-x^2)^{\frac{1}{2}}}$$

故 $\displaystyle\int\frac{\mathrm{d}x}{(1-x^2)^{\frac{2}{3}}}=\frac{x}{(1-x^2)^{\frac{1}{2}}}+C$.

例 2 求不定积分 $\displaystyle\int\sin^2\sqrt{u}\,\mathrm{d}u$.

解 选择 Calculus 工具栏的 $\int$ 按钮，输入被积函数，选择 simplify 简化运算，求得

$$\int\sin(\sqrt{u})^2\,\mathrm{d}u \text{ simplify} \to -u^{(\frac{1}{2})}\cdot\cos(u^{(\frac{1}{2})})\cdot\sin(u^{(\frac{1}{2})})+\frac{1}{2}\cdot u-\frac{1}{2}\cdot\cos(u^{(\frac{1}{2})})^2$$

故 $\displaystyle\int\sin^2\sqrt{u}\,\mathrm{d}u=-\sqrt{u}\cos\sqrt{u}\sin\sqrt{u}+\frac{u}{2}-\frac{1}{2}\cos^2\sqrt{u}+C$.

例 3 求不定积分 $\displaystyle\int\tan^9 x\,\mathrm{d}x$.

解 选择 Calculus 工具栏的 $\int$ 按钮，输入被积函数，选择 simplify 简化运算，求得

$$\int \tan(x)^9 \mathrm{d}x \text{ simplify} \to \frac{1}{8}\tan(x)^8 - \frac{1}{6}\tan(x)^6 + \frac{1}{4}\tan(x)^4$$

$$- \frac{1}{2}\tan(x)^2 + \frac{1}{2}\ln(1 + \tan(x)^2)$$

故 $\int \tan^9 x \mathrm{d}x = \frac{1}{8}\tan^8 x - \frac{1}{6}\tan^6 x + \frac{1}{4}\tan^4 x - \frac{1}{2}\tan^2 x + \frac{1}{2}\ln(1+\tan^2 x) + C.$

例 4 某药在日产量为 x（件）时，边际成本为 $0.4x+1$（元/件），固定成本为 375（元），销售价格为 21（元/件），求利润的最大值.

解 输入边际成本，选定 x，选择 Symbolics、Variable 下拉菜单的 Integrate 命令，求得

$\frac{2}{5}x+1 \quad \frac{1}{5}x^2+x$ （由边际成本求原函数）

$C(x,A):=x^2/5+x+A$ （定义总成本函数）

$C(0,A)=375 \text{ solve}, A \to 375$ （确定积分常数 A）

$L(x):=21 \cdot x - C(x,375)$ （定义利润函数）

$\frac{\mathrm{d}}{\mathrm{d}x}L(x) \text{ solve}, x \to 50$ （求利润函数的驻点）

$L(50) \text{ simplify} \to 125$ （求利润函数的最大值）

故日产量为 50 件时，利润取得最大值 125 元.

9.4.3 曲面图

选择 Insert、Graph 下拉菜单的 Surface Plot（曲面图）命令，或 Graph 工具栏的 按钮（快捷键 Ctrl＋2），可以在 Mathcad2000 工作单插入曲面图区域.

在平面直角坐标区域中，定义纵坐标为横坐标的显函数，或定义 2 个坐标的参数方程，均可以绘制二维图形. 与此类似，在曲面图区域中，定义竖坐标为横坐标、纵坐标的二元显函数，或把 3 个坐标的参数方程定义为二元三维向量，均可以绘制三维曲面图.

在图形区域下端，输入用逗号分隔的二元函数名或三维向量名，用鼠标击图形区域外，可在同一区域绘制多张曲面的图形. 用鼠标拖动图形，可旋转为适当角度. 按住 Ctrl 键，用鼠标击图形并拖动一下，图形可前后移动. 按住 Shift 键，用鼠标击图形并拖动一下，图形可连续转动. 再用鼠标击图形一点，可以停止转动.

用鼠标双击图形，出现 3-D Plot Format（三维图形格式）对话框.

在如图 9-27 所示的 General（通常）选项卡，可设置 View（视图）为 Rotation（旋转−360°～360°）、Til（倾斜 0°～180°）、Twist（盘旋−360°～360°）、Zoom（缩放比例），可设置 Axes Style（坐标轴样式）为 Perimete（三轴成折线）、Corner（三轴成交线）、None（无），可设置 Frames（框架）为 Bordes（方形边界）、Box（六面体盒形），可分别设置各个图形 Display（显示）为 Surface（曲面）、Data Points（数据

点）等.

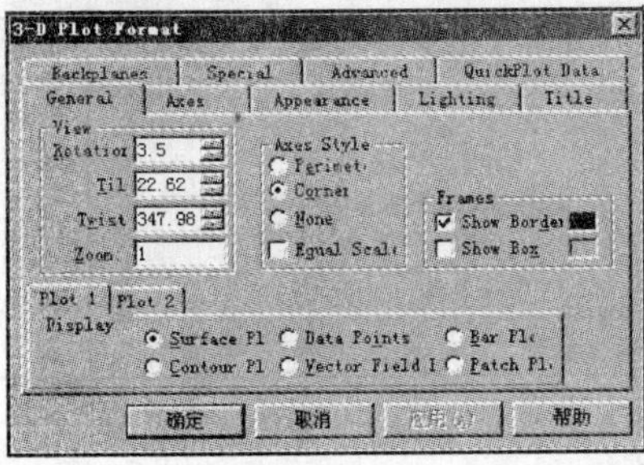

三维图形格式
通常
视图 旋转 3.5 倾斜 22.62 盘旋 347.98 缩放 1
轴样式 ○折线 ⊙交线 ○无□等刻度
框架 □显边界 □显盒形
图 1 显示 ⊙曲面图 ○数据点 ○条形图 ○等高图 ○向量图 ○斑纹图
确定 取消 应用 帮助

图 9-27

在如图 9-28 所示的 Axes（坐标轴）选项卡，可设置 X（横）、Y（纵）、Z（竖）轴的 Grids（格子线）、Format（格式）、Limits（范围）. 若选择 Minimum（最小值）、Maximum（最大值），则可以绘制曲面与坐标面平行平面的截痕.

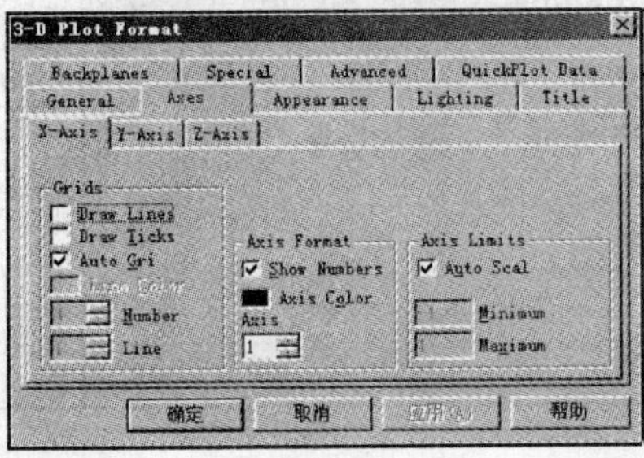

三维图形格式
轴 X—轴
格子 □画线条 □画记号 □自动格 线条颜色 4 数量 1 行数
轴格式 □显示标记 轴颜色 轴 1
轴范围 □自动刻度 −1 最小值 1 最大值
确定 取消 应用 帮助

图 9-28

在如图 9-29 所示的 Appearance（外观）选项卡，可以设置 Fill（填满）Surface（曲面）、Contour（等高线），可设置 Line（线条）、Point（点），可设置 Color（颜色）等.

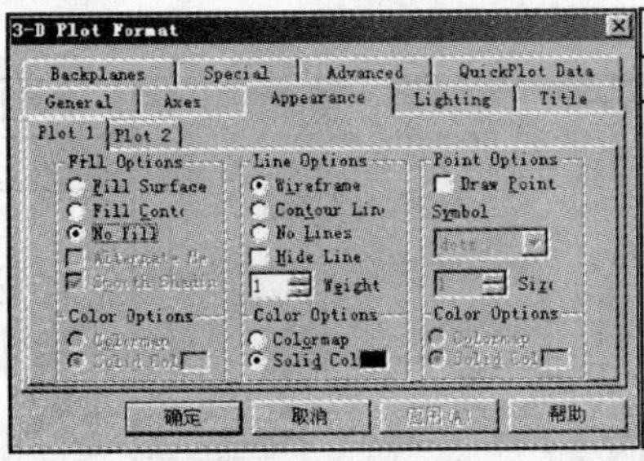

三维图形格式
外观 图 1
填满选项 ○填曲面○填等高 ⊙不填□交替网格 □平滑底纹 颜色选项 ○色图 ○纯色
线条选项 ⊙线框架 ○等高线 ○无□隐藏线 颜色选项 ○色图○纯色
点选项 □画点 符号：点 尺寸：1 颜色选项 ○色图○纯色
确定 取消 应用 帮助

图 9-29

在如图 9-30 所示的 Plot Format 对话框中，Lighting（灯光）选项卡可设置 Scheme（方案）为 1 至 6 并确定投影灯光的 Location（位置），Title（标题）选项卡可设置 Graph Title（图形标题）于 Above（上方）、Below（下方）等.

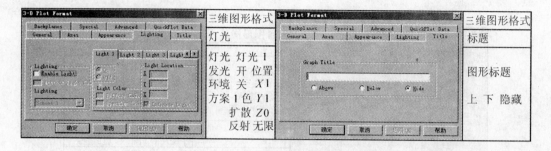

图 9-30

在如图 9-31 所示的 Plot Format 对话框，Backplanes（投影面）选项卡可设置 XY、YZ、XZ 坐标面为投影面，Special（专用）选项卡可设置 X、Y、Z 轴方向的 Contour（等高线）等.

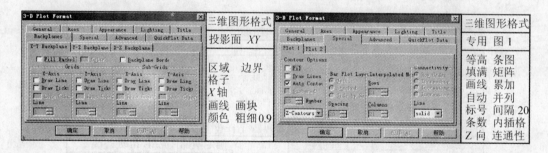

图 9-31

在如图 9-32 所示的 Plot Format 对话框，Advanced（高级）选项卡可设置 Vertical（垂直度）、Perspective（透视度），QuickPlot Data（快图）选项卡可设置 Range（角范围）及 Coordinate System（坐标系）为 Cartesian（直角坐标）、Spherical（球坐标）、Cylindric（柱坐标）.

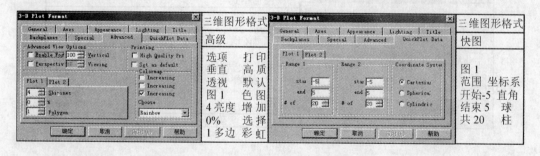

图 9-32

例 5 绘制二元函数 $z=xy$ 与 $z=x-y-10$ 相交的曲面图.

解 定义二元函数为

$f(x, y) := x \cdot y$

$g(x, y) := x - y - 10$

选择 Graph 工具栏的 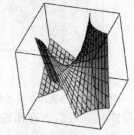 按钮，于图形区域左下角输入逗号分隔的函数名 f, g. 鼠标击图形区域外空白处，出现曲面图形.

鼠标双击图形，于 General 选项卡设置 Axes Style 为 None、Frames 为 Box、Display 为 Surface，于 Axes 选项卡设置 Z-Axes 轴 Limits 的 Minimum 为 -6、Maximum 为 6，于 Appearance 选项卡设置 Fill Surface、设置 Color，于 Lighting 选项卡设置 Scheme1、设置 Color，于 QuickPlot Data 选项卡设置 Range 为 -5、4 及 Cartesian.

f,g

图 9-33

最后用鼠标拖动图形旋转选择适当角度，绘制出如图 9-33 所示的马鞍面及截面.

例 6　绘制 $x^2 + y^2 = 1$ 与 $y^2 + z^2 = 1$ 在 $x > 0$、$y > 0$、$z > 0$ 时的曲面图.

解　定义三元参数方程为

$$f(u, v) := \begin{bmatrix} \cos(u) \\ \sin(u) \\ v \end{bmatrix}$$

$$g(u, v) := \begin{bmatrix} \cos(u) \\ v \\ \sin(u) \end{bmatrix}$$

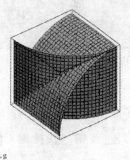

f,g

图 9-34

选择 Graph 工具栏的 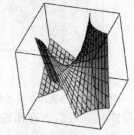 按钮，于图形区域左下角输入逗号分隔的函数名 f, g. 鼠标击图形区域外空白处，出现曲面图形.

鼠标双击图形，于 General 选项卡设置 Axes Style 为 None、Frames 为 Box、Display 为 Surface，于 Axes 选项卡设置 X、Y、Z-Axes 轴 Limits 的 Minimum 均为 0、Maximum 均为 1，于 Appearance 选项卡设置 Fill Surface、设置 Color，于 Lighting 选项卡设置 Scheme1、设置 Color，于 QuickPlot Data 选项卡设置 Range 为 0、1.6 ($\pi/2$) 及 Cartesian.

最后，用鼠标拖动图形旋转选择适当角度，绘制出如图 9-34 所示的圆柱面相交图.

9.4.4　三维图形向导

选择 Insert、Graph 下拉菜单的 3D Plot Wizard（三维图形向导）命令，可于如图 9-35 所示的 Plot Type（图形类型）对话框，选择 Surface、Contour、Bar 等不同类型.

在如图 9-36 所示的 Appearance（外观）及 Coloring（着色）对话框，可选择 Fill

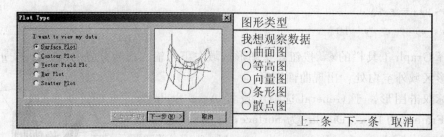

图 9-35

surface and draw lines（填满曲面并且画线）及 Coloring（着色）方式，完成三维图形的格式化. 最后，在出现的图形区域输入函数名或向量名，即得到格式化的三维图形.

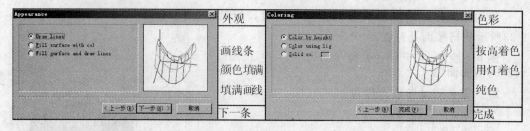

图 9-36

Contour（等高图）是用等高线（曲面上竖坐标值相同的点连接成线）构成的平面图形，也可选择 Insert、Graph 下拉菜单的 Contour Plot 命令，或 Graph 工具栏的 ▨ 按钮（快捷键 Ctrl+5）创建. Bar（条形图）是用曲面上点的竖坐标构成的图形，也可选择 Insert、Graph 下拉菜单的 3D Bar Plot 命令，或 Graph 工具栏的 ▥ 按钮创建.

例 7 用 3D Plot Wizard 绘制马鞍面 $z=xy$ 与 $z=x-y-10$ 相交的图形.

解 选择 Insert、Graph 下拉菜单的 3D Plot Wizard 命令，于 Plot Type 对话框选择 Sur face、于 Appearance 对话框选择 Fill surface and draw lines、于 Coloring 对话框选择 Color using lig（用灯光着色），最后于出现的图形区域输入 f,g 绘制曲面图.

若于 Plot Type 对话框选择 Contour，于 Appearance 对话框选择 Draw contour lines and fill（画等高线并填色）、Numbered Contours（标等高线），则于图形区域输入 f 绘制等高图.

若在 Plot Type 对话框选择 Bar，于 Appearance 对话框选择 Matrix（矩阵），则于图形区域输入 f 绘制条形图.

用 3D Plot Wizard 绘制马鞍面 $z=xy$ 的曲面、等高、条形图，如图 9-37 所示. 按住 Ctrl 键，用鼠标击图形并拖动一下，可前后移动曲面或条形图. 按住 Shift 键，用鼠标击图形并拖动一下，曲面或条形图可连续转动. 再用鼠标击图形一点，可以停止转动.

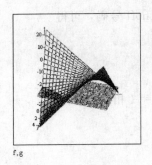
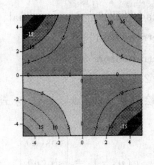
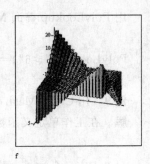

图 9-37

9.4.5 用函数绘制图形

Graph（图形）函数类型包括 Polyhedron（多面体）与 PolyLookup（多面体参数）两个函数.

Polyhedron(S) 用于绘制正多面体，参数 S 可以多种选择，如五棱柱，可使用 Mathcad 号码（1 至 80)"♯1"，或名称（name)"pentagonal prism"，或别名（dual)" pentagonal dipyramid"，或 Wythoff 号码"2 5 | 2".

PolyLookup(n) 用于 Mathcad 号码（1 至 80）查询名称（name）、别名（dual）、Wythoff 号码.

CreateMesh（创建网格）与 CreateSpace（创建间隔）两个函数可用来绘制 3 维图形.

CreateMesh($F, s0, s1, t0, t1$, sgrid, tgrid, fmap) 用于 Surface Plot 区域绘制曲面图，F 为二元函数名，$s0$、$s1$ 及 $t0$、$t1$ 为自变量下、上限，sgrid、tgrid 为网格数，fmap 为射影函数. 参数为可选项，不用 fmap 时限定 2（函数名及相同网格数）或 7 个，用 fmap 时限定 3 个或 8 个.

CreateSpace (F, $t0$, $t1$, tgrid, fmap) 用于 Scatter Plot（散点图）区域绘制曲线，F 为一元函数名，$t0$、$t1$ 及 tgrid 为自变量范围及网格数，fmap 为射影函数，参数为可选项.

选择 Insert、Graph 下拉菜单的 3D Scatter Plot 命令或用 3D Plot Wizard 指定 Scatter Plot 类型，或用 Graph 工具栏的 ▦ 按钮，在 Mathcad2000 工作单插入 Scatter Plot 区域，也可用一元三维向量直接绘制曲线.

例 8 用 Polyhedron 函数绘制 Mathcad 号码 6 的图形.

解 选择 Graph 工具栏的 ▦ 按钮，于图形区域左下角输入 Polyhedron ("♯6")，鼠标击图形区域外空白处，出现曲面图形.

鼠标双击图形，于 General 选项卡设置 Axes Style 为 Corner、Frames 为 Border、Display 为 Surface，于 Appearance 选项卡设置 Fill Surface、设置 Color，于 Lighting 选项卡设置 Scheme1、设置 Color. 最后，用鼠标拖动图形旋转选择适当角度，绘制出如图 9-38 所示的三棱锥.

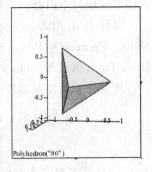

图 9-38

用 PolyLookup 查询 Mathcad 号码 6 的 name、dual、Wythoff 号码，可得

$$PolyLookup("\#6")=\begin{bmatrix}"tetrahedron"\\"tetrahedron"\\"3/2\ 3"\end{bmatrix}$$

例 9 用 CreateMesh 函数绘制 $z=4-x^3-y^2$ 与 $x^2+y^2=1$ 相交的曲面图.

解 在工作单定义函数为

$$f(x,y):=4-x^3-y^2 \qquad g(u,v):=\begin{bmatrix}\cos(u)\\\sin(u)\\v\end{bmatrix}$$

选择 Graph 工具栏 按钮，在图形区域左下角输入 CreateMesh 函数为

CreateMesh$(f,-1,1,-1,1,20,20)$, CreateMesh$(g,20)$

鼠标击图形区域外空白处，出现曲面图形. 鼠标双击图形，于 General 选项卡设置 Axes Style 为 Corner、Frames 为 Border、Display 为 Surface，于 Axes 选项卡设置 Z—Axes 轴 Limits 的 Minimum 为 2、Maximum 为 5，于 Appearance 选项卡设置 Fill Surface、设置 Color. 用鼠标拖动图形旋转选择适当角度，绘制出如图 9-39 所示的相交曲面.

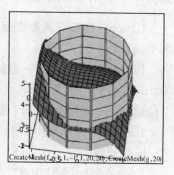

图 9-39

例 10 用 CreateSpace 函数绘制螺旋线（参数方程 $x=\cos t$、$y=\sin t$、$z=t$）的图形.

解 在工作单定义函数为

$$f(t):=\begin{bmatrix}\cos(t)\\\sin(t)\\t\end{bmatrix}$$

选择 Graph 工具栏的 按钮，在图形区域左下角输入 CreateSpace$(f,0,13,100)$（100 个点画 2 圈，$4\pi\approx13$），鼠标击图形区域外空白处，出现曲线的散点图.

鼠标双击图形，于 General 选项卡设置 Axes Style 为 None、Frames 为 Box，于 Appearance 选项卡设置 No Lines、Draw Point 并设置 Color.

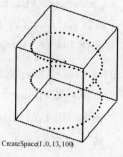

CreateSpace$(f,0,13,100)$

图 9-40

用鼠标拖动图形旋转选择适当角度，绘制出如图 9-40 所示的曲线散点面.

练 习 4

1. 计算下列不定积分.

① $\displaystyle\int \frac{1-x^2}{\sqrt{x}\sqrt{x\sqrt{x}}}\mathrm{d}x$;

② $\displaystyle\int \frac{x^4}{(1-x^2)^{3/2}}\mathrm{d}x$;

③ $\displaystyle\int x\arcsin\frac{x}{2}\mathrm{d}x$;

④ $\displaystyle\int \frac{3x^3-4x+1}{x^2-2}\mathrm{d}x$.

2. 绘制 $z=\sqrt{x^2+y^2}$ 与 $z=\sqrt{2-x^2-y^2}$ 相交的曲面图.

3. 绘制 $z=y^2$、$x^2+y^2=1$、$z=0$ 相交的曲面图.

4. 绘制 $z=12xy-3y^2-x^2$ 的曲面图、等高图、条形图.

5. 用 CreateSpace 函数绘制曲线（参数方程 $x=\cos t$、$y=\sin t$、$z=t$）的图形.

6. 用 Polyhedron 函数绘制 Mathcad 号码 35 的图形.

9.5 定积分实验

9.5.1 实验目的

掌握 Mathcad 的定积分计算，了解反常积分的计算，掌握旋转面动画设计.

9.5.2 Mathcad 定积分运算

在 Mathcad 中，选择 Calculus 工具栏 $\displaystyle\int_a^b$ 按钮（快捷键 Shift＋7），于编辑光标处输入上下限、被积函数及积分变量，选择→或 simplify 按钮，用鼠标击数学区域外，可得出定积分或反常积分的解析解. 若在上下限或被积函数中出现小数，或在符号关键字工具栏选择 float 按钮，则得到定积分或反常积分的数值解. 若反常积分发散，则在→或 simplify 时输出积分式，在 float 时积分式显示为红色.

定积分或反常积分的几何意义，是平面区域的面积. 区域图形，可用直角坐标或极坐标绘制，根据图形确定积分限及被积函数，再用定积分或反常积分计算面积.

积分运算后，有时会出现如表 9-5 所示的常用积分结果符号.

表 9-5　常用积分结果符号

符　号	运　算	符　号	运　算	符　号	运　算
G	$\displaystyle\int_0^{\pi/2}\mathrm{asinh}(\sin,x)\mathrm{d}x$	Ei(x)	$\gamma+\ln x+\displaystyle\int_0^x \frac{e^t-1}{t}\mathrm{d}t$	Psi(x)	$\dfrac{\mathrm{d}}{\mathrm{d}x}\ln(\Gamma(X))$
Chi(x)	$\gamma+\ln x+\displaystyle\int_0^x \frac{\cosh t-1}{t}\mathrm{d}t$	γ	$\displaystyle\lim_{n\to\infty}\Big(\sum_{k=1}^n \frac{1}{k}-\ln n\Big)$	Shi(x)	$\displaystyle\int_0^x \frac{\sinh t}{t}\mathrm{d}t$
Ci(x)	$\gamma+\ln x+\displaystyle\int_0^x \frac{\cos t-1}{t}\mathrm{d}t$	FresnelC(x)	$\displaystyle\int_0^x \cos\frac{\pi}{2}t^2\mathrm{d}t$	Si(x)	$\displaystyle\int_0^x \frac{\sin t}{t}\mathrm{d}t$
dilog(x)	$\displaystyle\int_0^x \frac{\ln t}{1-t}\mathrm{d}t$	FresnelS(x)	$\displaystyle\int_0^x \sin\frac{\pi}{2}t^2\mathrm{d}t$	Zeta(x)	$\displaystyle\sum_{k=1}^n \frac{1}{k^x}$

例 1　求定积分 $\displaystyle\int_{1/2}^1 \frac{\sin x}{x}\mathrm{d}x$.

解　选择 Calculus 工具栏 $\displaystyle\int_a^b$ 按钮，选择 simplify 简化运算得

$$\int_{1/2}^{1} \frac{\sin(x)}{x} dx \text{ simplify} \rightarrow \text{Si}(1)\text{-Si}\left(\frac{1}{2}\right) \text{（没有初等函数形式的原函数）}$$

若选择 float 浮点运算，则计算近似值得

$$\int_{1/2}^{1} \frac{\sin(x)}{x} dx \text{ float,6} \rightarrow .452976$$

例 2 求反常积分 $\int_{0}^{2} \frac{dx}{x^2 - 4x + 3}$.

解 选择 $\int_{a}^{b}$ 按钮，选择 simplify 简化运算得

$$\int_{0}^{2} \frac{1}{x^2 - 4x + 3} dx \text{ simplify} \rightarrow \int_{0}^{2} \frac{1}{x^2 - 4x + 3} dx \quad \text{（重复输出表示反常积分发散）}$$

若选择浮点运算，则显示为红色. 用鼠标击该数学区域时，出现提示信息

No symbolic result was found

例 3 一物体由静止开始作直线运动，加速度为 $2t$，阻力与速度的平方成正比，比例系数 $k > 0$，求物体从 $s = 0$ 到 $s = c$ 克服阻力所作的功.

解 由加速度 $a(t) = 2t$ 计算速度 $v(t)$ 及路程 $s(t)$，得到

$$\int_{0}^{t} 2 \cdot u \, du \rightarrow t^2$$

$$v(t) = v(0) + t^2 = 0 + t^2 = t^2$$

$$\int_{0}^{t} u^2 \, du \rightarrow \frac{1}{3} \cdot t^3$$

$$s(t) = s(0) + \frac{t^3}{3} = 0 + \frac{t^3}{3} = \frac{t^3}{3}$$

最后，由功微元 $df = kv^2 ds = k (3s)^{\frac{4}{3}} ds$ 计算阻力作功，得到

$$\int_{0}^{c} k \cdot (3s)^{\frac{4}{3}} ds \rightarrow \frac{9}{7} \cdot c^{(\frac{7}{3})} \cdot k \cdot \sqrt[3]{3}$$

例 4 求 $y^2 = (4-x)^3$、$x = 0$ 围成的面积.

解 y 换为 $-y$ 曲线方程不变，曲线关于横轴对称. 绘制如图 9-41 所示的 $y = (4-x)^{\frac{3}{2}}$ 曲线，确定积分限及被积函数，计算围成的面积得

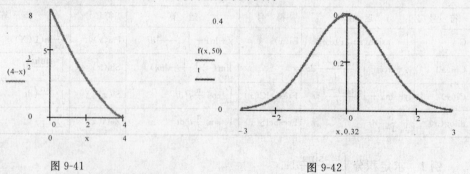

图 9-41

图 9-42

$$2 \cdot \int_{0}^{4} (4-x)^{\frac{3}{2}} dx \text{ simplify} \rightarrow \frac{128}{5}$$

例5 求 t 分布密度曲线 $f(x) = \dfrac{\Gamma\left(\dfrac{n+1}{2}\right)}{\Gamma\left(\dfrac{n}{2}\right)\sqrt{n\pi}}\left(1+\dfrac{x^2}{n}\right)^{\frac{n+1}{-2}}$ 下，在 $x=0.32$ 左边的面

积 $(n=50)$.

解 定义函数 $f(x, n)$，绘制如图 9-42 所示的曲线 $f(x, 50)$，计算 0.32 左边的面积得

$$f(x, n) := \frac{\Gamma\left(\dfrac{n+1}{2}\right)}{\Gamma\left(\dfrac{n}{2}\right)\cdot\sqrt{n\cdot\pi}}\cdot\left(1+\dfrac{x^2}{n}\right)^{\frac{n+1}{-2}}$$

$$t := 0,\ 0.01\ ..\ f(0.32, 50)$$

$$\int_{-\infty}^{0.32} f(x, 50)\,\mathrm{d}x\ \text{float}, 6 \rightarrow .624849$$

9.5.3 旋转面动画

xy 平面的点 $P(x_0, y_0)$，在绕 x 轴旋转时，轨迹为垂直于 x 轴的圆. 圆的方程可以写为 $y^2+z^2=y_0^2$、$x=x_0$，或 $x=x_0$、$y=y_0\cos t$、$z=z_0\sin t$. 把参数方程写为一元三维向量，可以在 Scatter Plot 区域绘制旋转线静画. 使用 CreateSpace 函数，把自变量终值或散点数写为帧变量 FRAME，可以在 Scatter Plot 区域绘制旋转线动画.

xy 平面的曲线 $y=f(x)$，在绕 x 轴旋转时，轨迹为垂直于 x 轴的圆形成的旋转面. 旋转面的方程，可以写为 $(y^2+z^2)^{1/2}=f(x)$，或 $x=u$、$y=f(u)\cos v$、$z=f(u)\sin v$. 一般地，xy 平面的曲线 $F(x, y)=0$，绕 x 轴旋转生成的旋转面方程为 $F(x, \sqrt{y^2+z^2})=0$，绕 y 轴旋转生成的旋转面方程为 $F(\sqrt{x^2+z^2}, y)=0$. 把参数方程写为二元三维向量，可以在 Surface Plot 区域绘制旋转面静画. 使用 CreateMesh 函数，把自变量终值或网格数写为帧变量 FRAME，可以在 Surface Plot 区域绘制旋转面动画.

例6 绘制圆 $x^2+(y-5)^2=16$ 绕 x 轴旋转生成的旋转面静画和动画，并计算生成的旋转体的体积.

解 $x^2+(y-5)^2=16$ 绕 x 轴旋转生成的旋转面方程为 $x^2+(\sqrt{y^2+z^2}-5)^2=4^2$，可以设 $x=4\cos u$、$\sqrt{y^2+z^2}-5=4\sin u$，后式可写为 $y^2+z^2=5+4\sin u$，又可设 $y=(5+4\sin u)\cos v$、$z=(5+4\sin u)\sin v$. 故得旋转面的参数方程 $x=4\cos u$、$y=(5+4\sin u)\cos v$、$z=(5+4\sin u)\sin v$.

把参数方程写为二元三维向量，即

$$f(u, v) := \begin{vmatrix} 4\cdot\cos(u) \\ (5+4\cdot\sin(u))\cdot\cos(v) \\ (5+4\cdot\sin(u))\cdot\sin(v) \end{vmatrix}$$

在 Surface Plot 区域，输入 f，绘制旋转面静画. 鼠标双击图形，于 General 选项

卡设置 Frames 为 Box，于 Axes 选项卡设置 Minimum、Maximum 值（X 轴-4、4，Y、Z 轴-9、9），于 Appearance 对话框选择 Fill Surface、Colormap.

为绘制旋转面动画，定义变量为

$$t\colon=2\cdot\pi\mathrm{FRAME}/10$$

在 Surface Plot 区域，输入 CreateMesh $(f,0,2\cdot\pi,0,t,20,20)$. 鼠标双击图形，于 General 选项卡设置 Frames 为 Box，于 Axes 选项卡设置 Minimum、Maximum 值（X 轴-4、4，Y、Z 轴-9、9），于 Appearance 对话框选择 Fill contour. 选择 View 菜单的 Animate 命令，设置帧变量结束值 10. 绘制的旋转面静画及动画，如图 9-43 所示.

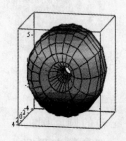
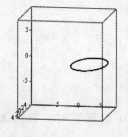
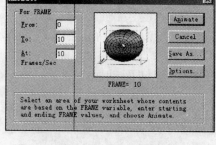

$$\mathrm{CreateMesh}(f,0,2\pi,0,t,20,20)$$

图 9-43

最后，计算生成的旋转体的体积得到

$$\int_{-4}^{4}\pi\cdot((5+\sqrt{16-x^{2}})^{2}-(5-\sqrt{16-x^{2}})^{2})\mathrm{d}x\to160\cdot\pi^{2}$$

例 7　绘制双曲线 $x^{2}-y^{2}=1$ 分别绕 x、y 轴旋转生成的旋转面静画和动画.

解　绕 x 轴旋转可视为由 $y=\sqrt{x^{2}-1}$ 生成，旋转面方程可视为 $x=u$、$y=\sqrt{u^{2}-1}$ $\cos v$、$z=\sqrt{u^{2}-1}\sin v$. 在数学区域输入向量，即

$$f(u,v)\colon=\begin{bmatrix}u\\\sqrt{u^{2}-1}\cos(v)\\\sqrt{u^{2}-1}\sin(v)\end{bmatrix}$$

在 Surface Plot 区域输入函数绘制旋转面静画，即

CreateMesh$(f,1,3,0,2\pi,20,20)$，CreateMesh$(f,-3,-1,0,2\pi,20,20)$

鼠标双击图形，于 General 选项卡设置 Frames 为 Box，于 Axes 选项卡设置 Minimum、Maximum 值（X、Y、Z 轴-3、3），于 Appearance 对话框选择 Fill Cont.

再定义变量为

$$t\colon=2\cdot\pi\mathrm{FRAME}/10$$

在 Surface Plot 区域输入函数绘制旋转面动画，即

CreateMesh$(f,1,3,0,t,20,20)$，CreateMesh$(f,-3,-1,0,t,20,20)$

格式化图形后，选择 View 菜单 Animate 命令，设置帧变量结束值 10.

双曲线绕 x 轴旋转面（双叶双曲面）的静画及动画，如图 9-44 所示.

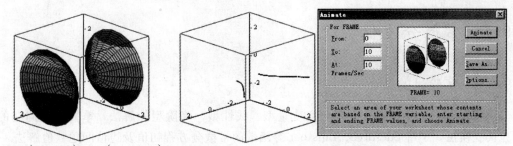

CreateMesh(f,1,3,0,2π,20,20),CreateMesh(f,−3,−1,0,2π,20,20)　CreateMesh(f,1,3,0,t,20,20),CreateMesh(f,−3,−1,0,t,20,20)

图 9-44

绕 y 轴旋转可视为由 $x=\sqrt{y^2+1}$ 生成，旋转面方程可视为 $x=\sqrt{u^2+1}\cos v$、$y=u$、$z=\sqrt{u^2+1}\sin v$. 双曲线绕 y 轴旋转面（单叶双曲面）的静画及动画，如图 9-45 所示.

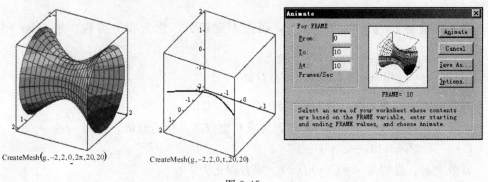

CreateMesh(g,−2,2,0,2π,20,20)　　CreateMesh(g,−2,2,0,t,20,20)

图 9-45

练 习 5

1. 绘图并计算三叶线 $r=a\sin3t$ 围成平面图形的面积.

2. 小鼠的基础代谢率 BMR（静休状态下的能量消耗）以日为周期变化，即
$$BMR(t)=5.0208-2.5104\cos(\pi t/12)$$
计算小鼠的日能量代谢值 EM（即 BMR 从 0 到 24 的定积分）.

3. 把染料注入静脉测量心输出量，被监测动脉中的染料浓度满足的函数关系为
$$C(t)=\begin{cases} 0 & 0\leqslant t<3 \\ (t^3-40t^2+453t-1026)10^{-2} & 3\leqslant t<18 \\ 0 & 18<t\leqslant30 \end{cases}$$
计算染料浓度的平均值.

4. 绘图并计算 $xy=a$、$x=a$、$x=2a$、$y=0$ 围成的图形绕 x 轴旋转生成旋转体体积.

9.6 常微分方程实验

9.6.1 实验目的

掌握 Mathcad 常微分方程分离变量型、线性型、降阶型的解法，掌握初值问题的拉氏变换法，了解 odesolve、Bulstoer 等函数的常微分方程初值及边值问题数值解法.

9.6.2 一阶常微分方程的通解

常微分方程（Ordinary Differential Equation，简称 ODE），通常可根据方程的阶数分类并选择求解方法.

一阶常微分方程可分为分离变量型、一阶线性型求通解，再代入初始条件可求特解.

分离变量型 $dy = g(x)h(y)dx$，两边不定积分，化为积分方程，用 solve 解出 y，即

$$\int \frac{dy}{h(y)} = \int g(x)dx + C \text{solve}, y \to f(x, C)$$

得到分离变量型常微分方程的通解 $y = f(x, C)$.

一阶线性型 $y' + P(x)y = Q(x)$，先求对应齐次方程的通解，得到

$$C \cdot e^{-\int P(x)dx} \text{ simplify} \to C \cdot f(x)$$

常数变易，设解为 $y = C(x)f(x)$，原方程化为

$$C'(x) \cdot f(x) = Q(x)$$

解出 $C(x)$，得到

$$C(x) = \int \frac{Q(x)}{f(x)}dx + C \text{simplify} \to C(x) = g(x) + C$$

得到一阶线性型常微分方程的通解 $y = (g(x) + C)f(x)$.

例 1 若生物群体的增长速度与当时的群体数量 P 及容许数量（$Q-P$）的乘积成正比，则称建立的模型为 Logistic 模型. 根据我国人口数据（1949 年 5.49 亿、1953 年 6.02 亿、1957 年 6.57 亿），建立 Logistic 模型，预测我国人口的最大数量.

解 根据 $P' = k(Q-P)P$，求出分离变量型常微分方程的通解，得到

$$\int \frac{1}{(Q-P) \cdot P}dP = \int k dt + C \text{solve}, P$$

$$\to \frac{Q}{-1 + \exp(k \cdot t \cdot Q + C \cdot Q)} \cdot \exp(k \cdot t \cdot Q + C \cdot Q)$$

设 $S = kQ$，$R = -e^{CQ}$，化简定义这个通解，得到

$$f(t, R, S, Q) := \frac{Q}{1 - R \cdot \exp(-S \cdot t)}$$

代入初始条件求特解，得到

Given

$f(0, R, S, Q) = 5.49$ $f(4, R, S, Q) = 6.02$ $f(8, R, S, Q) = 6.57$

Find (R, S, Q) float, $6 \rightarrow \begin{bmatrix} -1.96469 \\ 3.56361.10^{-2} \\ 16.2762 \end{bmatrix}$

故得我国人口增长规律为 $P = 16.2762 / (1 + 1.9647e^{-0.03564t})$，如图 9-46 所示.

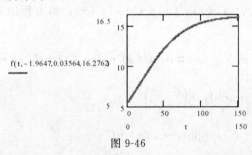

图 9-46

例 2　假定药物以恒定速率 k_0 进行静脉滴注，按一级速率过程消除（消除速率常数 $k > 0$），建立恒速静脉滴注一室模型.

解　设 t 时刻体内药量为 x，根据 $x' = k_0 - kx$，先求对应齐次方程的通解，得到

$C \cdot e^{-\int kdx}$ simplify $\rightarrow C \cdot \exp(-k \cdot t)$

常数变易，设解为 $x = C(t) \cdot \exp(-k \cdot t)$，原方程化为

$C'(t) \cdot \exp(-k \cdot t) = k_0$　（单撇号在 Tab 键上方，下标 0 用点号及 0 键输入）

解出 $C(t)$，得到

$C(t) = \int k_0 \cdot \exp(k \cdot t)dt + C$ simplify $\rightarrow C(t) = \dfrac{k_0 \cdot \exp(k \cdot t) + C \cdot k}{k}$

写出一阶线性型常微分方程的通解，即

$x(t, C, k, k_0) := \dfrac{k_0 \cdot \exp(k \cdot t) + C \cdot k}{k}$.

$\exp(-k \cdot t)$

代入初始条件 $x(0) = 0$ 求特解，得到

$x(0, C, k, k_0) = 0$ solve, $C \rightarrow -k_0/k$

故恒速静脉滴注一室模型的药量变化规律

为 $x(t) = k_0(1 - e^{-kt})/k$，如图 9-47 所示.

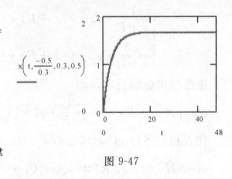

图 9-47

9.6.3　二阶常微分方程的通解

二阶常微分方程可分为降阶型、常系数线性型求通解，再代入初始条件可求特解.

二阶降阶型 $y'' = f(x, y')$ 或 $y'' = f(y, y')$，令 $y' = p(x)$ 或 $y' = p(y)$，方程可化为一阶方程 $p'(x) = f(x, p)$ 或 $p \cdot p'_y = f(y, p)$. 解两次一阶方程，可求出二阶降阶型常

微分方程的通解.

二阶常系数线性型 $y''+py'+qy=f(x)$，先求对应特征方程的解，得到

$$r^2+p \cdot r+q\ \text{solve},\ r \to \binom{r_1}{r_2}$$

根据特征根为不等实根、相等实根、虚根，写出对应齐次方程的通解，即

$$y=C_1y_1(x)+C_2y_2(x)$$

常数变易，设解为 $y=C_1(x)y_1(x)+C_2(x)y_2(x)$，解方程组求出

Given

$$C_1(x) \cdot y_1(x)+C_2(x) \cdot y_2(x) \equiv 0 \quad C_1(x) \cdot \frac{\mathrm{d}}{\mathrm{d}x}y_1(x)+C_2(x) \cdot \frac{\mathrm{d}}{\mathrm{d}x}y_2(x) \equiv f(x)$$

$$\text{Find}(C_1(x),C_2(x))\ \text{simplify} \to \binom{g(x)}{h(x)}$$

$$C_1(x)=\int g(x)\mathrm{d}x+C_1\ \text{simplify} \to m(x)+C_1$$

$$C_2(x)=\int h(x)\mathrm{d}x+C_2\ \text{simplify} \to n(x)+C_2$$

得到二阶常系数线性型常微分方程的通解 $y=(m(x)+C_1)y_1(x)+(n(x)+C_2)y_2(x)$.

例 3　质量为 m 的高空物体从距地面 H 处坠入大气层，假定由静止开始竖直下落，不计空气阻力，求高空物体下落规律.

解　地面为原点建立竖直向上的一维坐标系，设 t 时刻物体坐标为 x，地球质量为 M、半径为 R，由物体所受地球引力 $F=mgR^2/(x+R)^2$，建立模型.

这是二阶降阶型，设 $v(x)=x'$，分离变量，解出 v，得到

$$\int v\,\mathrm{d}v=\int \frac{-gR^2}{(x+R)^2}\mathrm{d}x+C_1\ \text{solve},v \to$$

$$\begin{bmatrix} \frac{1}{x+R} \cdot \sqrt{2} \cdot [(x+R) \cdot (C_1 \cdot R+g \cdot R^2+C_1 \cdot x)]^{1/2} \\ \frac{-1}{x+R} \cdot \sqrt{2} \cdot [(x+R) \cdot (C_1 \cdot R+g \cdot R^2+C_1 \cdot x)]^{1/2} \end{bmatrix}$$

速度与坐标轴反向，即

$$v(t,x,C_1,g,R):=\frac{-1}{x+R} \cdot \sqrt{2} \cdot [(x+R) \cdot (C_1 \cdot R+g \cdot R^2+C_1 \cdot x)]^{1/2}$$

代入初始条件 $v(0)=0$、$x(0)=H$，解出 C_1，得到

$$v(0,H,C_1,g,R) \equiv 0\ \text{solve},C_1 \to -g \cdot \frac{R^2}{H+R}$$

$$v(t,x,-\frac{g \cdot R^2}{H+R},g,R)\ \text{simplify} \to \frac{-1}{x+R} \cdot \sqrt{2} \cdot [g \cdot R^2 \cdot (H-x) \cdot \frac{x+R}{H+R}]^{1/2}$$

得到的降阶方程是可分离变量方程（分离、积分，可得复函数解），即

$$\frac{\mathrm{d}x}{\mathrm{d}t}=\frac{\sqrt{H-x}}{\sqrt{x+R}} \cdot \frac{-\sqrt{2 \cdot g \cdot R}}{\sqrt{H+R}}$$

由于 $\sqrt{x+R}$、$\sqrt{H-x}$、$\sqrt{H+R}$ 构成直角三角形，作变量替换 $\sqrt{H+R}=\sqrt{x+R}$ $\sin u$，有 $\sqrt{H-x}=\sqrt{H+R}\cos u$、$\mathrm{d}x=2(H+R)\sin u\cos u\,\mathrm{d}u$，得到实函数解

$$\int \tan(u)\cdot 2\cdot \sin(u)\cdot \cos(u)\,\mathrm{d}u = -\int \frac{\sqrt{2\cdot g}\cdot R}{(H+R)^{3/2}}\mathrm{d}t+C_2 \text{ simplify} \rightarrow$$

$$-\cos(u)\cdot \sin(u)+u = \frac{-\sqrt{2}\cdot g^{1/2}\cdot R\cdot t}{(H+R)^{3/2}}+C_2$$

代入初始条件 $x(0)=H$，解出 $u=\pi/2$，
从而 $C_2=\pi/2$，得到高空物体下落规律为

$$\arcsin\sqrt{\frac{x+R}{H+R}}-\sqrt{\frac{(x+R)(H-x)}{H+R}}=\frac{-\sqrt{2g}Rt}{(H+R)^{3/2}}+\frac{\pi}{2}$$

只能定义 t 为 x 的函数，即

$$t(x,g,H,R) := \left[\frac{\sqrt{(x+R)\cdot(H-x)}}{H+R}+\frac{\pi}{2}-\operatorname{asin}\left(\sqrt{\frac{x+R}{H+R}}\right)\right]\cdot \frac{(H+R)^{3/2}}{\sqrt{2\cdot g}\cdot R}$$

取 $g=9.8\mathrm{m/s^2}$、$H=10^6\mathrm{m}$、$R=6.4\times10^6\mathrm{m}$，
绘制下落曲线如图 9-48 所示.

例4 质量为 m 的降落伞从高为 H 的跳伞塔竖直落下，运动阻力与速度成正比，比例系数 $k>0$，求降落伞的运动规律.

解 地面为原点建立竖直向上的一维坐标系，设 t 时刻物体坐标为 x，由物体所受地球重力及牛顿第二定律，建立模型 $mx''=-mg+kx'$.

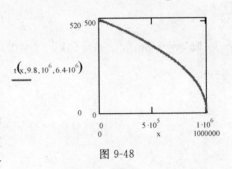

图 9-48

这是二阶常系数线性型 $x''-kx'/m=-g$，先求对应特征方程的解，得到

$$r^2-\frac{k}{m}\cdot r \text{ solve, } r \rightarrow \begin{bmatrix} 0 \\ \dfrac{k}{m} \end{bmatrix}$$

根据特征根为不等实根，写出对应齐次方程的通解 $x=C_1+C_2\mathrm{e}^{kt/m}$，
常数变易，设解为 $x=C_1(t)+C_2(t)\mathrm{e}^{kt/m}$，解方程组求出

Given

$$C_1'(t)\cdot \mathrm{e}^0+C_2'(t)\cdot \mathrm{e}^{k\cdot t/m}=0$$

$$C_1'(t)\cdot \frac{\mathrm{d}}{\mathrm{d}t}\mathrm{e}^0+C_2'(t)\cdot \frac{\mathrm{d}}{\mathrm{d}t}\mathrm{e}^{k\cdot t/m}=-g$$

$$\text{Find}(C_1'(t),C_2'(t)) \text{ simplify} \rightarrow \begin{bmatrix} \dfrac{m\cdot g}{k} \\ -m\cdot \dfrac{g}{k}\cdot \exp\left(\dfrac{-k\cdot t}{m}\right) \end{bmatrix}$$

$$C_1(t)=\int \frac{m\cdot g}{k}\mathrm{d}t+C_1 \text{ simplify} \rightarrow \frac{m\cdot g\cdot t}{k}+C_1$$

$$C_2(t) = \int -m \cdot \frac{g}{k} \cdot \exp\left(\frac{-k \cdot t}{m}\right) dt + C_2 \, \text{simplify} \rightarrow \frac{m^2 \cdot g}{k^2} \exp\left(\frac{-k \cdot t}{m}\right) + C_2$$

二阶常系数线性型常微分方程的通解为

$$x(t,g,m,k,C_1,C_2) := \left(\frac{m \cdot g \cdot t}{k} + C_1\right) \cdot e^0 + \left[\frac{m^2 \cdot g}{k^2} \cdot \exp\left(\frac{-k \cdot t}{m}\right) + C_2\right] \cdot \exp\left(\frac{k \cdot t}{m}\right)$$

代入初始条件 $x(0) = H$、$x'(0) = 0$，解出 C_1、C_2，得到

$$y(t,g,m,k,C_1,C_2) := \frac{\mathrm{d}}{\mathrm{d}t} x(t,g,m,k,C_1,C_2)$$

Given

$$x(0,\ g,\ m,\ k,\ C_1,\ C_2) = H \qquad y(0,\ g,\ m,\ k,\ C_1,\ C_2) = 0$$

$$\mathrm{Find}(C_1,C_2) \, \text{simplify} \rightarrow \begin{bmatrix} H \\ -m^2 \cdot \dfrac{g}{k^2} \end{bmatrix}$$

得到降落伞的运动规律为

$$x = \frac{mgt}{k} + H + \frac{m^2 g}{k^2}(1 - e^{\frac{kt}{m}})$$

取 $g = 9.8\text{m/s}^2$、$m = 60\text{kg}$、$k = 0.04$、$H = 100\text{m}$，绘制下落曲线如图 9-49 所示.

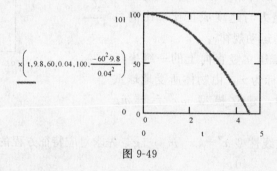

图 9-49

9.6.4　常微分方程的数值解

常微分方程是千变万化的，对不同的初值或边值问题，可以选择不同的函数求出数值解. 初值问题只含 $x = 0$ 的初始条件，边值问题含有 $x \neq 0$ 的初始条件. 无论初值或边值问题，初始条件的个数均与方程的阶数一致.

Differential Equation Solving（微分方程求解）函数共有 14 个，如表 9-6 所示. 其中，y、x、v 分别表示初始条件、自变量、自变量猜值，b、step、D、J 分别表示等分点的数量、步长、导数表达式构成的向量、Jacobi 函数，load 及 score 表示调用猜值及对调用结果的评价. 名称相同的函数，首字母大写表示用参数 npoints 自动变步长，小写表示用参数"kmax，s"控制步长、acc 控制精度. 一般说来，自动变步长的算法优于固定步长的算法.

函数 odesolve（x，b，[step]），常用于微分方程初值或边值问题求数值解. 使用时，先用 Given 结构，列出微分方程、初值或边值. 函数 $y(x)$ 的导数记号，可以用

Calculus 工具栏 $\dfrac{\mathrm{d}}{\mathrm{d}x}$ 按钮（快捷键 Shift＋/），或用 Ctrl＋F7 键输入．然后，用 odesolve 函数定义 y，就可调用函数值 $y(x)$ 得到数值解，也可插入图形区域绘制解函数的图形．

表 9-6　**Differential Equation Solving 函数**

函　数	功　能	函　数	功　能
Bulstoer($y,x1,x2$,npoints,D)	边值问题解矩阵	rkadapt($y,x1,x2$,acc,D,kmax,s)	边值问题解矩阵
bulstoer($y,x1,x2$,acc,D,kmax,s)	边值问题解矩阵	rkfixed($y,x1,x2$,npoints,D)	边值问题解矩阵
bvalfit($v1,v2,x2,xf,D$,load1,load2,score)	边值问题解集合	sbval($v,x1,x2,D$,load,score)	边值问题解集合
multigrid(M,ncyle)	偏微分方程解矩阵	stiffb($y,x1,x2$,npoints,D,J)	边值问题解矩阵
odesolve(x,b,[step])	常微分方程解函数	stiffb($v,x1,x2$,acc,D,J,kmax,s)	边值问题解矩阵
relax(A,B,C,D,E,F,U,rjac)	泊松方程解矩阵	stiffr($y,x1,x2$,npoints,D,J)	边值问题解矩阵
Rkadapt($y,x1,x2$,npoints,D)	边值问题解矩阵	stiffr($v,x1,x2$,acc,D,J,kmax,s)	边值问题解矩阵

使用其它的 Differential Equation Solving 函数，需要把微分方程降阶，变为一阶的微分方程组．如，二阶微分方程初值问题 $y''=-2y-\sin y'$、$y(0)=1$、$y'(0)=3$，记 $y_1=y'$，则变为一阶的微分方程组 $y'=y_1$、$y_1'=-2y-\sin y_1$、$y(0)=1$、$y_1(0)=3$．

函数 Bulstoer($y,x_1,x2$,npoints,D)、Rkadapt(y,x_1,x_2,npoints,D) 及 rkfixed(y,x_1,x_2,npoints,D)，常用于非线性微分方程初值问题求数值解矩阵．y 为初值构成列向量，y_0、y_1…为 y 的第 1、2…个分量（数组变量），表示 0、1…阶导数初值．数组变量的下标不同于文本下标，用 Calculator 或 Matrix 工具栏的 X_n 按钮，或快捷键 "[" 输入．x_1、x_2 为计算范围的端点值，npoints 为计算点的数量，D 为 y_0、y_1…导数表达式构成的向量．数值解矩阵可直接调用，其 0、1、2…号列，分别表示 x、y、y'、…的值，可用 Matrix 工具栏的 $M^{<>}$ 按钮调用．

函数 rkfixed(y,x_1,x_2,npoints,D)，使用四阶 Runge-Kutta（龙格库塔）法进行计算．4 阶龙格库塔法，是对初始条件 $y(x_0)=y_0$，取点 $x_i=x_0+ih(i=0,1,\cdots,m)$，求得这些点满足初值问题的函数值 $y_{i+1}=y_i+(k_1+2k_2+2k_3+k_4)/6$ 其中，$k_1=hf(x_i,y_i)$，$k_2=hf(x_i+h/2,\ y_i+k_1/2)$，$k_3=hf(x_i+h/2,\ y_i+k_2/2)$，$k_4=hf(x_i+h,\ y_i+k_3)$．

例 5　求弹簧振动边值问题的解

$$\dfrac{\mathrm{d}^2 x}{\mathrm{d}t^2}+0.1\dfrac{\mathrm{d}x}{\mathrm{d}t}+2x-0.2x^3=\sin t,\ x(0)=0,\ x(10)=1$$

解　包含非 $x=0$ 的初始条件，用 odesolve 求数值解、Ctrl＋F7 键输入导数记号，得到

Given
$x''(t)+0.1 \cdot x'(t)+2 \cdot x(t)-0.2 \cdot x(t)^3 \equiv \sin(t) \quad x(0) \equiv 0 \quad x(10) \equiv 1$
$x:=$odesolve($t,10$)

这时，插入图形区域，可以绘制如图 9-50 所示的解函数图形；定义自变量范围，可以如图 9-51 所示计算解函数的值．

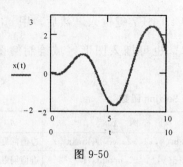

图 9-50

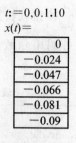

$t:=0,0.1.10$

$x(t)=$

0
−0.024
−0.047
−0.066
−0.081
−0.09

图 9-51

例 6 口服水杨酸钠 $M=500\text{mg}$，体内药物浓度满足药物动力学模型为

$$\frac{\mathrm{d}C}{\mathrm{d}t}=\frac{aFM}{U}\mathrm{e}^{-at}-\frac{VC}{k+C},\quad C(0)=0$$

其中，$F=0.8$、$U=4(\text{L})$、$a=0.8(\text{h}^{-1})$、$V=11(\text{mg/L·h})$、$k=28(\text{mg/L})$，求数值解.

解 这是非线性微分方程初值问题，用函数求数值解，得到

$M:=500$　$F:=0.8$　$U:=4$　$a:=0.8$　$V:=11$　$k:=28$

$C_0:=0$ （初始条件，下标用 X_n 按钮）

$D(t,C):=\dfrac{a\cdot F\cdot M}{U}\mathrm{e}^{-a\cdot t}-\dfrac{V\cdot C_0}{k+C_0}$ （代入初值的导数表达式）

$z:=\text{Bulstoer}(C,0,4,10,D)$ （前 4 小时、共 10 个点）

也可定义为 $z:=\text{Rkadapt}(C,0,4,10,D)$ 或 $z:=\text{rkfixed}(C,0,4,10,D)$，插入图形区域，均可以 $z^{<0>}$、$z^{<1>}$ 为横、纵坐标，绘制如图 9-52 所示的解函数图形. 调用解矩阵时，以表形式出现. Bulstoer 与 Rkadapt 的计算值相同，表明精度一致，如图 9-53 所示. rkfixed 的计算值与它们有差异，表明本题的计算，rkfixed 的精度略低，如图 9-54 所示.

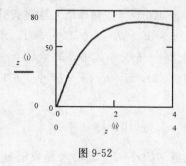

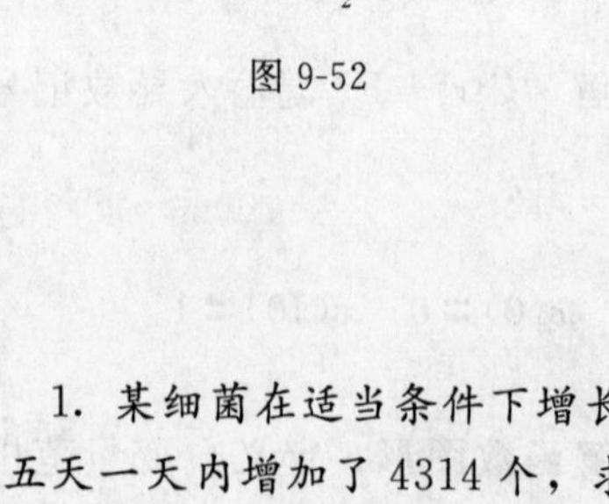

图 9-52

$z=$

	0	1
0	0	0
1	0.4	26.028
2	0.8	43.471
3	1.2	55.1
4	1.6	62.6
5	2	67.138
6	2.4	69.544
7	2.8	70.415

图 9-53

$z=$

	0	1
0	0	0
1	0.4	26.039
2	0.8	43.483
3	1.2	55.111
4	1.6	62.611
5	2	67.149
6	2.4	69.555
7	2.8	70.426

图 9-54

练 习 6

1. 某细菌在适当条件下增长率与当时的量成正比，第三天一天内增加了 2455 个，第五天一天内增加了 4314 个，求该细菌的增长速率常数.

2. 质量为 m 的物体从静止开始作直线运动，受到与时间 t 成正比的外力，比例系

数 $k_1 > 0$，运动阻力与速度成正比，比例系数 $k_2 > 0$，求物体运动的速度变化规律.

3. 子弹以速度 $v_0 = 200$（m/s）与板垂直的方向打入厚度为 10（cm）的板，穿过板时，速度为 $v_1 = 80$（m/s）. 设板对子弹的阻力与速度的平方成正比，比例系数 $k > 0$. 求子弹在板中 5（cm）时的速度.

4. 根据人口对资源的消耗，Paul Verhulst 假定单位时间的出生率随人口数 N 线性减少（$a - kN$），死亡率随 N 线性增加（$b + lN$）. 某地人口为 N_0，建立该地区人口增长模型.

5. 设圆柱形浮筒，直径为 0.5（m），垂直放在水中，当稍向下压后突然放开，浮筒在水中上下振动的周期为 2 秒钟，求浮筒的质量.

9.7 多元函数微分学实验

9.7.1 实验目的

掌握 Mathcad 的多元函数最值问题求解，熟悉向量运算，会进行简单的最优化问题求解.

9.7.2 Mathcad 偏导数计算

在 Mathcad 中，对定义的向量，选择 Matrix 工具栏的 $\vec{x} \cdot \vec{y}$、$\vec{x} \times \vec{y}$、$\sum v$（快捷键 * 、Ctrl+8、Ctrl+4）按钮，可以进行向量的点积或叉积. 对定义的数值变量，选择 $\overrightarrow{f(M)}$ 按钮（快捷键 Ctrl+－），可以把它转换为向量.

对定义的多元函数，选择 Calculus 工具栏的导数按钮，可以进行偏导数计算. 利用偏微分叠加，可以进行全微分计算.

输入关键字 Given，列出偏导函数构成的方程组，用函数 Find 返回方程组的解，可以得出函数的驻点. 计算唯一驻点处的函数值，可以得到多元函数的最值.

例1 求函数 $z = e^{x \cdot y} \sin(x + y)$ 在（1,0）点的全微分.

解 定义函数 $z(x, y)$ 及点 p，求偏导数并进行偏微分叠加，得到

$$z(x, y) := e^{x \cdot y} \cdot \sin(x + y) \quad x := 1 \quad y := 0$$

$$dz \equiv \left(\frac{d}{dx} z(x, y) \right) \cdot dx + \left(\frac{d}{dy} z(x, y) \right) \cdot dy \text{ simplify} \rightarrow$$

$$dz \equiv \cos(1) \cdot dx + dy \cdot \sin(1) + dy \cdot \cos(1)$$

函数的全微分 $dz = \cos 1 dx + (\sin 1 + \cos 1) dy$，曲面图如图 9-55 所示.

例2 机体对某种药物的效应 E 是给药量 x、给药时间 t 的函数 $E = x^2(a-x)t^2 e^{-t}$，其中，常量 $a = 100$，表示允许的最大药量. 求机体对这种药物的最大效应.

解 用 Find 函数求驻点及最大值，得到

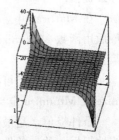

CreateMesh(z, -2, 2, -2, 2, 20, 20)

图 9-55

$a := 100 \quad E(x,t) := x^2 \cdot (a-x) \cdot t^2 \cdot e^{-t}$

Given

$\frac{d}{dx}E(x,t) = 0 \quad \frac{d}{dt}E(x,t) = 0$

$\text{Find}(x,t) \text{ simplify} \rightarrow \begin{pmatrix} 0 & x & \frac{200}{3} \\ t & 0 & 2 \end{pmatrix}$

6·10⁴
4·10⁴
3·10⁴
2
3
4
5
80
100
CreateMesh(E,0,100,0,5,20,20)

图 9-56

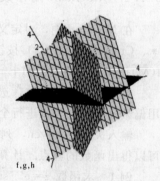

在 $x>0$、$t>0$ 时有唯一驻点 $x=200/3$、$t=2$，曲面图如图9-56所示，最大效应为

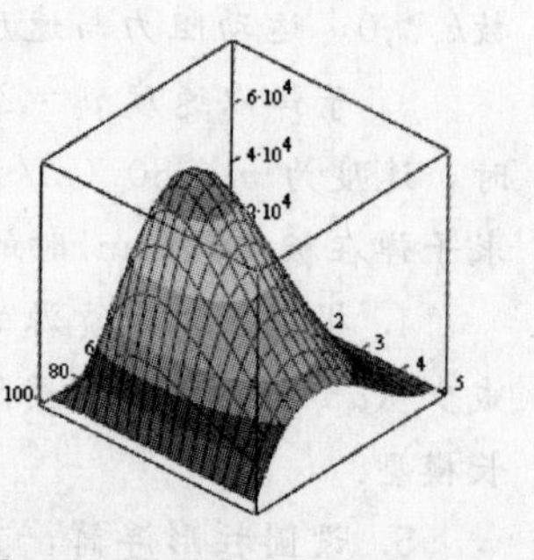

$E\left(\frac{200}{3}, 2\right) \text{ simplify} \rightarrow \frac{16000000}{27} \cdot \exp(-2)$

例 3 求过点（1,−1,1）且与平面 $x-y+z-1=0$，$2x+y+z+1=0$ 都垂直的平面.

解 所求平面的法向量垂直于两平面的法向量，可取为两法向量的叉积，得到

$$n_1 := \begin{pmatrix} 1 \\ -1 \\ 1 \end{pmatrix} \quad n_2 := \begin{pmatrix} 2 \\ 1 \\ 1 \end{pmatrix} \quad n_1 \times n_2 \text{ simplify} \rightarrow \begin{pmatrix} -2 \\ 1 \\ 3 \end{pmatrix}$$

$$-2 \cdot (x-1) + 1 \cdot (y+1) + 3 \cdot (z-1) \text{ simplify} -2 \cdot x + y + 3 \cdot z$$

由平面的点法式，得到所求平面方程 $-2x+y+3z=0$，如图9-57所示.

4
2
4
4
f,g,h

图 9-57

9.7.3 最优化问题

寻求满足一定条件下的最佳方案，称为最优化问题. 最优化问题中，用尽可能少的资源完成指定任务，称为最小化问题（Minimize)，用给定资源完成尽可能多的任务，称最大化问题（Maximize). 最优化问题考虑的函数称目标函数，自变量称决策变量，限制条件称约束条件. 取得最佳方案的决策变量值称最优解，最优解对应的目标函数值称最优值.

在 Mathcad 中，先定义目标函数及决策变量猜值，再于 Given 后列出约束条件，最后用函数 Maximize（*f*，*var*1，*var*2，…）或 Minimize（*f*，*var*1，*var*2，…）求出决策变量的最优解.

无条件极值，可视为最优化问题的特例. 求解时，Given 结构省略，把函数 Maximize 或 Minimize 定义给决策变量构成的向量.

条件极值，是最优化问题的重要内容. 其中，目标函数及约束条件均为线性时，称线性规划；约束条件为线性的而目标函数非线性时称非线性规划.

例 4 某医院营养室规定一周用 6 种不同价格的蔬菜供应 14 次，每种最少 1 次，白菜最多 2 次，其它蔬菜最多 4 次，铁、磷、维生素 A、维生素 C、烟酸总含量不低于

6μg、325μg、17500μg、245μg、5μg. 蔬菜的含量、价格、营养要求见表 9-7，如何安排使一周的总价格最低.

表 9-7 蔬菜的含量、价格、营养要求

蔬菜	铁(mg)	磷(mg)	维生素 A(μg)	维生素 C(mg)	烟酸(mg)	价格(元/份)
青豆	0.45	10	415	8	0.30	0.50
萝卜	0.45	28	9065	3	0.35	0.50
椰菜	1.05	50	2550	53	0.60	0.80
甜菜	0.50	22	15	5	0.25	0.60
土豆	0.50	75	235	8	0.80	0.30
白菜	0.40	25	75	27	0.15	0.20
营养要求	6.00	325	17500	245	5.00	

解 设决策变量 x、y、z、u、v、w 分别代表青豆、萝卜、椰菜、甜菜、土豆、白菜在一周内的次数，建立线性规划，得到

$$f(x, y, z, u, v, w) := 0.5x + 0.5y + 0.8z + 0.6u + 0.3v + 0.2w \quad (\text{定义目标函数})$$

$x := 1 \quad y := 1 \quad z := 1 \quad u := 1 \quad v := 1 \quad w := 1 \quad (\text{决策变量赋猜值})$

Given (列出约束条件)

$x + y + z + u + v + w = 14$

$0.45x + 0.45y + 1.05z + 0.5u + 0.5v + 0.4w \geqslant 6$

$10x + 28y + 50z + 22u + 75v + 25w \geqslant 325$

$415x + 9065y + 2550z + 15u + 235v + 75w \geqslant 17500$

$8x + 3y + 53z + 5u + 8v + 27w \geqslant 245$

$0.3x + 0.35y + 0.6z + 0.25u + 0.8v + 0.15w \geqslant 5$

$1 \leqslant x \leqslant 4 \quad 1 \leqslant y \leqslant 4 \quad 1 \leqslant z \leqslant 4 \quad 1 \leqslant u \leqslant 4 \quad 1 \leqslant v \leqslant 4 \quad 1 \leqslant w \leqslant 2$

$$\text{Minimize}(f, x, y, z, u, v, w) = \begin{pmatrix} 3.711 \\ 1 \\ 2.289 \\ 1 \\ 4 \\ 2 \end{pmatrix} \quad (\text{求解最小化问题})$$

$f(4, 1, 2, 1, 4, 2) = 6.3 \quad f(3, 1, 3, 1, 4, 2) = 6.6 \quad (\text{计算最优值})$

故青豆、萝卜、椰菜、甜菜、土豆、白菜在一周内的次数分别为 4、1、2、1、4、2.

例 5 曲面 $(x-y)^2 - z^2 = 1$ 上点到原点距离的平方记为 R，求 R 的最值.

解 这是条件极值，建立最优化问题，得到

$R(x, y, z) := x^2 + y^2 + z^2$

$x:=1 \quad y:=0 \quad z:=0$ （决策变量赋猜值）

Given

$(x-y)^2-z^2=1$

$\text{minimize}(R,x,y,z)=\begin{bmatrix} 0.5 \\ -0.5 \\ 0 \end{bmatrix}$

$\text{maximize}(R,x,y,z)=$

Could not find a maximum/minimum.

$R(0.5,-0.5,0)=0.50$

改决策变量猜值为-1、0、0，可得

$\text{minimize}(R,x,y,z)=\begin{bmatrix} -0.5 \\ 0.5 \\ 0 \end{bmatrix}$

$\text{maximize}(R,x,y,z)=$

Could not find a maximum/minimum.

$R(-0.5,0.5,0)=0.50.$

故得最优解$(0.5,-0.5,0)$、$(-0.5,0.5,0)$，R有最小值0.5.

练 习 7

1. 某药产量z是原料x、y的函数$z=12xy-3y^2-x^2$，求z在条件$x+y=16$下的最大值.

2. 求$z=4-x^3-y^2$在圆$x^2+y^2\leqslant1$上的最大值.

3. 某医院日夜服务各班次至少需要的护士数如表9-8所示，若按连续8小时工作安排，各班次最少安排多少护士.

表 9-8 某医院日夜服务各班次至少需要的护士数

班 次	时 间	至少护士数	班 次	时 间	至少护士数
1	06：00～10：00	60	4	18：00～22：00	50
2	10：00～14：00	70	5	22：00～02：00	20
3	14：00～18：00	60	6	02：00～06：00	30

9.8 多元函数积分学实验

9.8.1 实验目的

掌握 Mathcad 二重积分计算，熟悉曲线积分计算.

9.8.2 二重积分计算

在 Mathcad 中，两次选择 Culculus 工具栏 $\int_a^b$ 按钮（快捷键 Shift＋7），可以计算化为两次定积分的二重积分．化为极坐标时，可于 Greek（希腊字母）工具栏选择需要的符号．

曲面 $z=f(x,y)$ 在 xy 平面的投影是有界闭区域 D，曲顶柱体体积及曲面面积分别为

$$V = \iint_D f(x,y)\mathrm{d}x\mathrm{d}y, \quad S = \iint_D \sqrt{1+(f_x')^2+(f_y')^2}\,\mathrm{d}x\mathrm{d}y$$

例 1 计算 $\displaystyle\iint_D \frac{\sin y}{y}\mathrm{d}x\mathrm{d}y$，$D$ 是 $y=x$ 与 $x=y^2$ 围成的区域．

解 由如图 9-58 所示的被积函数曲面图及积分区域图，按 x-型区域计算，得到

D：$0 \leqslant x \leqslant 1$，$x \leqslant y \leqslant \sqrt{x}$

$\displaystyle\int_0^1\int_x^{\sqrt{x}} \frac{\sin(y)}{y}\mathrm{d}y\mathrm{d}x$ simplify $\rightarrow -\sin(1)+1$

若按 y-型区域：$0 \leqslant y \leqslant 1$，$y^2 \leqslant x \leqslant y$，则得 $\displaystyle\int_0^1\int_{y^2}^y \frac{\sin(y)}{y}\mathrm{d}x\mathrm{d}y$ simplify $\rightarrow -\sin(1)+1$．

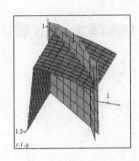 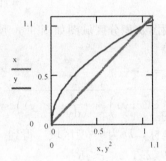

图 9-58

例 2 计算圆柱面 $x^2+y^2=Rx$ 被球面 $x^2+y^2+z^2=R^2$ 围住部分的体积．

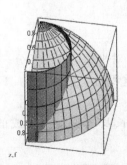 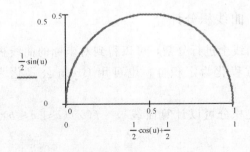

图 9-59

解　由对称性，考虑一卦限部分，曲面图及积分区域图如图 9-59 所示，这是以球面 $z=\sqrt{R^2-x^2-y^2}$ 为顶、半圆区域 D 为底的曲顶柱体，化为极坐标，D 为 θ -型区域，得到

D：$0\leqslant\theta\leqslant\pi/2$，$0\leqslant r\leqslant R\cos\theta$

$$4\cdot\int_0^{\frac{\pi}{2}}\int_0^{R\cdot\cos(\theta)}\sqrt{R^2-r^2}\cdot r\mathrm{d}r\mathrm{d}\theta\;\text{simplify}\rightarrow\frac{-8}{9}\cdot\mathrm{csgn}(R)\cdot R^3+\frac{2}{3}\cdot\mathrm{csgn}(R)\cdot R^3\cdot\pi$$

R 的符号 $\mathrm{csgn}(R)=1$，故圆柱面与球面围成立体的体积为 $V=2R^3\pi/3-8R^3/9$.

例 3　计算马鞍面 $z=xy$ 被柱面 $x^2+y^2=R^2$ 所截部分的面积.

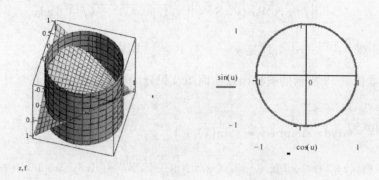

图 9-60

解　曲面图及积分区域图如图 9-60 所示，这是马鞍面为顶、圆区域 D 为底的曲顶柱体，计算得

$z(x,y):=x\cdot y$

$$\sqrt{1+\left(\frac{\mathrm{d}}{\mathrm{d}x}z(x,y)\right)^2+\left(\frac{\mathrm{d}}{\mathrm{d}y}z(x,y)\right)^2}\;\text{simplify}\rightarrow(1+y^2+x^2)^{1/2}$$

化为极坐标，D 为 θ -型区域，得到

D：$0\leqslant\theta\leqslant2\pi$，$0\leqslant r\leqslant R$

$$\int_0^{2\pi}\int_0^R\sqrt{1+r^2}\cdot r\mathrm{d}r\mathrm{d}\theta\;\text{simplify}\rightarrow\frac{2}{3}\cdot\pi\cdot(1+R^2)^{3/2}-\frac{2}{3}\cdot\pi$$

故马鞍面被柱面所截部分的面积为 $S=2\pi(1+R^2)^{3/2}/3-2\pi/3$.

9.8.3　曲线积分计算

在曲线上进行分割，可以得到对坐标的曲线积分. 对坐标的曲线积分，可用路径的参数方程化为定积分，也可用 Green 公式化为二重积分、进而化为二次定积分计算.

用定积分可以计算曲线 $y=f(x)(a\leqslant x\leqslant b)$ 的弧长及绕轴旋转生成的侧面积，得到

$$S=\int_a^b\sqrt{1+[f'(x)]^2}\mathrm{d}x\;\text{及}\;F=2\pi\int_a^bf(x)\sqrt{1+[f'(x)]^2}\mathrm{d}x$$

例 4 计算 $\oint_L (1-x^2)y\mathrm{d}x + x(1+y^2)\mathrm{d}y$，$L$ 为圆周 $x^2+y^2=R^2$ 正向.

解 L 化为参数方程：$x=R\cos t$、$y=R\sin t$、起点 $t=0$、终点 $t=2\pi$，计算得

$$\int_0^{2\cdot\pi}\Big[(1-R^2\cdot\cos(t)^2)\cdot R\cdot\sin(t)\cdot\frac{\mathrm{d}}{\mathrm{d}t}R\cdot\cos(t)+R\cdot\cos(t)\cdot$$

$$(1+R^2\cdot\sin(t)^2)\cdot\frac{\mathrm{d}}{\mathrm{d}t}R\cdot\sin(t)\Big]\mathrm{d}t\ \text{simplify} \to \frac{1}{2}\cdot R^4\cdot\pi$$

若用 Green 公式，L 围成 D：$-R\leqslant x\leqslant R$，$-\sqrt{R^2-x^2}\leqslant y\leqslant\sqrt{R^2-x^2}$，则计算得

$$\int_{-R}^{R}\int_{-\sqrt{R^2-x^2}}^{\sqrt{R^2-x^2}}\Big[\frac{\mathrm{d}}{\mathrm{d}x}x\cdot(1+y^2)-\frac{\mathrm{d}}{\mathrm{d}y}y\cdot(1-x^2)\Big]\mathrm{d}y\mathrm{d}x\ \text{simplify} \to \frac{1}{2}\cdot R^4\cdot\pi$$

例 5 计算 $\iint_S \dfrac{\mathrm{d}x\mathrm{d}y}{(1+x+y)^2}$，$S$ 是平面 $x+y+z=1$ 与坐标面围成四面体的表面外侧.

解 用 S_1、S_2、S_3、S_4 分别表示 S 在平面 $x+y+z=1$ 与坐标面 $x=0$、$y=0$、$z=0$ 的部分，在 xy 面的投影分别为 D、0、0、D，四面体曲面图及底部区域图如图 9-61 所示.

由于 S_1、S_4 分别为上、下侧，化为二重积分应分别取正、负号，即

$$\iint_S \frac{\mathrm{d}x\mathrm{d}y}{(1+x+y)^2} = \Big(\iint_{S_1}+\iint_{S_2}+\iint_{S_3}+\iint_{S_4}\Big)\frac{\mathrm{d}x\mathrm{d}y}{(1+x+y)^2} = \iint_{S_1}\frac{\mathrm{d}x\mathrm{d}y}{(1+x+y)^2}+\iint_{S_4}\frac{\mathrm{d}x\mathrm{d}y}{(1+x+y)^2}$$

$$=\iint_D\frac{\mathrm{d}x\mathrm{d}y}{(1+x+y)^2}-\iint_D\frac{\mathrm{d}x\mathrm{d}y}{(1+x+y)^2}=0$$

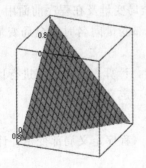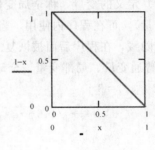

图 9-61

练 习 8

1. 计算柱面 $az=y^2$，$x^2+y^2=a^2$ 与平面 $z=0$ 围成立体的体积.

2. 计算圆柱面 $x^2+y^2=4$ 被圆柱面 $x^2+z^2=4$ 所截部分的面积.

3. 计算曲线积分 $\oint_L (x+y)^2\mathrm{d}x+(x^2-y^2)\mathrm{d}y$，$L$ 是顶点为 $A(1,0)$、$B(3,2)$、$C(0,2)$ 的三角形正向边界.

9.9　程序设计实验

9.9.1　实验目的

熟悉 Mathcad 的顺序结构、分支结构、循环结构，会进行简单程序的结构化设计，知道简单程序的模块化程序设计.

9.9.2　顺序程序设计

在 Mathcad 中，提供 M^{++} 内部编程语言，可以使用顺序结构、分支结构、循环结构来编写程序.

在 Programming（程序）工具栏，选择 "Add Line" 按钮（快捷键]），可以开始程序或添加新的命令行. 程序的标志是一根竖线，表示若干命令行的集合. 程序中的每一个命令行，称为一个语句. 整个程序，可以视为一个复杂的表达式或一个函数.

程序完成后，用等号、解析运算、浮点数运算等，都可在程序的右侧第一行起输出最后一个表达式的结果. 若把程序定义为一个函数，则可以像调用函数一样调用程序.

按程序中各命令出现的顺序一条一条地执行，称为顺序结构. 按顺序结构编写程序，称为顺序程序设计.

在程序内，用 Programming 工具栏 "←" 按钮（快捷键{）定义的变量，称局部变量. 局部变量，只在程序内起作用. 在工作单任何位置，用 Evaluation 工具栏 "≡" 按钮（快捷键~）定义的变量，称全局变量. 全局变量及在程序前面用 "：=" 定义的变量（称普通变量），可在程序内使用. 当与局部变量同名时，全局变量或普通变量的值，在程序内被隐藏，在程序后面被恢复.

例1　定义普通变量、局部变量、全局变量，计算表达式的值进行比较.

解　$x:=2$　$y:=3$　　　　　　　　　　　　　　　　（定义普通变量）

$$\begin{vmatrix} x \leftarrow 12 \\ v \leftarrow 1 \\ \sqrt[5]{x^2 \cdot v + y - u + w} \end{vmatrix} \rightarrow \sqrt[5]{146 + w}$$　　　　　（程序定义局部变量并计算表达式值）

$u \equiv 1$　$v \equiv 0$　$w:=5$　　　　　　　　　　　　（定义全局、普通变量）

$\sqrt[5]{x^2 \cdot v + y - u + w} \rightarrow \sqrt[5]{7}$　　　　　　　　　（程序外计算表达式值）

可以看到，在程序中，与局部变量同名的普通变量 x 及全局变量值 v 隐藏、程序前普通变量 y 及任何位置全局变量 u 值使用、程序后普通变量 w 值不使用；程序后，x 及 v 值恢复、w 值使用.

例2　用程序定义函数 $f(x) = \dfrac{\sin \sqrt{x^2 + a^2}}{\sqrt{x^2 + a^2}} - \cos \sqrt{x^2 + a^2}$，再计算 $f(1)$.

解　把函数定义为程序，重复出现部分定义为局部变量，得到

$$f(x,a) := \begin{vmatrix} r \leftarrow \sqrt{x^2+a^2} & \rightarrow \dfrac{\sin[(x^2+a^2)]^{1/2}}{(x^2+a^2)^{1/2}} - \cos[(x^2+a^2)]^{1/2} \\ \dfrac{\sin(r)}{r} - \cos(r) & \end{vmatrix}$$

$$f(1,a) \rightarrow \frac{\sin[(1+a^2)]^{1/2}}{(1+a^2)^{1/2}} - \cos(1+a^2)^{1/2} \qquad (调用函数计算 \ f(1))$$

可以看到，程序的右侧输出的是最后一个表达式的结果，程序后调用函数才是计算函数值 $f(1)$.

9.9.3　分支程序设计

程序执行时，可以根据情况从一个命令跳到另一个命令，这种不按命令排列顺序执行的结构，称为分支结构. 按分支结构编写程序，称为分支程序设计.

Mathcad 中，通常用 if 语句、或 if/otherwise 语句，实现分支结构. 在 Programming 工具栏，选择 "if" 按钮（快捷键}），可以输入语句 "▪if▪". 在 if 语句的下一个语句，选择 "otherwise" 按钮（快捷键 Ctrl+}），可以输入语句 "▪otherwise".

若在 if 后面的 "▪" 处输入逻辑条件式，则需在 if 前面的 "▪" 处输入逻辑条件式成立（称为真）的对应值，在 otherwise 前面的 "▪" 处输入逻辑条件式不成立（称为假）的对应值.

若在 if 或 otherwise 前面的 "▪" 处，选择 Programming 工具栏 "Add line" 按钮，则可以把前面的 "▪" 改为下面一层次的语句，插入下一层程序竖线，实现程序嵌层. 这种程序嵌层，便于输入逻辑条件式为真（或假）对应的多个语句.

若在 if 后面的 "▪" 处选择 "Add line" 按钮，则可以把后面的 "▪" 改为下面一层次的语句，插入下一层程序竖线. 这种程序嵌层，便于输入多个逻辑条件式对应的多个语句.

若在 if 或 otherwise 语句的下一个语句，再输入 if 语句，则可以实现多个条件语句的嵌套使用. 在 otherwise 语句前的所有 if 语句的条件都不满足时，才执行 otherwise 语句.

例 3　用糖皮质激素治疗儿童的先天性肾上腺皮质增生症，每日分三次口服时，日服维持量如表 9-9 所示，用程序建立年龄为自变量的口服维持量函数.

表 9-9　糖皮质激素口服维持量

年龄（岁）	口服维持量（mg/d）
0～5	25
6～12	25～50
13～16	50～70

解　用 $y(6)=25$，$y(12)=50$ 建立直线方程，得到

$$y = \frac{50-25}{12-6}(x-6)+25 = \frac{25}{6}x$$

用 $y(13)=50$，$y(16)=70$ 建立直线方程，得到

$$y=\frac{70-50}{16-13}(x-13)+50=\frac{20}{3}x-\frac{110}{3}$$

用 if 语句嵌套程序建立口服维持量函数 $f(x)$，得到

$$f(x):=\begin{vmatrix} 25 & \text{if} & 0<x<6 \\ \left(25\cdot\dfrac{x}{6}\right)\text{if} & 6\leqslant x<13 \\ \left(20\cdot\dfrac{x}{3}-\dfrac{110}{3}\right)\text{if} & 13\leqslant x<16 \\ (-1)\text{otherwise} \end{vmatrix}$$

输入年龄，即可计算出相应的口服维持量. 如，12 岁半的儿童日服维持量，计算函数值可以得到 $f(12.5)=52.083$.

例 4 胰多肽（pancreatic polypeptide，简称 PP）是胰腺的 PP 细胞合成和释放的一种具有激素性质的多肽，是糖尿病治疗效果的指标之一. 正常人的胰多肽范围值如表 9-10 所示，建立程序反映不同年龄的胰多肽正常人的平均值和标准差.

表 9-10　胰多肽正常值范围

年龄（岁）	PP 水平（ng/L）
40~49	165±159
50~59	181±166
60~69	207±127

解 在 if 前面的"▮"处，选择 Programming 工具栏"Add line"按钮，插入下一层程序竖线. 在新一层程序竖线，定义平均值和标准差为局部变量 x、s，插入 1 行 2 列矩阵 $(x\ s)$，编制层次嵌套程序，得到

$$f(t):=\begin{vmatrix} \text{if} & 40\leqslant t<50 \\ \quad x\leftarrow 165 \\ \quad s\leftarrow 159 \\ \quad (x\ s) \\ \text{if} & 50\leqslant t<60 \\ \quad x\leftarrow 181 \\ \quad s\leftarrow 166 \\ \quad (x\ s) \\ \text{if} & 60\leqslant t<70 \\ \quad x\leftarrow 207 \\ \quad s\leftarrow 127 \\ \quad (x\ s) \\ (-1)\text{otherwise} \end{vmatrix}$$

输入年龄，即可显示正常人胰多肽的平均值和标准差. 如，50 岁正常人胰多肽的平均值和标准差，计算函数值可以得到 $f(50)=(181\quad 166)$.

9.9.4 循环程序设计

程序执行时，按特定条件反复执行某些命令的结构称为循环结构，反复执行的命令称为循环体. 用循环结构编写程序，称为循环程序设计.

Mathcad 中，通常用 for 语句或 while 语句实现循环结构.

在循环次数固定时，使用 for 语句，称为计数型循环或 for 循环. 在 Programming 工具栏，选择"for"按钮（快捷键 Ctrl＋"），可以输入 for 循环，得到

for▪ ∈ ▪

▪

在 ∈ 左边的▪处输入循环变量名，∈ 右边的▪处输入循环变量取值的范围，下一行的▪处输入循环体. 循环变量范围的增量默认为 1，循环体不止一条命令时，可以用"Add line"按钮插入下一层程序竖线.

for 循环在执行时，循环变量的值从初值起，每执行一遍循环体，循环变量就递加一次增量，直到循环变量的值超出终值，才结束循环执行循环体下面一行的命令.

循环次数不固定时使用 while 语句，称为真型循环或 while 循环. 在 Programming 工具栏，选择 while 按钮（快捷键 Ctrl＋]），可以输入 while 循环，得到

while ▪

▪

在 while 后面的▪处输入逻辑表达式，下一行的▪处输入循环体. 循环体不止一条命令时，可以用"Add line"按钮插入下一层程序竖线.

while 循环在执行时，检查 while 关键字后逻辑表达式的值，条件为真执行循环体，直到条件为假才结束循环，执行循环体下面一行的命令. 使用 while 循环时，应在循环体的某个命令中能修改循环的条件，使逻辑表达式的值能变为假. 在循环体没有修改命令时，应添加特殊语句跳出循环.

for 循环和 while 循环都可以嵌套使用.

例5 编制程序，从 1 累加到 100.

解 循环次数固定，可以使用 for 循环. 进入循环前，累加变量要先清零（$s=0$）. for 循环程序为

$$\begin{vmatrix} s \leftarrow 0 & \longrightarrow 5050 \\ \text{for} \quad i \in 1..100 \\ \qquad s \leftarrow s+i \end{vmatrix}$$

把循环条件改为逻辑表达式，也可以使用 while 循环. 循环变量在使用前要赋初值（$i=1$），使用中要增值（$i=i+1$）. while 程序为

$$s \leftarrow 0 \qquad\qquad \rightarrow 5050$$
$$i \leftarrow 1$$
while $i \leqslant 100$
$$\quad s \leftarrow s+i$$
$$\quad i \leftarrow i+1$$
s

例 6 公元 5 世纪《张邱建算经》的百鸡问题：鸡翁一，值钱五，鸡母一，值钱三，鸡雏三，值钱一．百钱买百鸡，问鸡翁母雏各几何？

解 公鸡 5 元 1 只，母鸡 3 元 1 只，小鸡 1 元 3 只，100 元买 100 只鸡.

设公鸡、母鸡、小鸡只数分别为 x、y、z，则公鸡只数 $x < 100/5 = 20$，母鸡只数 $y < (100-x)/3 < 34$，小鸡只数 $z = 100-x-y$，总费用 $5x+3y+z/3 = 100$. 用 for 循环嵌套，程序为

for $x \in 1..20$ $\qquad\qquad \rightarrow (12 \quad 4 \quad 84)$
  for $y \in 1..33$
$$\quad z \leftarrow 100-x-y$$
    if $5 \cdot x + 3 \cdot y + z/3 = 100$
$$\quad\quad a \leftarrow x$$
$$\quad\quad b \leftarrow y$$
$$\quad\quad c \leftarrow z$$
(a,b,c)

用 while 循环嵌套，程序为

$x \leftarrow 1$ $\qquad\qquad\qquad \rightarrow (12 \quad 4 \quad 84)$
while $x < 20$
$$\quad y \leftarrow 1$$
  while $y < 33$
$$\quad\quad z \leftarrow 100-x-y$$
    if $5 \cdot x + 3 \cdot y + z/3 = 100$
$$\quad\quad\quad a \leftarrow x$$
$$\quad\quad\quad b \leftarrow y$$
$$\quad\quad\quad c \leftarrow z$$
$$\quad\quad y \leftarrow y+1$$
$$\quad x \leftarrow x+1$$
$(a \quad b \quad c)$

9.9.5 结构化程序设计

使用顺序、分支、循环这三种基本结构编写程序，称为结构化程序设计.

结构化程序设计中，还可在 Programming 工具栏，选择 break（快捷键 Ctrl+{），

continue（快捷键 Ctrl＋[]）、return（快捷键 Ctrl＋|）、on error（快捷键 Ctrl＋'）按钮，使用 break 中断、continue 继续、return 返回、on error 出错语句.

break 语句用于终止程序的执行，在循环中使用可以跳出循环，执行循环体下面语句.

continue 语句用于跳过循环体其余语句，继续下一轮循环.

return 语句用于强迫程序终止执行，并返回前面一句表达式的值. 调试程序时，可检查前面的程序段返回值是否正确.

on error 语句用于在函数的无定义点补充定义，如

$\Gamma(-2)=$ ▪　　　　　　　　　　　　　　（$\Gamma(n)$ 在 0 或负整数点无定义）

> This value cannot be 0 or a negative integel.

$G(n)：=0$ on error $\Gamma(n)$　　　　　　　（补充定义为 0）

$G(-2)=0$

表 9-11　String 常用函数

函　数	功　能	函　数	功　能
concat($S1,S2,S3$)	连接 S 字符串	str2vec(S)	串 S 转换码向量
error(S)	返 S 为错误提示	strlen(S)	返串 S 字符个数
num2str(z)	数 z 转换字符串	substr(S,m,n)	返 m 处 n 字符串
search($S1$,SubS,m)	从位置 m 返子串	vec2str(v)	ASCII 码向量转换字符串
str2num(S)	字符串 S 转换数		

用双引号作界限符括起的一串字符，称为字符串，常用的 String（字符串）函数如表9-11所示. 在 String 函数中，error（"字符串"）函数可以输入出错时的提示，并可以在提示字符串使用汉字.

例 7　字符按 ASCII 码比较大小，字符串按相应位置字符比较大小. 编制程序，在多个字符串查找最小的字符串.

解　使用函数 length(w) 返回 w 的长度，w_i 表示矩阵的第 i 行元素，程序为

$$f(w)：=\begin{vmatrix} n \leftarrow \text{length}(w) \\ s \leftarrow w_0 \\ \text{for} \quad i \in 1..n-1 \\ \quad \begin{vmatrix} (\text{continue}) \quad \text{if} \quad s < w_i \\ s \leftarrow w_i \quad \text{otherwise} \end{vmatrix} \\ s \end{vmatrix}$$

用列向量输入要比较的字符串作为 $f(w)$ 的定义域，即可查找出最小的字符串，得到

$$f\left(\begin{bmatrix}\begin{bmatrix}\text{"new"}\\\text{"year"}\\\text{"happy"}\\\text{"do"}\\\text{"too"}\end{bmatrix}\end{bmatrix}\right)=\text{"do"}$$

例 8 素数必须是正数、整数、奇数，且不等于 1. 根据不同情况，显示不同信息.

解 使用 floor(n)取整函数（取小于等于 n 的最大整数），mod(m，n)求余函数（取 m 除以 n 的余数），error 函数编写程序，得到

$$f(n):=\begin{vmatrix}\text{error("这不是正数")if}\quad n\leqslant 0\\\text{error("这不是整数")if}\quad \text{floor}(n)\neq n\\\text{error("这不是奇数")if}\quad \text{mod}(n,2)=0\\0\quad \text{if}\quad n=1\\\text{otherwise}\\\begin{vmatrix}m\leftarrow 2^{n}-1\\s\leftarrow 4\\\text{for}\quad i\in 2..n-1\\\quad s\leftarrow \text{mod}(s^{2}-2,m)\\\quad t\leftarrow (s=0)\\t\end{vmatrix}\end{vmatrix}$$

输入素数显示 1，非素数显示 0，负数、分数、偶数则显示错误信息

$$f(5)=1 \qquad f(9)=0 \qquad f(8)=\boxed{}$$

$$\boxed{\text{这不是奇数}}$$

9.9.6 模块化程序设计

在 Mathcad 中，把程序视为自定义函数，可以进行自定义函数的互相调用. 以调用自定义函数方式编写程序，称为模块化程序设计. 模块化程序设计常用嵌套调用、递归调用、迭代调用三种方式.

嵌套调用，是由一个函数调用同一工作单的函数，是模块化程序设计的简单方式.

递归调用，是由一个函数调用该函数自身，是模块化程序设计的第一阶段. 递归调用可以提高运行效率，但调用次数多时，时间耗费呈指数增长.

迭代调用，是有规律地调用同一函数，是模块化程序设计的第二阶段. 迭代调用可以与循环结构相结合，用"入口判断"、"出口判断"等形式，编制出简洁易懂的程序.

例 9 编制阶乘函数的递归调用程序.

解 先编制程序，得到

$$fac(n) := \begin{vmatrix} \text{error("Not defined!")} & \text{if} & n \neq \text{floor}(n) \vee n < 0 \\ 1 & \text{if} & n = 0 \\ 1 & \text{if} & n = 1 \\ n \cdot fac(n-1) & \text{otherwise} \end{vmatrix}$$

输入非负整数显示阶乘，非整数及负数则显示出错提示，得到

$$fac(5) = 120 \qquad fac(0) = 1 \qquad fac(-8) = \blacksquare$$

$$\boxed{\text{Not defined!}}$$

例 10 嵌套调用编写程序，计算组合数 $\dfrac{C(n,m) = n!}{m!(n-m)!}$.

解 先写子程序，得到

$$G(p) := \begin{vmatrix} b \leftarrow 1 \\ \text{for} \quad a \in 1..p \\ \quad b \leftarrow b \cdot a \end{vmatrix}$$

再写主程序，得到

$$C(n,m) := \begin{vmatrix} p \leftarrow n \\ c \leftarrow G(p) \\ p \leftarrow m \\ c \leftarrow \dfrac{c}{G(p)} \\ p \leftarrow n-m \\ c \leftarrow \dfrac{c}{G(p)} \end{vmatrix}$$

输入两个整数计算函数值，得到组合数，即

$$C(100,35) = 1.095 \times 10^{27}$$

练 习 9

1. 国际象棋发明者达依尔向国王要的奖赏麦粒数为 $S = 2^0 + 2^1 + \cdots + 2^{63}$，用 for 及 while 循环分别编制程序计算麦粒总数.

2. 鸡兔同笼，上有 60 个头，下有 160 条腿，用 for 循环和 while 循环分别编制程序计算鸡、兔的数目.

3. 编制程序找出两个正整数的最小公倍数.

4. 编制程序验证哥德巴赫猜想，把 $10 \sim 100$ 的偶数表示为两个奇素数的和.

5. 健美体型由四种关系刻画（长度单位为厘米，重量单位为千克）：①体重 = $0.626 \times$ 身高 -47；②肚脐为界的上、下身比例 0.618；③胸围 = 臀围 = 腰围 $+25$；④胸围与身高的比例为 0.53. 以标准值的 $95\% \sim 105\%$ 范围，编制程序判断就诊者是否健美体型.